妇幼护理华西模式丛书

总主编　刘瀚旻　牛晓宇　罗碧如
总秘书　郭秀静

产科护理实践与管理规范

主　编　任建华　向　洁

副主编　王国玉　文　娇　何菁菁　廖书娟

编　者（按姓氏笔画排序）

丁玉兰	于　霞	万　里	王　敏	王　晶
王　瑜	王永红	王国玉	韦　琳	文　娇
文　静	龙丽佳	田　倩	田玉梅	包新茹
任建华	向　洁	刘兰兰	刘　怡	刘秀萍
孙　燕	严　平	李　娜	李　娟	李若雨
杨　弋	杨雯茜	何秋阳	何菁菁	余晓丽
应　雪	宋　勤	张　婷	张　静	张金玲
陈珠丽	邵斐斐	罗肖雪	周淑蓉	赵　静
赵冬梅	荆文娟	柳　焱	耿娟娟	莫　桃
钱黎明	侯慧钧	卿秀丽	郭　娟	唐　英
陶琳佳	黄　铭	崔浏阳	彭红梅	辜　莉
傅文静	赖　薇	廖书娟	谯利萍	

人民卫生出版社

·北京·

图书在版编目（CIP）数据

产科护理实践与管理规范 / 任建华,向洁主编 .
北京 : 人民卫生出版社,2024. 11. -- （妇幼护理华西
模式丛书）. -- ISBN 978-7-117-37192-6

I. R473.71

中国国家版本馆 CIP 数据核字第 2024GW6739 号

人卫智网	**www.ipmph.com**	医学教育、学术、考试、健康， 购书智慧智能综合服务平台
人卫官网	**www.pmph.com**	人卫官方资讯发布平台

产科护理实践与管理规范
Chanke Huli Shijian yu Guanli Guifan

主　　编：任建华　向　洁
出版发行：人民卫生出版社（中继线 010-59780011）
地　　址：北京市朝阳区潘家园南里 19 号
邮　　编：100021
E - mail：pmph @ pmph.com
购书热线：010-59787592　010-59787584　010-65264830
印　　刷：鸿博睿特（天津）印刷科技有限公司
经　　销：新华书店
开　　本：710×1000　1/16　印张：24
字　　数：456 千字
版　　次：2024 年 11 月第 1 版
印　　次：2024 年 12 月第 1 次印刷
标准书号：ISBN 978-7-117-37192-6
定　　价：92.00 元

打击盗版举报电话：**010-59787491**　E-mail：WQ @ pmph.com
质量问题联系电话：**010-59787234**　E-mail：zhiliang @ pmph.com
数字融合服务电话：**4001118166**　E-mail：zengzhi @ pmph.com

序

　　随着社会的进步和人类对自身健康需求的关注，"护理"这一常见概念的内涵和外延也有了显著变化。除了通行的定义"护理是诊断和处理人类对现存的和潜在的健康问题的反应"，我认为"护理"一词中的"护"是看护、照料，是健康维持和健康修复的专业举措；"理"是道理，意味着护理探究的是照护的机制和道理。护理学科体系的建设和发展，是一项长期任务，也是所有护理工作者的共同目标。

　　拥有百年文化积淀的华西妇幼护理，一直致力于妇幼群体专科护理高质量发展。一代代的华西妇幼护理人秉承"患者至上、员工至尊、医德至善、技术至精"的核心价值观和"用心、诚信、平等、创新"的护理理念，以优秀的管理、优质的服务、精湛的技术、良好的医德为构建和谐医院、保障患者安全作出了重要贡献，同时积累了丰富的临床护理和管理经验。他们和全院同仁们一起，为我院的高质量发展作出了突出贡献。为了更好地总结这些年我院妇幼护理的经验，在更好地求教于国内外同行的同时，也深刻践行华西经验文化传播的使命，医院从顶层设计的角度组织全院护理专家编撰了本套丛书。丛书由我院妇幼护理领域的资深专家主编，从专业的维度紧紧围绕护理管理和临床护理的重点和难点问题进行深入剖析，力求体系化地为各级各类妇幼机构的护理管理人员和临床护理人员提供指导和参考。他们在繁忙的工作之余，严谨、高效、高质量地完成了丛书的编写。在此，感谢各编写团队的辛勤付出！

　　书稿即将付梓。我们深知因涉及专业范围广泛、时间及水平有限，书中难免存在不足之处，恳请广大读者指正。我们也将继续探索，为妇幼护理的专业化、体系化、规范化作出努力！

　　合抱之木生于毫末，九层之台起于累土。让我们全体妇幼护理人共勉！

刘瀚旻

2024 年 4 月于华西坝上

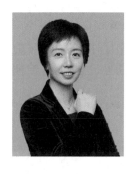

任建华，护理学博士，副主任护师，四川大学华西护理学院妇产科护理学教研室主任。现任中国妇幼保健协会护理分会科研组副组长，四川省护理学会护理教育专委会副主任委员，四川省护理学会产科护理专委会候任主任委员，成都护理学会理事等。

主要研究方向为妇产科护理、助产及护理教育。曾前往美国辛辛那提大学医学中心做短期访问。为《中国临床护理》的编委，*International Journal of Disaster Risk Reduction* 等期刊的审稿专家；发表论文 30 余篇，其中 SCI 收录 20 篇；主编及参编教材和专著 11 部；主持及参与各类课题 6 项。

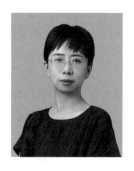

向洁，护理学硕士，副主任护师，四川大学华西第二医院产科护士长，四川大学华西护理学院母婴护理学课程负责人。现任成都护理学会妇产科护理专委会常务委员，四川省生物信息学学会智慧医学教育分会委员等。

从事妇产科临床护理、教学、科研及护理管理工作 20 年，研究方向为妇产科护理、高危孕妇心理、产科危重患者管理、母乳喂养等。国际认证泌乳顾问（L-136377），曾前往美国辛辛那提大学医院和儿童医院参观学习 3 个月。发表论文 10 余篇，其中 SCI 收录 3 篇，Medline 收录 2 篇；参编教材和专著 5 部；主持及参与各类课题 6 项。

前　言

　　《"健康中国 2030"规划纲要》明确提出"实施母婴安全计划,倡导优生优育"。这对医疗机构的妇幼疾病诊治及健康保健水平提出了更高的要求。因此,发展产科学及产科护理学,培养具备扎实专业知识、过硬专业能力及正确价值导向的产科护理人员是实现"健康中国"战略的重要措施。

　　回望历史,产科学是最早发展的医学科学之一。中国最早的医学典籍《黄帝内经》已有产科相关理论的讨论,北宋嘉祐五年(公元 1060 年)时,产科已成为医学九科之一。我国的产科护理学是在 19 世纪西方护理理念和知识的传入后才有了更系统和长足的发展。相较于大型医院,我国基层医疗卫生机构的产科临床护理、护理教学及管理还有较大的提升空间。《中国妇女发展纲要(2021—2030 年)》指出,健全以妇幼保健机构为核心、以基层医疗卫生机构为基础、以大中型医院和教学科研机构为支撑的妇幼健康服务网络,提升妇幼健康服务供给能力和水平。因此,推广大中型医院的先进护理模式,发挥其区域影响力是提升我国基层及整体产科护理服务水平,促进母婴健康和实现健康中国战略的关键举措。

　　四川大学华西第二医院源于 1896 年成立的仁济女医院,开设妇产科和儿科,拥有百年历史。该院是国家卫生健康委员会预算管理医院和全国首批三级甲等妇女儿童专科医院,是集医疗、教学、科研、预防保健和人才培养为一体的大学附属医院。2018—2022 年,医院连续五年在全国三级公立医院绩效考核中位列妇产医院(含妇幼保健院)专科系列第一名。其妇产科学和儿科学为国家重点学科;妇科、产科等为国家临床重点专科建设项目,是国家孕产期保健特色专科建设单位。医院具有雄厚的临床、教学、科研实力,护理队伍在这样的平台下蓬勃发展,不断创新,形成了一套有特色的护理模式。本书以华西产科护理模式为专题,围绕产科护理管理、产科护理教学、产科护理科研,以及产科护理临床知识和技能撰写,体现孕前、孕期、产时、产后母婴的连续性服务和管理。本书参考了大量国内外母婴护理专科教材及文献,并结合华西母婴护理管理和服务特色,很好地展现了华西产科护理模式,能够为广大基层医院,尤其是联盟医院提供参考。

　　书籍编写过程中,得到了四川大学华西第二医院妇产科各级专业人员的大力支持,在此表示衷心感谢!由于时间紧迫和能力有限,本书难免有不妥之处,殷切希望使用本书的同仁给予指正。

任建华　向　洁

2024 年 1 月

目　录

第一篇　产科护理管理

第二篇　产科护理评估与干预

第三篇　产科护理技术操作

第一篇

产科护理管理

第一章 护理质量与安全管理

第一节 专科设置与环境管理

一、病区的设置

（一）产科住院病区的设置

1. **产科住院病房设置要求** 产科病房以优质护理为中心、以提高孕产妇满意度为目的进行设置，将孕产妇满意、护士满意、医生满意、医院满意、政府满意、社会满意作为活动目标，夯实基础护理，提供满意服务。母婴同室病房包含了孕产妇及新生儿，是较为特殊的病房，既要满足普通病房的设置要求，也要满足爱婴医院的要求。

2. **产科住院病区功能组成** 产科病区由病房、值班区域、母婴同室重点设置组成，各区域分工明确，互不干扰。

（1）病房区域：包含了母婴同室病房、护士站、治疗室、检查室、办公室、污物处理间、生活配置区域、公共卫生间、等待区等。

1）母婴同室病房：病房配备基础设施，可满足孕产妇的需求。多功能病床间隔1m，配有滑轮，可直接移动，便于转运孕产妇。床尾加装摇把，孕产妇可根据需要调整床头、床尾或病床整体高度。婴儿床四周加设围栏，防止新生儿坠床。床头设备带上配有吸氧、吸痰装置及呼叫器。为了增加储物空间，病房设置床旁桌和储物柜。设置可折叠陪伴床为家属提供休息的地方。各病床之间设围帘，将围帘拉上可以提供私密性的个人空间。每个病床配置一个移动输液架，方便孕产妇在输液过程中下床活动。病房卫生间设置紧急呼叫按钮，并用红色标识警示，如孕产妇在卫生间出现意外情况，保证其能第一时间呼叫医护人员寻求帮助。

2）护士站：护士站设置在病区入口，便于第一时间接待新入院孕妇。在护士站配置办公电脑及呼叫器，护士可以在护士站接听孕产妇的呼叫，及时给予帮助。护士站配备体温监测仪、血压计、胎心监测仪、血氧饱和度监测仪、黄疸仪等医疗仪器,用于评估孕产妇及新生儿生命体征。

3)治疗室:治疗室分为一治疗室及二治疗室。一治疗室用于静脉配药以及无菌溶液、无菌物品、抢救物资的存放;二治疗室用于清洁物品、医疗仪器、治疗车的存放。治疗室的物品分门别类进行放置,近有效期物品做好标注,先取用近有效期物品,取用完物品后关闭柜门,保持治疗室的整洁、美观。

4)检查室:病区设置检查室,用于妇产科检查。检查室的物资由总务护士定期检查是否在有效期内并进行相应的补充。

5)办公室:设置医生办公室、教授和护士长办公室,配置办公电脑,各职能人员可在相关区域开展工作。

6)污物处理间:走廊尽头配置污物处理间,里面放置专用垃圾桶,按照医院感染防控要求分别放置生活垃圾和医疗垃圾,并做好标识。

7)生活配置区域:病区设置开水房及微波炉,孕产妇及家属可随时使用,尤其是夜间为孕产妇加餐提供便利。

8)公共卫生间:走廊设置公共卫生间,方便孕产妇及家属使用,减少使用卫生间的等待时间,提高病房入住舒适性。

9)等待区:结合入院孕妇多、周转快、流动性大的特点,可在病房等待区配备沙发,供新入院孕妇休息。在等待区滚动播放病区环境介绍的视频,以利于孕产妇和家属熟悉环境。

(2)值班区域:包含值班室、休息室、示教室等。

1)值班室:设置在清洁区,分为医生值班室和护士值班室。

2)休息室:设置在休息区域,尽量做到办公区域和休息室分开,在休息室配置餐桌和餐边柜,放置水杯、纸巾、微波炉等生活用品,方便医护人员在休息室休息和就餐。

3)示教室:设置在清洁区,可进行病案讨论、会议、教学、科研等活动。

(3)母婴同室重点设置

1)安全通道、一键报警按钮:作为母婴同室病房,为在突发情况下保证母婴安全,可在母婴同室病房设置多个安全通道。各通道均处于关闭状态,紧急情况如火灾、地震时会自动开启。根据不同安全通道的位置,按照就近原则由护士组织人员疏散,定期对护士进行消防培训,抽查护士对消防栓、灭火器及消防通道等知识的掌握情况。在护士站设置一键报警按钮,当病房里发生打架等突发情况时可紧急启动按钮,医院安保人员应在几分钟内到达病房进行处置,保证医务人员、孕产妇及家属的安全。

2)门禁系统:由于夜间工作人员减少,为保证孕产妇和新生儿的安全,母婴同室病房应设置门禁,仅医务人员凭工作证进出。

3）安保人员：每天 7：30—22：00 在病房入口处安排一名保安,对出入人员进行管理。非本病区工作人员和孕产妇及家属、非医院授权临时工作人员禁止进入病区。新生儿外出检查时须由本院工作人员陪同方能放行,保安须查对工作人员胸牌和陪同人是否一致,并进行登记,所有工作人员须佩戴有头像的胸牌。出院患者离开病房时,保安须查对出院结账单、孕产妇腕带、新生儿手足腕带与出院证明一致才能放行,同时回收孕产妇及新生儿腕带并立即销毁丢弃。

（二）产房的设置

现代化产房设置应追求规范、标准、科学、系统,保障母婴安全、满足产科母婴急救需求,同时为产妇及家属提供良好的分娩体验。应秉承以人为中心,以孕产妇健康、围产儿安全为目标,以多学科分工协作为核心,以临床安全为底线,从环境布局、设施设备、团队技能等全方位提升产房安全性。同时,产房的设置还应考虑地域的差异性,同一地域范围内应根据医疗机构级别的不同,建立围生期管理综合系统,以满足不同风险级别孕产妇及新生儿的服务需求。

1. 产房的布局　应符合国家卫生健康委员会《医院感染管理办法》和《医院感染管理规范》要求。相对独立、分区明确、标识清楚,周围没有污染源,邻近产科手术室、产科病房、母婴同室和新生儿病房,设有隔离产房,设施设备完善,便于工作、急救,且能应对突发公共卫生事件。

（1）通道管理

1）双通道管理：遵循医院感染管理要求,设立清洁、污物双通道。清洁通道包括患者通道、工作人员通道。患者通道靠近待产室及手术室,工作人员通道便于人员活动及物资运送,须保持通道通畅,避免杂物阻挡。污物通道用于毒物、污染物的运送。双通道互不交叉,独立管理。

2）急救通道：产科疾病特点是起病急、发展快,产房是发生危急重症最多的科室,除常规的火灾等突发事件应急通道外,应设置急救绿色通道及突发公共卫生事件应急通道。通道路线应延伸至急诊、产科病房、新生儿病房及其他辅助科室,以最大限度缩短决定手术至胎儿娩出时间（decision-to-delivery interval, DDI）,挽救母婴生命并满足特殊事件防控。

（2）产房分区：产房分区目前仍存在争议,不管采取哪种分区方式,均应符合医院感染管理要求,区域划分明确、标识清楚,且能满足分娩需求。产房建议使用自动感应门,入室处应设置门禁系统。本书基于《四川省助产技术服务机构基本条件》（川卫办发〔2012〕309号）将产房划分为三区,即非限制区、半限制区、限制区。根据不同医院规划,部分区域可针对性调整。

1）非限制区：设在产房最外侧,为产房与外界之间的区域,能保持产房的独立性,包含入产房前公共活动区域（含宣教室等）、保安执勤区域、污物运送区域及更衣区等。

2）半限制区：设在产房内部，为完成分娩前评估、检查、处理及临床教学等的区域，包含待产室、治疗室、办公室（区）（含示教室）、库房、洗涤间等。

3）限制区：设在产房最内侧，为完成分娩、手术等工作的区域，包含洗手消毒区、分娩区（含正常分娩室、隔离分娩室、一体化产房）、手术区、无菌物品存放区、麻醉复苏室等。随着助产服务模式及现代分娩理念的转变，独立分娩室的设置更能满足医院感染管理要求，并与当代孕产妇分娩需求同步。

2. **产房功能性配置**　现代化产房除完成基本分娩以外，还应具备一体化、个性化、持续性照护的功能配置。分娩为非计划性事件，过程不可预知，因此产房还具备产科 ICU、新生儿重症监护病房（NICU）的功能，应随时能应对紧急情况，对于威胁孕产妇或胎儿生命的紧急情况，能立即启动快速反应团队并提供处理场所，如孕妇心脏停搏，可立即进行复苏，且满足 4 分钟无效后即刻实施剖宫产，5 分钟娩出胎儿。因此，产房应兼具待产、分娩、紧急剖宫产三大功能，药物、设施、设备等配置符合需求，规划合理。

（1）产房药物、设施、设备配置：基于妇产医院评审标准，产房应备有产程中所需物品、药品和急救设备，且固定位置、定期检查维护、及时补充和更换，以保证母婴安全。因此，规范化、结构化、集束化的药物和设施、设备管理显得尤为重要。

1）规范化：引入"6S 管理"模式，即整理（sort）、整顿（straighten）、清洁（sweep）、规范（standardize）、素养（sustain）和安全（safety），药物和设施定类、定位、定量并标识清楚，建立一套规范且行之有效的管理模式。

2）结构化：产房设备繁多，为保证有效交接及设备功能，将产房仪器设备分为常规、急救、特殊三类。按使用状态、紧急程度、数量等又将急救仪器设备分为一级、二级、三级急救物资，分类和分权进行管理。特殊仪器设备包括即时检验（POCT）设备和计量仪器设备。

3）集束化：即针对产房常见的某类突发疾病或某种抢救，将其所需的物资进行集中放置和管理，以节约准备时间。如针对新生儿急救，设置专用急救箱，包含新生儿复苏所需用物，可以在新生儿突发抢救及科室外部抢救时立即开箱使用，有效节约物资取用时间。

4）信息化：信息化手段的介入可以帮助物资管理实现可视化、即时化，实现入库、使用、登记、追踪、巡检等的闭环管理，达到无纸化办公，提高工作效率、降低成本，且与相关部门达到有效、实时对接。如高值耗材可通过扫描产品条码直接进行使用登记；制作设备巡检二维码，可直接扫描上传巡检数据并生成记录手册等。

（2）产房各区域配置

1）待产室：根据医院规模或科室比例设置床位数，床单元净使用面积不少于 6m²，邻近分娩室及手术间，设置隔离待产室。具体配置建议包括但不限于：①提供生理支持、生命体征监测、专科评估、基础治疗、特殊监测（如血糖、黄疸等）、个人防护及垃圾处理桶；设置独立设备带（含负压吸引及氧气），如条件允许，建议胎儿电子监护仪、心电监护仪固定在床单元，配备中心胎心监护系统，待产床方便移动。②具备孕产妇及新生儿急救设施，放置抢救车，车内包含成人及新生儿抢救药物、器械及物资。③设置工作人员信息及患者信息一览板，以便实现有效呼救。④配备准确的时间显示装置。隔离待产室除以上配置外，还应有防护用品及消毒设施；有条件可设立负压室。

2）分娩室：单间分娩室使用面积不少于 25m², 多床分娩室每张产床使用面积不少于 20m², 产床之间有屏障间隔。设置隔离分娩间，如条件允许，建议隔离待产室与隔离分娩室一体化。有专用出入通道及污物通道，邻近手术室，墙壁与地面光滑无缝隙。具体配置建议包括但不限于：①配置准确的时间显示装置、独立设备带（含负压吸引及氧气，两个及以上）。②能支持完成专科评估及监测，实施基础治疗、标准预防，完成自由体位、接生、新生儿早期基本保健（early essential newborn care, EENC）操作等，完成医疗废物处理、医疗文件书写等；建议使用非接触式洗手装置及多功能分娩床，有条件可增加分娩球等分娩支持工具。③孕产妇及新生儿急救的设施、设备处于备用状态，辐射台功能完善，放置成人抢救车、新生儿抢救车、负压吸引器、血气分析仪、新生儿转运车等。有条件建议准备新生儿转运恒温箱。

3）手术室：根据医院条件设立急诊手术室或产科手术室，每间面积不少于 30m², 邻近待产室、分娩室、产科病房，包含隔离手术室，有条件可设置负压手术室，墙壁与地面光滑无缝隙。具体配置建议包括但不限于：①麻醉设施，如呼吸机、急救设备及急救药物等，有条件的可以配置自体血回收装置及保温毯等。②产科手术设施，满足常规的剖宫产及紧急状态的孕产妇抢救，如多功能手术床、手术用物、治疗车、新生儿辐射台、秤、人员信息板等，建议使用非接触式洗手装置。③孕产妇及新生儿急救的设施、设备处于备用状态。④职业防护相关物资、设施。⑤准确的时间显示装置。⑥文件书写设备。

4）无菌间：设置独立的无菌间，存放无菌物品。物品柜距离地面 20~25cm、距离墙面 5~10cm、距离天花板 50cm。

3. 人员配置　不同级别医疗机构应该配置相应的人力资源，目前国内参考标准主要为床护比配置法、分娩量测算法、分娩率加权法。

（1）基本原则：助产人员按照《中华人民共和国母婴保健法》及卫生行政部门有关规定取得相应资质。分娩基础人员配置应该满足至少 2 名熟练掌握专科技能及新生儿复苏技能的专业人员在场。

（2）现代化产房配置需求：产房具备产科 ICU、NICU 的功能，为产科紧急突发事件提供强有力的保障，因此应该致力于包含助产士、产科医生、麻醉医生、ICU 医生、新生儿医生及护理团队等多学科协作的产房快速反应团队建设,以达到病情评估及时、处理措施有效。具体设置包括:①常规 24 小时助产士及产科医生设置,完成常规产房工作。②24 小时麻醉医生设置,除满足椎管内分娩镇痛需求以外,还能在孕产妇及新生儿抢救时协助实施正确、有效的急救措施,必要时协助完成紧急剖宫产。③24 小时熟练掌握新生儿复苏技能的儿科医生设置,最大限度保证新生儿抢救工作有效进行,特别是高危儿、早产儿、极早产儿的预警提前及黄金时间内处理,可以极有效地改善新生儿结局。

知识拓展

分娩率加权法

分娩率加权法(birthrate plus, BR+)通过产妇分类评估助产人力需求,1993 年由英国学者 Jean Ball 创立,我国学者于 2016 年修订,以妊娠待产干预情况、分娩情况、胎(婴)儿情况、其他重症监护等 4 个模块对产妇进行评分,根据结果将产妇分为 5 类,评分越高所需人力越多。各类型助产服务时数 = 各类产妇数量 × 助产服务时数 × 调节系数(Ⅲ、Ⅳ、Ⅴ类型的产妇可能需要不止一位助产士,因此分别乘以调节系数 1.2、1.3、1.4),所得时数相加为直接服务时数,考虑到管理、培训、病假等情况,以直接时数的20% 作为间接服务时数,助产人数 = 时数总需求(即直接时数 + 间接时数)/ 每年每位助产士能提供的助产服务时数。

---

4. 家庭式产房的设置　随着产科服务模式及分娩需求的转变,除提供专业的助产技术支持以外,产房设置还应聚焦于分娩体验及服务质量的提升。家庭式产房源于以家庭为中心的产科监护模式(family-centered-maternity-care, FCMC),该模式是为孕产妇及其家庭提供医护服务的一种方法,它将待产、分娩、产后恢复和婴儿监护整合在一个连续的家庭生活周期之中,作为一个正常的、健康的生命活动。其提供的服务是个体化的,重视家庭的支持、参与和知情的选择,贴合现代助产及分娩理念,主要包括待产 - 分娩 - 恢复(labor-delivery-recovery, LDR)与待产 - 分娩 - 恢复 - 产后观察(labor-delivery-recovery-postpartum, LDRP)。一体化产房既满足产房、产科病房的医疗功能,亦兼顾家庭的装饰和氛围,营造温馨、安全、舒适的住院和分娩环境。

(1)家庭式产房规模测算:按照《家庭式产房建设标准》(T/CAME 1—2019),应该根据地区经济、医院规模、科室发展规划及机构分娩量、患者动态及平均住院日等进行合理规划。

$$家庭式产房房间数 = 年入住总量 / 每间家庭式产房年入住频次$$
$$年入住总量 = 年分娩量 × 入住家庭式产房率$$

（2）家庭式产房布局

1）建筑布局：根据建设规模，可设置独立的家庭式产房区（单元）或产科（房）内相对独立的区域，有良好的朝向和采光，环境安静，远离声、光、热、空气等环境污染源。邻近产科手术室、产科病房、母婴同室和新生儿病房。通道及分区同产房设置。

2）房间布局：房间单元面积不少于28m²，含临床区、支持区、家庭区3个区域，各区域分区清晰、功能连续、动线流畅；具备独立的设备带；同时参考家庭环境设计需求，采用柔和的照明、温馨的色彩、安全的材料等，给予孕产妇及家属充分的心理支持和人文关怀。

（3）家庭式产房的配置：家庭式产房的配置应该包含医疗配置、助产配置（促进自然分娩）、生活配置等，以满足医疗操作的同时，提供生理支持。药物、设施、设备管理同产房管理。

1）医疗配置：配置要求同产房配置，可分为必配医疗设备和选配医疗设备（表1-1-1），医疗机构可根据实际情况进行参考。

表1-1-1 家庭式产房医疗设备配置清单

设备名称	必要性	数量	设备用途
多功能分娩床	必配	1张/间	产妇分娩
胎心监护仪	必配	若干，可共用	连续监护胎儿心率和产妇宫缩压力等
多参数监护仪	必配	若干，可共用	检测产妇心电、血压、呼吸等生理参数
心电图机	必配	若干，可共用	测量、采集、显示、记录患者心电信号，供临床诊断
输液泵	必配	若干，可共用	精确定量控制注入患者体内的药液
急救药物车	必配	若干，可共用	产妇和婴儿的抢救
多用治疗车	必配	若干，可共用	用于产妇分娩时、产科急症处理等
氧气设备	必配	若干，可共用	产妇和新生儿吸氧
医用检查灯	必配	若干，可共用	临床检查时提供照明
空气消毒装置	必配	若干，可共用	净化消毒空气

设备名称	必要性	数量	设备用途
婴儿辐射保暖台	必配	1台/间	为新生儿提供一个空气洁净,温、湿度适宜的培养治疗环境
婴儿电子体重秤	必配	1台/间	新生儿称重(可与具备称重功能的婴儿辐射保暖台合并)
婴儿复苏器	必配	若干,可共用	用于新生儿复苏抢救
新生儿喉镜	必配	若干,可共用	供医生在麻醉条件下进行新生儿喉部检查使用
心脏除颤器	选配	若干,可共用	用于心室颤动、室性心动过速、疑似心脏停搏患者的急救
转运恒温箱	选配	若干,可共用	用电磁光谱红外范围的直接辐射能量来保持婴儿患者的热平衡
血气分析仪	选配	若干,可共用	测定血液及体液的pH、二氧化碳分压、氧分压等血气参数

注:此表所列设备为家庭式产房区主要医疗设备,用于常规住院患者的基础医疗器械,如电子血压计、体温计、输注相关设备等按常规配置即可,不在此列出。

2)助产配置:即促进自然分娩的相关设施设备,如分娩球、瑜伽垫、待产摇椅、沐浴设备、灯光调节仪、音乐播放器、香薰仪等。

3)生活配置:家庭区提供生活配置,以便家属活动及休息,包括沙发(多功能)、衣橱、餐桌椅、饮水机、新生儿护理设备等,条件允许可设置冰箱、微波炉等其他生活支持,但须做好医院感染管理及消防安全管理。

4)人员配置:家庭式产房的人员配置与区域规模相关。独立的家庭式产房区人员配置可参考医生0.2~0.4人/床、专科护士/助产士1.09~1.33人/床。在产科/产房区域内的家庭式产房人员配置可参考产房的人员配置要求。参与的人员,包括保洁人员等,需要经过专业的培训,达到标准作业和良好沟通要求,条件允许可以设置专用护理/助产组。

5)多元化服务配置:机构可根据实际情况提供具备科室特色的多元化服务配置,以取得更好的就医体验和满意度。如膳食管理、信息系统支持(停车、结算)等。

(三)产科手术室的设置

产科手术室是医院施行产科诊疗的重要场所,随着外科医学技术的迅猛发展,多元化、一体化、数字化、功能复合化作为现代产科手术室发展趋势,已广受高度关注,而规范化的手术室设置及环境管理是保障手术顺利进行、提高手术质量、防止术后感染、保证患者安全的先决条件。产科手术室在设计上须以利于手术进行为宗旨,符合清洁、消毒、灭菌规范流程为原则,根据医院实际情况确定手术室位置、内部配置及手术间数量等,并选择符合国家现行规定的手术室建筑装饰,从硬件设施科学、合理布局管理方面,达到保障手术安全的最终目标。

知识拓展

手术室的"循证设计"设置理念

依据"循证医学(evidence-based medicine)"的相关理论,各国在医院及卫生设施建设领域相应提出了"循证设计(evidence-based design)"的理念,即重视实证数据。循证设计理念迅速得到了发展普及与应用实践,并逐渐影响世界其他国家的医院及卫生设施建设与研究。其中,英国健康和社会服务部(Department of Health and Social Services)发布的《HTM2025-卫生技术备忘文件》被公认为在世界范围内最为全面和有影响力的规范性标准,囊括洁净手术部的规划、内部管理和建设施工等层面的规范条文。

---

1. 产科手术室的平面布局

(1)一般规定:产科手术室的平面布置应符合现行国家标准中的手术部用房建筑设计的相关规定,自成一区,不宜设在建筑的顶层或底层,需与待产室、分娩室、血库、ICU 及新生儿科邻近,方便成人及新生儿抢救及转运工作的开展;布局需紧凑合理,分区明确,方便管理与使用;流程设计需以洁污分明为原则,人流、物流走向明确合理,符合无菌操作流程,避免交叉感染。

(2)当代产科手术室的发展新需求:产科手术室的设置需要集工艺、装修、空调、供排水、强弱电、空调、消防、消毒、医用气体、医院感染防控、分区、麻醉及医疗设备仪器等多专业发展为一体,涉及多个学科领域交叉融合。随着5G时代的到来,AI技术的发展和智慧医疗的建设要求手术室数字化、信息化和智能化的程度越来越高。

在医疗技术持续发展的推动下,产科疑难、危重手术不断增加,因此对手术室的专业设置也提出了更高的要求。一方面,产科疾病谱和诊疗手段不断扩展,复杂手术增多,对手术室的功能条件和空间配置等提出的需求日益提高,以保障临床安全;另一方面,为了满足人们不断增长的物质文化需求,提高患者的就医体验,手术室的设置除了满足基本的安全需求,还需要兼备舒适性、便捷性、氛围温馨等多种人性化设计特性。

（3）主要房间设置

1）手术室：产科手术室属于一般洁净手术室。产科手术室建立数量应根据医院类型、床位数和剖宫产率、年手术量等核定，并设置急诊手术室和隔离手术室，且隔离手术室需要具备空气负压功能。

2）刷手室：建议每2~4间手术室设立刷手室1间，布局以术者行外科手消毒后进入手术间距离最短为原则。刷手室配置刷手池和非手动开关洗手水龙头，水龙头以每间刷手室至少两个为标准。

3）无菌物品存放室：用以储存手术所需的无菌敷料与器械、一次性无菌手术用品，根据手术室规模确定设立数量及面积。室内物品架距天花板≥50cm，距墙≥5cm，距地面高度≥20cm，各类物品按有效期定点存放，标识明确。

4）药品存放室：室内配备药品柜，按有效期分类，定点存放各种注射溶液、常用药物、麻醉药物、外用药物等。低温储存药品须严格遵循药品说明书置于冰箱内。

5）麻醉准备室：用以存放必要的麻醉设备、用物及器械。空间设置由开设的手术床位数决定。

6）麻醉复苏室：用于患者术后苏醒恢复的治疗空间，苏醒后可转入ICU或病房。室内配备交换车或病床、氧气、压缩空气、负压吸引等装置。预留设备悬挂功能，保证各类抢救设备使用安全。

7）洗涤室：手术室应设洗涤室，配备必要的清洗设备，用以对手术器械进行临时清洗及消毒。

8）污洗室：设清洗池，物品清洗后需进行消毒处理，并干燥存放于固定位置，标识清晰，严格按手术室分区及感染管理要求使用。

9）电化教学室：可设于手术室外同层或高一层等适宜的非限制区域，用以教学、培训。采取光纤、视频线等连接方式，实现与手术室双向视、音频交流。以同步显示手术室内的全景、术野、显微镜等视频源的影像为最佳。避免非手术人员现场参观手术，防控院内感染。

10）家属等候室：可设于手术室入口处，用以手术患者家属等候休息，既有利于手术室外围秩序管理，又便于亲属表达对患者的关注，满足情感需求。

11）医护办公室：医护人员写病历、安排计划、办公等日常事务的场所。

12）男女值班室及餐厅：设于手术室非限制区，供值班人员休息及用餐使用。

（4）分区：产科手术室可分为限制区、半限制区和非限制区3个区域，各区域之间应标识明确，减少各区域间的相互干扰，避免交叉感染。

1）限制区：手术室、刷手室、无菌物品及药品存放室、麻醉准备室等。

2）半限制区：洗涤室、消毒室、苏醒室等。

3）非限制区：值班室、电教室、家属等候室等。

2. 产科手术室内的设备 包括手术床、手术灯、电外科能量设备、麻醉设备、新生儿复苏设备、消毒设备以及根据患者病情增加的其他设备。各种设备根据手术室布局合理放置或安装，避免影响手术。如涉及产时胎儿手术还需要增设新生儿手术区域。

（1）手术床：手术床是支撑患者身体，以适应产科手术使用的设备，坚固、耐用，功能完备，操作简便，可分为液压调节式和电动调节式两种。

（2）手术灯：用于照明手术野，方便手术医生区分不同的组织和结构，以顺利完成手术。按灯泡分类有卤素灯和 LED 灯两种，最常见的安装方式为吊顶式。

（3）电外科能量设备：单极电刀是利用高频电流作用于人体所产生的放电和热能对组织进行切割、止血的设备。

（4）麻醉设备：麻醉医师用以对手术患者进行麻醉和术中监测的设备。

（5）新生儿复苏设备：辐射台是主要的新生儿复苏设备，可自带吸引、T组合及监测功能，内含新生儿复苏用物，以确保新生儿保暖、复苏、抢救及监测工作的顺利进行。

（6）消毒设备：定期消毒，定时巡检并记录。在医院感染管理科的指导下每季度抽查环境、物体表面等的菌落数。

（7）其他设备：如液体控速设备、升温设备、充气式升温毯、恒温箱等。

（四）产科重症监护病区的设置

产科重症监护病区（obstetrics intensive care unit, OICU）是对各种产科危重患者实施连续 24 小时监测、治疗和护理的场所，是医疗监护设备最集中和最先进的工作站，是产科危重症患者救治和培养专业护理人才的集中地。

1. OICU 的规模

（1）一般数量：OICU 病床数量应符合医院功能任务和实际收治重症患者的需要，三级综合医院 ICU 床位数为医院病床总数的 2%~8%，床位使用率以75% 为宜，全年床位使用率超过 85% 时，应适度扩大规模。重症监护病房每天至少应保留 1 张空床位以备应急使用。

（2）用 Bridgeman 公式计算 OICU 床位数：

OICU 床位数 =（OICU 每年收治的患者数 ×OICU 内患者平均住院天数）/（365× 预计的床位占有率）

2. 地理位置设置 交通位置一定要便利，有宽敞的通道并靠近电梯以利患者的转运。设置原则上要从两个方面考虑：①接近患者的来源，产科重症医学科应位于方便患者转运、检查和治疗的区域；②靠近为 OICU 服务的部门，如手术室、放射科、检验科和血库等，以方便紧急手术、输血、化验血标本。

3. 整体布局设计原则

（1）整体布局应考虑分区设计的要求,建议划分医疗区域、医疗辅助用房区域、污物处理区域和医务人员生活区域,便于规范的流程管理和感染控制。建筑装饰以不产尘、不积尘、耐腐蚀、防静电、容易清洁和符合消防的要求为原则。还要有合理的人流及物流通道设计,实行分隔管理,减少交叉感染和干扰。

（2）辅助用房面积与病房面积之比为（1~1.5）∶1,辅助用房包括医生办公室、主任办公室、值班室、护士站、治疗室、换药室、仪器室、更衣室、污物处理室、盥洗室等,有条件的OICU还可设置示教室、家属接待室、家属等候区、化验室、配餐室、工作人员休息室等。

（3）病房设置

1）房间设计:一般有通间设置和单间设置两种类型。

通间设置:圆形、长方形或扇形结构,也称为开放式房间。护士站和中央监护台应设在重症监护病区的中心部位,病房环绕四周并设中央监护台。开放式重症监护病区每张床占地面积不少于 $15m^2$,以 $20m^2$ 为宜;每张床床头应留有 60cm 空隙,便于医护人员操作、检查和抢救;两床之间相距应在 2m 以上;床与床之间挂有布帘,便于抢救和保护隐私。

单间设置:OICU 内设置 1~2 个单间负压隔离病房,每间面积为 $20~30m^2$,主要放置有严重感染、传染病及抵抗力差或病情严重的患者,便于隔离,防止院内交叉感染。每间病房设置独立的洗手设施,相邻病房之间设置玻璃墙,便于医护人员观察病情。

2）其他设置:①重症监护病区应具备良好的通风、采光条件,能独立控制室内的温度和湿度,重症监护病区合适的温度应为 20~24℃,相对湿度为 60%~70%。②白天噪声不超过 45dB,夜晚噪声不超过 20dB,地面覆盖物、墙壁和天花板尽量采用能吸音的建筑材料。③每间病室挂有时钟,便于护理人员工作,也可使清醒患者有时间感,利于患者的康复。④应有空气滤过装置或空气消毒装置,如空气净化层流装置、$5\mu m$ 空气过滤器、臭氧消毒器、紫外线消毒器。⑤每个病室应备有移动光源,以备静脉穿刺或气管切开术时应用。

4. 床单元要求

（1）病床:应为多功能病床,可调节高度和倾斜度,以适应不同患者的需要;配有脚轮和制动装置,便于运送患者、改变体位;两侧有可调节的具有保护性的床栏,床头及床尾可调节高度,并能随时拆卸,便于进行气管插管或下肢牵引;床上配备波纹垫褥以防压力性损伤的发生,较高级的监护床还具有体重测量装置、加温装置、应急电源系统和电动体位调整、紧急呼叫装置等,床尾挡板还装有 X 线片卡槽等功能。

（2）设备塔：完整的床位供应系统，每张床应配置氧气、压缩空气、负压吸引接口和管路装置 2 套以上，电源插座 12 个以上，提供医用氧气、压缩空气、负压吸引以及电源等功能支持。

（3）照明设施：每张床均应配置可移动、具有一定强度的照明设备，灯光要求是自然光。夜间用的照明光线应能按医师、护士所需的适宜照明强度进行调节。照明用电与仪器设备用电系统为两条线路，以免故障时发生全面停电。

（4）天轨：每张床的顶端应设有用于治疗且可以自由移动的天轨，形状有环形、半环形或直形，设置在监护床的两侧。

5. **常用仪器设备** 随着现代科学的迅速发展，OICU 的设备配置及实用性越来越高。重症监护病区除应具备普通病房所需医疗器械外，还需具备下列基本监测和治疗设备。

（1）基本监测设备

1）床旁监护仪：是 OICU 内的重要仪器之一。主要功能包括：①可持续显示心电图、心率、呼吸、体温、血氧饱和度、血压的数字和波形图像，能进行基础生命体征的监测。②可调节报警范围。③有 24 小时内所有监测项目的储存回忆系统。

2）中心监护仪：由配套使用的床旁监护仪、异常数字报警记录及可选择监护图像资料的打印机组成的中心监护站的控制显示终端。

3）血液气体及电解质测定分析仪：是一种衡量人体酸碱平衡状况、测定血液中气体含量的监测仪器，同时是危重症患者在救治过程中不可缺少的重要仪器之一。

4）无创脉搏血氧饱和度和经皮氧分压测量仪：为无创性监测，与血气分析有很好的相关性，其监测结果在一定程度上可替代有创血气分析。

5）全导联心电图机：可用于全面了解患者心律失常的性质及观察治疗效果。

（2）基本治疗设备

1）呼吸机：包括有创呼吸机和无创呼吸机，是一种进行人工呼吸和呼吸支持的机械性通气工具，已成为重症监护病区必备的治疗设备。有定压、定容、定时或几种转换形式兼有的多功能呼吸机，具有以下功能：①设有几种临床常用基本呼吸类型，如触发性辅助通气、控制通气、正压通气、间歇指令通气等功能。②有异常通气时的声光报警装置。③能进行呼吸功能监测。④易于操作，方便调整，占地面积适宜。⑤每台呼吸机配备两套以上管道，以备替换。

2）急救物品车：是 OICU 必备的抢救设备，以保证抢救工作顺利进行。

车内应备有抢救患者所需的全套器械和物品,如简易呼吸球囊、开口器、通气导管、喉镜、各型气管插管、手电筒、一次性注射器等用物,并备有急救药物,如血管活性药物和部分麻醉镇静药。上述药品、物品和器械应设有专人管理,并定期检查有效期、定时消毒、定位放置,用后应及时补充或更换,以确保其随时处于完好备用状态。

3)除颤器:是OICU的必备设备。由于产科危重症患者多合并水、电解质紊乱及酸碱失衡,病情变化快,容易发生严重的心律失常,尤其是当患者发生心室颤动时,应立即使用除颤器进行电除颤,争取在2分钟以内实施。除颤器由专人保管,定时进行保养、充电及检查,保证时刻处于备用状态。除颤器应放在固定和显眼位置,以方便医护人员随时取用。

4)输液泵及微量注射泵:是OICU必备的治疗设备。输液泵一般都具有输注总量设定、当前输注速度和已输注液体量显示、管路梗阻及气泡报警、液体输空报警等功能,泵内有蓄电池,以保证交流电断电时还可工作0.5~3小时。输液泵广泛应用于各种药物、胃肠外营养液的输入及输血等。注射泵又称微量泵,可以十分准确地通过静脉途径恒速微量注射某些药物如血管活性药物硝普钠、多巴胺、硝酸甘油等。微量泵还具有操作简便、节省人力等优点。

二、环境管理

(一)产科住院病区的环境管理

病房是孕产妇停留时间最长的地方,作为一个迎接新生命的病房,更应注重病房环境的设置和管理,增强孕产妇的归属感和安全感。产科病房环境的设计应该以孕产妇为中心,从家庭的角度出发,设计温馨、合理,提供人性化整体服务,尽可能地满足家庭的需求。为了提升病房环境的整洁度和舒适度,可以采用"6S管理法"进行管理。

1. **"6S管理"内涵**   "6S管理"是一种管理模式,可以保证临床安全,提高护士素养,提高病房内的环境整洁度、安全度,提升护理工作的效率与质量。

2. **"6S管理"在产科的运用**   包含了目视化管理、看板和标识管理。

(1)目视化管理:病房环境包括病室、治疗室、办公室、护士站、库房等环境,整个病区定期进行清洁消毒,保持病区干净、明亮。

1)母婴同室病房的温度应在22~24℃,湿度保持在50%~60%,湿度过高或过低都会造成不适感。每日病房至少通风30分钟。白天较理想的噪声强度是35~40dB,护士应尽量集中操作,做到说话轻、走路轻、操作轻、关门轻,避免影响患者休息。

2)病房可利用形象、直观、色彩适宜的视觉感知信息划线定位,规定区域,从而提高工作效率。例如对床单元进行统一规划、统一管理。护士每日进行晨间护理时检查床单元是否按规定放置,并协助家属做好床单元的整理。输液架在不需要时统一放置在床头侧,床头柜放在病床左侧,床旁椅放在床尾左侧,窗帘整齐划一,窗台上不得放置物品。卫生组具及便盆按标识放置。入住隔离患者时应在病房门口张贴规定的隔离标识,起警示作用,垃圾桶套双层黄色垃圾袋。

3）每日由总务护士对治疗室的温、湿度进行交接,确保治疗室物资供应及仪器设备正常运行,如有损坏及时报修。治疗室的物品分门别类进行放置,并定期整理。

4）在办公室固定位置摆放病历架、资料柜等,以便医护人员翻阅病历、查找资料。护士站配置办公电脑、座机、呼叫器、物资柜等,均是定点定位放置,以保证临床工作顺利有效进行。

5）库房的物品分区分层定点放置,并设置标识。

6）产科病房要求护士着装统一、语言统一标准化。孕妇入院时会从首诊护士的表情、仪表、言行举止来大致判断医院的专业水平及服务水平,因此规范的言行举止,从一定程度上可加大孕产妇对医护人员的信任,建立良好的护患关系。护士还应按照标准操作程序进行临床操作,掌握各项应急流程,从而提升专业素养,培养慎独精神。

7）产科病房采取数字化健康教育,患者可根据自己的需求获取相应的健康教育内容。

（2）看板、标识管理

1）看板:设置展板作为学习园地,将展板分成不同的区域,分别展示科室计划、工作重点、学习园地、科室风采等,展示病区特色,持续改进护理质量。

2）标识管理:一套完善的标识系统可提高工作效率。所有标识采用统一的模板,规定粘贴的位置。对于可移动的物资,应在标识上注明病区和编号,若有遗失可迅速定位查找,有利于物资管理。

（二）产房的环境管理（包括一体化产房）

产妇和新生儿抵抗力低,对产房环境要求严格。产房环境设置应基于医院感染管理原则,根据产房的功能及布局,充分考虑产妇、新生儿、家属及工作人员需求,建设一个安全、温馨、便捷的分娩空间,以促进愉快分娩,同时应进行质量控制与监管。其中一体化产房作为产房工作的延伸,是待产分娩的场所,也涵盖产后恢复及新生儿照顾,其设置必须符合医院感染管理办法和医院感染管理规范要求,因此也应该加强环境管理,做好消毒隔离措施,保证医疗安全,预防医院感染发生。

1. **基本要求**　产房环境应该满足医院感染管理要求及无菌操作原则,无污染源,光线充足,空气流通。布局合理,规避安全隐患,功能区动线流畅,便于工作。房间布置环保、温馨、安静,采用可调节暖光,减少产妇焦虑情绪。

产房各通道出入口通畅,消防设置完备并处于功能状态。减少噪声,使用可隔音的电动门或者缓冲门,统一管理仪器报警、按键声,粘贴警示标识,如"四轻""请勿打扰"等,提升分娩舒适度。一体化产房的环境由专人进行管理、跟进,同时应鼓励家属参与环境管理。

2. **区域环境管理**　基于"6S管理"模式,对产房各区域环境进行规范、统一、标准管理。

(1)待产室:实时进行温、湿度管理,保持室温20~22℃,相对湿度50%~60%,发现异常及时调节。暖色系灯光,光源可控,地面防滑,床单元之间有围帘保护患者隐私。设施设备定点放置,避开床单元上方。功能区集中,设置符合人体工学。各项标识清晰,分类放置,设置患者信息、值班人员信息一览板,提升沟通效率。

(2)分娩室、手术室:室温24~26℃,相对湿度50%~60%,光线充足,符合医院感染管理要求及无菌操作原则。设施设备定点放置,标识清楚。墙壁与地面光滑无缝隙,抢救流程贴在墙上。同时进行常态化管理,即设施、设备时刻处于备用状态,物资齐全,急救用物标识明确清晰,班班交接,即拿即用。

(3)无菌间:室温<24℃,湿度<70%。房间设置符合医院感染管理要求,光线充足,干净、干燥、无尘,潮湿视为污染。无菌物品分类存放,标识清楚。

(4)库房:温度10~30℃,湿度35%~75%。物品分类存放,标识清楚,危化品上锁保存。

(5)其他

1)患者通道:保持畅通,用物摆放整齐,统一家属管理。

2)办公室:干净、整洁,用物摆放整齐,统一文件管理,废纸集中处理,避免信息泄露。

3)生活区:干净、整洁,用物分类放置,分区明确,避免杂物堆积。

3. **产房环境与感染控制**

(1)严格遵循无菌操作原则。

(2)严格进行有效期管理,近有效期用物统一管理,过期用物及时处理。

(3)严格执行清洁消毒制度:①明确分区,保持室内清洁,无浮尘,无卫生死角。一体化产房内如冰箱、饮水机等专人负责定时清洁消毒。②湿式清洁,使用后及时使用含氯制剂进行物体表面及地面清洁,每日不低于2次,工具分区使用,若存在血液、体液污染,增加制剂浓度。③患者用物一人一用一更换,一次性用物严禁重复使用,严格进行终末消毒。④定时空气消毒,分娩前后动态消毒,定时通风换气,定期完成空气、物体表面及工作人员手部的细菌监测,符合监测标准(表1-1-2)。

表1-1-2　细菌监测标准

环境类别	范围	标准		
		空气/ （CFU·m⁻³）	物体表面/ （CFU·cm⁻²）	医护人员手部/ （CFU·cm⁻²）
Ⅰ类	层流洁净手术室、层流洁净病房	≤10	≤5	≤5
Ⅱ类	普通手术室、产房、婴儿室、保护性隔离室、供应室无菌区、烧伤病房、ICU	≤200	≤5	≤5
Ⅲ类	普通病房、检查室、供应室清洁区、注射室、急诊室、化验室等	≤500	≤10	≤10
Ⅳ类	传染科及病房	—	≤15	≤15

（4）做好职业防护：严格按照标准防护进行，具有传染性或不明确传染性的患者一律安置于隔离房间，使用后用物按照医院感染管理要求存放并做好标识，定点放置。

（5）规范处理医疗废物：①严格根据垃圾分类要求进行处理，容器标识明确，运送及时并详细登记。②规范标本登记与管理，具有传染性或不能明确传染性废物做好隔离标识，定点放置，运送及时并详细登记。

4. 持续质量控制　成立小组，专人专项，进行持续性的环境质量监管，保证信息及时更新。合理利用质量管理及改进工具，使环境管理科学、具象、可追踪。

（三）产科手术室的环境管理

产科手术室是一般洁净手术室，应符合《医院消毒卫生标准》（GB 15982—2012）的相关规定。

知识拓展
手术室环境管理现状

手术室相关医院感染预防与控制一直是医院质量管理的重点和难点，近年来国内外连续发生的眼球感染、剖宫产切口感染、经内镜逆行胆胰管成像（ERCP）相关多重耐药菌感染等重大医院感染事件，都暴露出手术室医院感染环境管理的薄弱环节。WHO在2016年发布了《预防手术部位感染全球指南》29条建议，我国也重新修订发布了医院消毒供应中心三项行业标准。

1. 产科手术室的环境管理标准　产科手术室是一般洁净手术室,为Ⅱ类环境。世界卫生组织(WHO)在医院用房卫生标准中指出,该类环境要求室内悬浮菌≤200CFU/m³。我国现行国家标准《医院消毒卫生标准》(GB 15982—2012)中的相关规定见表1-1-3。

表1-1-3　《医院消毒卫生标准》(GB 15982—2012)中的相关规定

环境类别	空气平均菌落数/(CFU·皿⁻¹)ᵃ
Ⅱ类环境	≤4.0(15min)ᵇ

注:a. CFU/皿为采用平板暴露法时空气平均菌落数的单位。
b. 平板暴露法检测时的平板暴露时间。

(1)管理要求

1)建立健全环境清洁工作的组织管理体系和规章制度,明确各岗位人员职责。

2)重点加强环境清洁质量监督,定期对环境清洁服务的工勤人员的业务培训及指导进行监管。

3)护理人员应负责监管并指导环境清洁卫生人员对仪器设备等进行清洁与消毒。

4)对清洁消毒质量进行审核,并将结果及时反馈给相关部门,促进清洁与消毒质量的持续改进。

(2)清洁消毒原则

1)应遵循先清洁再消毒的原则采取湿式卫生的清洁方式。

2)应根据环境表面和污染程度选择适宜的清洁剂。

3)有明确病原体污染的环境表面应根据病原体抗力选择有效的消毒剂,消毒剂的选择参考 WS-T367 执行。消毒产品的使用遵循其使用说明书执行。

4)无明显污染时可采用消毒湿巾进行清洁与消毒。

5)清洁时应遵循由上而下、由里到外、由轻度污染到重度污染的顺序。

6)实施清洁与消毒时应做好个人防护,工作结束时应做好手卫生与人员卫生处理。

7)对高频接触、易污染、难清洁与消毒的物体(如手术床、推床等)表面可采取屏障保护措施,用于屏障保护的覆盖物(如床罩等),实行一用一更换。

8)清洁工具应分区使用,实行颜色标记。

9)对精密仪器设备表面进行清洁与消毒时应参考仪器设备说明书,选择合适的清洁与消毒产品。

10)在手术过程中发生患者体液、血液等污染时,应随时进行清洁与消毒。

11)环境表面不宜采用高浓度消毒剂进行日常消毒。

12）不应将使用后或污染的擦拭布巾和地巾重复浸泡至清洁用水、使用中清洁剂和消毒剂内。

2. **产科手术室的环境管理措施**

（1）空气消毒管理

1）空气消毒技术：目前产科手术室多采用紫外线循环风动态消毒技术，靠风机使室内空气不断地经过消毒器循环，达到空气消毒净化目的，属于间接紫外线照射法。

2）空调系统：产科手术室空调系统的新风口与回风口应采取防止管道污染的有效措施。

（2）物体表面消毒管理

1）手术室所用布巾、地巾等清洁用品，应选取不易掉纤维的织物材料，严格分区使用，标识清晰，用后及时清洗、消毒、干燥保存备用。

2）每日晨对手术室环境、所有物体表面进行湿式清洁，以去除其表面沉降尘埃，需于手术前 30 分钟完成。

3）每台手术结束后应对手术床及周边至少 1~1.5m 范围的物体表面、地面进行清洁消毒；遇大量（>10ml）血液或体液溅污，应及时用吸湿材料去除可见污染，再清洁、消毒。

4）每日手术结束后，对手术间暴露的物体表面和地面进行清洁消毒。

5）每周对手术间暴露和未暴露的物体表面及地面进行彻底清洁消毒。精密贵重仪器表面可使用一次性消毒巾擦拭。

（3）噪声管理：产房及产科手术室存在很多的噪声污染源，如麻醉机、心电监护仪、电动吸引器以及金属器皿的碰撞声以及孕产妇分娩时的叫喊声等。噪声可以影响人体的内分泌、心血管和听觉系统的正常生理功能，使医护人员注意力不集中、精力分散。因此应有效控制手术室噪声，可适当播放轻音乐，缓解医务人员的压力和患者的焦虑。

3. **产科手术室的环境管理效果评价及质量监测**

（1）监测类别：空气、物体表面、医护人员手部。

（2）监测频率及时间：每季度 1 次。

（3）监测要求

1）空气：菌落总数≤4CFU/皿（15 分钟）。

2）物体表面：菌落总数≤5CFU/cm^2（15 分钟）。

3）医护人员手部：①卫生手菌落总数≤10CFU/cm^2。②外科手菌落总数≤5CFU/cm^2。

4. **产科手术室的环境管理持续改进**　手术室负责人每日对手术室的环境管理进行自查，科室医院感染管理领导小组每月召开 1 次例会并做好记录，接受医院感染管理科督查，将检查发现的问题、原因分析、整改措施以及整改效果记录在《医院感染管理小组活动记录本》上，以达到对医院感染管理工作质量的持续改进。

（四）产科重症监护病区的环境管理

1. 层流病房的基本要求

（1）明确分区：清洁区、污染区、半清洁区应明确划分，有患者进出通道、工作人员进出通道、污物处理室等，污物处理流程往一个方向行进，避免回返和往返。

（2）层流病房温度应控制在 22~24℃，相对湿度为 40%~60%。

（3）层流病房的净化空调系统连续运行，直至清洁、消毒工作完成。

（4）层流病房的一切物品，如仪器设备、医疗用品和清洁用具必须固定专用，使用后进行消毒处理，患者转出后进行终末消毒。

（5）地面、墙壁和室内设施须使用消毒液湿拖或湿抹布擦净，每天至少2次。

（6）一次性的医疗用品不得反复使用。

2. 层流病房空气净化设备的日常管理

（1）对洁净区域内的非阻漏式孔板、格栅、丝网等送风口，每周进行清洁，若有污染应随时清洁。

（2）洁净区域内回风口的竖向栅条，每天擦拭清洁 1 次，每周彻底清洁，若有污染随时清洁。

（3）按时更换过滤网：初效过滤网，每周更换；中效过滤网，每 3 个月更换；高效过滤网，每年更换；发现污染和堵塞及时更换。

3. 层流病房的质量评价及监测工作

（1）对层流病房空气净化效果进行监测，每月采样 1 次。

（2）每月对层流病房物体表面及工作人员的手部采样、监测。

（3）设专门的维护管理人员，遵循设备的使用说明进行保养与维护，有检查和记录。

4. 层流病房空气采样

（1）采样方法（沉降法采样）：用直径 9cm 的培养皿，采样后在 36℃ ± 1℃恒温箱培养 48 小时，计数培养皿中的菌落数代表空气中沉降下来的细菌数，以 CFU/（皿·暴露时间）表示。

（2）采样高度：离地面 0.8~1.5m 的高度，离墙 1m，采样时间一般 15 分钟，不应超过 30 分钟。

（3）布点方法：室内面积≤30m^2，采用内、中、外呈对角线三处布点；室内面积 >30m^2 时，室内四角加中央五处布点。

（4）结果判定：产科重症监护病房空气中的细菌菌落总数应≤4CFU/（皿·15min）。

（5）注意事项：采样前，应关闭门窗，在确定无人走动的情况下，静止 10 分钟后采样。

（莫桃　应雪　杨弋）

第二节　质量与安全管理

一、护理质量管理概述

护理质量与安全是护理管理的核心，其优劣直接关系到孕产妇及新生儿的安危，甚至影响医院的总体医疗质量。因此，医院和科室应高度重视护理质量与安全管理，规范服务行为，提高护理质量。

（一）相关概念

在 ISO9001 的标准中，质量管理（quality management，QM）是指在质量方面指挥和控制组织的协调的活动。安全管理（safety management）是指运用行政、法律、经济、教育和科技手段等，协调社会经济发展与安全生产的关系，处理安全相关问题，使社会经济活动和生产、科研活动顺利进行，有效发展。

护理质量是指为患者提供技术服务和生活照顾的效果，以及满足服务对象需求的程度，通过护理服务的实施过程和结果表现出来，是衡量医院服务质量的重要指标之一。护理质量管理是按照护理质量形成的过程和规律，对构成护理质量的各个要素进行计划、组织、协调、控制和改进，以保证护理服务达到规定的标准，满足和超越服务对象需要的活动过程。如何把握护理质量管理重点，确保护理质量稳步提升，是护理管理者的中心任务。护理质量管理必须运用适宜的质量管理工具和现代科学管理方法，以最佳的技术、最低的成本和时间，提供最优良的护理服务。质量与安全管理制度是组织成员应遵守的，用来规范其质量与安全相关行为的规则，是临床质量与安全的重要保证。

（二）护理质量管理目的

1. **提供优质护理服务**　对护理工作进行监控，使护士在业务行为、职业道德等方面符合客观的要求和患者需要。

2. **保障患者安全**　通过质量控制和保障，发现现存和潜在的问题，分析原因，积极整改，保障患者安全。

3. **持续改进、追求卓越**　不断修订完善制度、流程和方法，使护理工作能以最短的时间、最好的技术、最低的成本，产生最优化的护理质量效果，持续改进护理质量。

（三）护理质量管理的任务

1. 建立护理质量管理体系，明确职责　根据医院的规模和等级建立医院 - 科室 - 病区三级质量管理或医院 - 病区二级质量管理体系。病区建立护理质量管理小组，人员配备合理，分工明确，职责清晰。

2. 制订护理质量标准，规范护理行为　包括各种规章制度、岗位职责、工作流程、疾病护理常规、技术操作考核标准及评分细则、护理工作考核标准、药品及物品管理规范等。

3. 进行护理质量教育，强化质量意识　通过教育培训使护士掌握质量要求、质量标准和质量流程，增强质量意识，养成良好行为，并参与质量管理。

4. 持续改进护理质量　根据标准定期检查、考核、评价，对照标准，分析原因，制订和实施相应的整改措施，检查效果，不断改进和提高护理质量。

二、产科病区护理质量与安全管理制度

2022 版患者十大安全目标为：正确识别患者身份；确保用药与用血安全；强化围手术期安全管理；预防和减少医院相关性感染；加强有效沟通；防范与减少意外伤害；提升导管安全；加强医务人员职业安全与健康管理；加强孕产妇及新生儿安全；加强医学装备及医院信息安全管理。临床的护理质量与安全管理制度紧紧围绕患者安全目标展开。本部分仅介绍产科护理质量与安全管理制度，与医院相同的制度不作赘述。

（一）产科护理质量与安全管理小组管理制度

1. 目的　设置产科护理质量与安全管理小组，深入推进优质护理，保障孕产妇及新生儿安全。

2. 组织架构

（1）小组包含护士长、副护士长、护理骨干及临床一线护士，护士长为第一责任人。

（2）根据科室床位数、护士数量及护理单元实际需要，合理纳入小组成员和下设小组。

3. 职责

（1）制订小组工作计划，并完成年度工作总结。

（2）对护理单元存在的质量与安全问题进行督查，并持续改进。

（3）每月召开工作会议，对护理单元存在的质量与安全问题进行讨论、分析，制订改进措施。形成的决议以"会议纪要"下发给每位护士学习并执行。

（4）组织完成护理质量改进项目选题及实施。

（5）对护士护理质量相关绩效进行讨论和表决。

（6）其他：讨论科室重大事项（如奖惩事件、制度制定或更新等问题），形成决议。

4. 管理办法

（1）自查：每月按护理部制定的"护理质量考核标准"逐项自查自评，并将自查的原始资料完整保存，按时将检查小结交护理部。

（2）督查：采用追踪法，结合专项检查对科室按"护理质量考核标准"进行逐项检查、总结、汇报。

（3）抽查：护士长进行定期或不定期抽查，对发现的问题及时反馈。

（4）夜查房：护士长和护理骨干通过参加夜查房对产科夜班护理工作等情况进行检查、记录。

（5）应用质量管理工具及 PDCA 循环对质量控制中的问题进行分析，提出改进措施。

（二）产科交接班制度

1. 交接班的种类

（1）集体交接班：早晨集体交接班应认真听取夜班交班内容，全面了解本病区患者情况，要求做到交接内容描述清楚。

（2）各班次交接班：各班次均应进行口头、书面交班及重点患者床旁交接。

2. 交接班内容

（1）病房动态：孕产妇及新生儿总数，出入院、转科、分娩、手术、死亡的人数，重点患者及下一班应注意的问题。

（2）患者病情：对新入院、危重、抢救、大手术前后、有特殊检查处理、开展的新业务或新技术后以及有行为异常、自杀倾向及心理状态不稳定的患者，应按 ISBAR 模式进行交班，即按介绍（introduction，I）、现状（situation，S）、背景（background，B）、评估（assessment，A）、建议（recommendation，R）的顺序进行交接班。

（3）设备及物资：认真交接抢救物资、毒麻药、贵重及精神药品，抢救物资是否处于完好备用状态等，并做好记录。

3. 交接班要求

（1）接班者提前做好准备，提前了解分管患者病情，对物品及药品的交接要提前清点好，按时参加集体交接班。

（2）交班者在交班前完成本班各项工作及记录。

（3）护士认真做好书面、床旁、口头交接，接班时发现问题应由交班者负责，接班后发现问题应由接班者自行负责。

4. 交接班操作流程　集体交接班流程见表 1-2-1，床旁交接班流程见表 1-2-2。

表1-2-1　集体交接班流程

程序	交班护士	护士长	接班护士	总务护士/办公室护士	说明
1. 交班前准备	1. 整理交班环境 2. 再次熟悉交班报告	1. 初步了解夜班动态 2. 清点当日在岗护士人数 3. 检查护士仪表 4. 检查交班环境	1. 确认班次/管床安排 2. 熟悉分管患者情况 3. 晨间护理 4. 按指定要求站位	1. 接药品、物资 2. 了解病房动态	交班站位：见图1-2-1
2. 集体交接班	3. 交病房动态 4. 交重点患者，分娩、手术，病危、特殊 5. 交其他特殊事项 6. 加强班护士补充	5. 宣布开始交班 6. 听交班内容 7. 检查责任护士所管床位患者病情及相关理论知识 8. 总结、点评交班，布置当日重点工作 9. 宣布床旁交班	5. 听交班内容 6. 与夜班护士核实疑问点	3. 与夜班护士核实疑问点	交病房动态顺序：出院→转出→死亡→入院→转入→病危→手术→分娩→当日病人总数 交重点患者顺序：新入及次日手术患者→当日手术患者→急诊入院患者→特殊患者→危重患者 ISBAR交班顺序： I：患者一般信息 S：患者现状 B：患者背景 A：护士评估 R：提醒下个班次的护理重点

表 1-2-2　床旁交接班流程

程序	交班护士	护士长	接班护士	说明
床旁交接班	1. 介绍交接人员			交班站位：见图 1-2-2
		1. 自我介绍	1. 自我介绍	自我介绍顺序：交班护士—接班护士—护士长
	2. 介绍夜间病情、夜间护理情况	2. 提出疑问点		交接时注意患者隐私保护，体现人文关怀
	3. 介绍皮肤情况	3. 查看皮肤情况	2. 查看皮肤情况	注意：接班时发现问题应由交班者负责；接班后发现问题应由接班者负责
	4. 介绍其他特殊情况，如管理、喂养等	4. 查看特殊情况	3. 查看特殊情况	
	5. 依次交接班	5. 总结，强调关注点	4. 提出疑问点	
		结束		

5.**交接班站位**   集体交接班站位见图 1-2-1,床旁交接班站位见图 1-2-2。

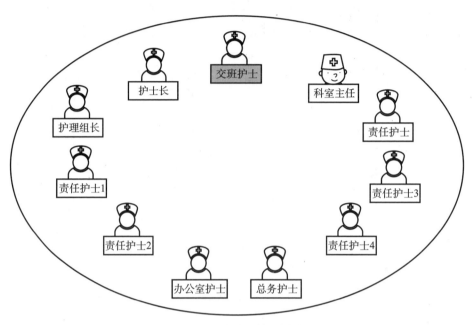

图 1-2-1   集体交接班站位

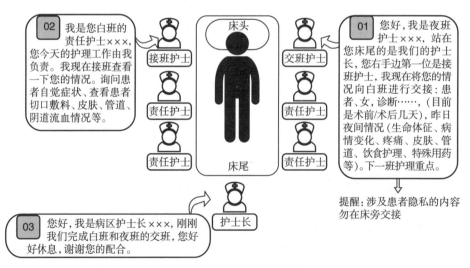

图 1-2-2   床旁交接班站位

6. 交接班报告示例见表 1-2-3。

表 1-2-3 产科交班报告示例

I.S.				B.A.R.		
标识床号	姓名及登记号	年龄	诊断	B	A	R
病危手术13床	*** *****	**	重度子痫前期,单绒毛膜双羊膜囊双胎妊娠,急症剖宫分娩 G1P2 35^{+1} 周宫内孕一头一臀位已剖宫分娩二活婴,早产,早产儿	4月1日尿蛋白(++),血镁 1.05mol/L,24h尿蛋白正在留取中。术后新生儿均转儿科(因早产原因转儿科),因血压高暂未指导挤乳	白班:16:10回病房后血压较高(161~171mmHg /90~101mmHg),子痫解痉,硝苯地平控释片降压,肌内注射盐酸哌替啶后安静休息,其余无特殊。夜班:子宫质硬,阴道流血少,硫酸镁 1.03g/h 泵入,膝反射存在。术后血压波动在 142~171mmHg/85~101mmHg,心率波动于 100~110次/min。术后14h50min 总结:输入量 1 050ml,饮入量 500ml,尿量 3 000ml,阴道流血 60ml	夜班:请继续观察患者自觉症状,血压波动情况,阴道流血情况,子宫收缩情况,生命体征变化以及硫酸镁的副作用。

（三）产科安全管理制度

1. 护士长在各节日前培训安全知识（包括公共安全、医疗安全）。

2. 当患者出现安全问题时，一切以患者为重，将患者的损失减小到最少。

3. 护理人员严格执行各项制度与操作规程，护士长不定期抽查其执行情况，严防不良事件或差错事故的发生。

4. 对新生儿进行护理操作时，需核查新生儿的床号、登记号、母亲姓名、手足腕带。在新生儿住院期间，防用错药、被盗、烫伤、坠地等不良事件。

5. 杜绝常规诊疗活动中的口头医嘱，危重患者紧急抢救情况下和手术中，医师可使用口头临时医嘱，执行前护士要重述，实施时双人核查并签名，抢救结束后 6 小时内完善相关记录。

6. 当接到危急值报告电话时，按危急值上报制度进行登记和处理。

7. 各级人员必须对影响患者安全的隐患进行监督和制止（如吸烟、高声喧哗、可疑人员进入病房、安全通道不通畅等）。

（四）产科新生儿安全管理制度

1. 新生儿娩出结扎脐带后，双人查对核实产妇的信息及新生儿性别，在电脑上生成新生儿的相关信息，再次双人查对，确认信息（产妇姓名、登记号；新生儿性别、登记号）准确无误后，打印新生儿手、足腕带，分别系于新生儿手腕及脚踝，在婴儿记录单上留取脚印，并将新生儿抱给产妇辨认。

2. 由医护人员将新生儿送至新生儿接待室或病房，与新生儿接待护士及家属进行身份的核对，核对时监护人需提供夫妻双方身份证原件。

3. 新生儿接待室护士与家属一起核对新生儿信息、检查外观并进行预防接种，同时向新生儿监护人进行如下宣教并让其监护人签字：

（1）监护人应 24 小时看管新生儿，新生儿身边不能离人，新生儿要在监护人的视野范围内。

（2）爱婴医院实行母婴同室，每天白天会有责任护士将新生儿推至沐浴室进行处置，暂时离开产妇，其余时间都在产妇身边。离开病房时监护人应跟随护士前去，操作检查完毕，与护士一起将新生儿送回产妇身边。

（3）监护人不得准许陌生人接触新生儿，新生儿若要做检查或转儿科，事先应由佩戴本院工作人员姓名胸牌的护士和儿科医生通知家属，并由医护人员陪同监护人带新生儿去做检查或护送其至新生儿科，若监护人发现可疑人员接近新生儿应进行盘问并通知医护人员。

4. 护送新生儿到病区，护送护士应与病区护士进行交接和核对，病区护士再次向家属宣教新生儿安全知识。此外，特别强调新生儿除喂奶外，均应放在婴儿床上，以防新生儿坠地；监护人在护理新生儿过程中，应防止新生儿发生烫伤、呛奶等意外伤害。

5. 病室内张贴婴儿安全的温馨提示。每个病区出口配有保卫人员，新生儿经过出口时,监护人须持有出院证明或护士的说明和签字方能离开病区。

6. 护理人员在护理新生儿过程中,应严密观察病情,严格遵守各项操作规范,防止用药错误、烫伤、坠地等不良事件的发生。

(五)查对制度

1. 执行医嘱时进行"三查八对",三查指操作前、操作中和操作后检查,八对指核对姓名、登记号、药名、剂量、浓度、时间、用法、有效期。

2. 清点药品时和使用药品前,要检查药品质量、标签、有效期和批号,包装有无破损,如不符合要求,不得使用。

3. 给药前,注意询问有无过敏史;静脉给药要注意有无变质,瓶口有无松动、裂缝;给予多种药物时,要注意配伍禁忌。

4. 输血前,需经两名医务人员查对,无误后方可输入;输血时须注意观察,保证安全。输血查对详见《临床用血管理制度》。

5. 配制特殊药物及进行护理Ⅰ类操作时应进行双人查对。

(1)双人查对定义:双人查对是指由本院具有护士执业资格的护理人员与另一位医务人员、实习生、孕产妇或家属等同时进行的查对,查对内容至少包括姓名、登记号、药名和剂量。

(2)护理操作分类

1)Ⅰ类操作:风险较高的操作,用药和侵入性操作。包括静脉输液/穿刺、静脉注射、肌内/皮下/皮内注射、血糖监测、鼻饲、导尿术、安置胃管/胃肠减压、口服给药、静脉采血、雾化吸入、吸痰、痰培养、洗胃、灌肠等。

2)Ⅱ类操作:一般性治疗操作,如阴道冲洗、口腔护理等。

3)Ⅲ类操作:风险较低的操作,如外周/中心静脉敷料更换工作等。

(3)注意事项:①在配制特殊药物(胰岛素、高浓度电解质、引产用催产素、保胎药物、甲氨蝶呤等)前应由两名护理人员进行双人查对,并签字。②进行Ⅰ类操作时,操作前、中、后需执行查对,操作中需执行双人查对;Ⅱ类操作时,操作前、后执行查对;Ⅲ类操作时,操作前查对;其他操作时,操作后记录数据时须查对姓名。③该查对规则不包括抢救或急救情况下的查对。

6. 产科手术室查对按2010年卫生部印发的《手术病人安全核查制度》执行。

(六)产科患者身份识别制度

1. 各类住院患者身份识别码规定

(1)孕产妇:姓名和登记号作为身份识别码。住院孕产妇均佩戴手腕带,并在手腕带上标注其姓名、登记号、科室等,并以患者姓名和登记号作为患者身份识别码。

(2)产科新生儿:见"(七)产科新生儿身份识别制度"。

(3)无名患者:无名氏、昏迷患者、弃婴等无法确认身份的患者,由首次接诊的医务人员命名,命名为无名氏1、2、3等,以姓名和登记号作为身份识别码,并按要求佩戴腕带。

2. **正确识别患者的方法**

（1）对患者进行治疗、给药、标本采集、输血或血制品、侵入性操作、手术、患者转交接时均应进行身份识别。执行者要询问患者:"请问您叫什么名字?"患者回答后,核对病历/执行单上的名字并大声读出,请患者确认;请患者念出手腕带上的登记号,执行者核对正确并复述执行单上的登记号,患者确认正确方可执行。

（2）对无法交流沟通患者的身份识别:有代理人在场时,请在场的代理人陈述患者的姓名,然后核对辨识工具中的登记号;无代理人在场时,严格核对腕带、各种治疗单等辨识工具上面的姓名和登记号,确保正确的操作给至正确的患者。

（3）对拒绝佩戴腕带患者的身份识别:对不配合佩戴腕带的患者,医护人员需加强教育,使其佩戴。若在诊疗操作前,发现患者未佩戴腕带,由医护人员与患者和/或患者代理人核对无误后予以佩戴,而后再进行诊疗操作。

3. 对新入职人员,进修、实习人员等进行患者身份识别制度培训,使每一位员工均能充分认识执行该项制度的重要性并掌握正确识别患者的方法。

4. 医务部、护理部质控人员及管理人员在进行医疗护理质量控制过程中,应检查各级医护人员正确使用患者标识码的落实执行情况。

（七）产科新生儿身份识别制度

1. 胎儿娩出脐带结扎后,由双人核对产妇腕带、电子病历中的产妇姓名和登记号。核对无误后由助产士在信息系统填写新生儿信息（注意核实孕周）,填写婴儿记录单上各项目,打印手、足腕带,再次双人核对电子信息、腕带、婴儿记录单,核对内容包括母亲姓名、母亲登记号、孕周,新生儿登记号、性别、出生日期及时间。

2. 助产士将手、足腕带系于新生儿手足（男左女右）,在婴儿记录单上取脚印（男左女右）并签名。

3. 阴道分娩和剖宫产手术均由巡回助产士或护士负责核实婴儿记录单内容,并在相应位置签名。

4. 由助产士完成阴道分娩新生儿常规检查（不包括儿科医生查体）,产后2小时转回病区。剖宫产的新生儿由医生使用婴儿车推至新生儿接待室（白班）或相应病区（夜班）,与接待室或病区护士交接婴儿记录单及新生儿手腕带。

5. 新生儿接待护士与持有新生儿母亲身份证及本人身份证的亲属一起核对新生儿的相关信息。对新生儿进行相关处理后,与家属一起将新生儿推回病房并与病房主管护士进行交接,交接内容包括新生儿的床号、登记号,母亲姓名及手、足腕带。

6. 在病房中,对新生儿进行所有的治疗护理时,均须核对母亲姓名、新生儿登记号及手、足腕带,核对无误后遵医嘱进行操作。

7. 出院时,主管护士与新生儿母亲或家属一起再次核对新生儿相关信息。新生儿家属携带已盖章的出院证明,与病房保安一起核对新生儿手、足腕带的信息,确认无误撤除新生儿手、足腕带后,方可离开病区。

（八）新生儿接待室感染管理制度

1. 人员要求

（1）非本室工作人员禁止入内。

（2）本室工作人员应着装整齐、清洁,指甲不超过指尖。

（3）在进行无菌操作时应佩戴口罩;接触体液时应佩戴手套。

（4）接触新生儿前取下饰物并洗手。

（5）新生儿监护人应一床一人。

2. 环境要求

（1）空气:每日开启动态消毒杀菌机进行空气消毒 2 次,上、下午各 1 次,并做好记录。

（2）操作前用清洁毛巾擦拭 2 遍操作台及辐射台。操作完毕,及时整理用物,用消毒液浸泡毛巾擦拭 1 遍后,再用清洁毛巾擦拭 2 遍备用,随时保持操作台面整洁。

（3）凡母亲和新生儿为感染性疾病,辐射台铺一次性中单,操作者穿隔离衣,戴手套。接待完毕,用物按感染性疾病废物处理原则处理。

（4）用于转运的婴儿床上的治疗巾或枕套应一人一用。

3. 医院感染监测

（1）每季度对接待室的空气进行细菌监测 1 次。

（2）物体表面或工作人员手部的监测按医院感染科计划由医院感染科进行监测。

（九）产科急救管理制度

1. 成立产科急救小组,每位成员认真履行职责。

2. 抢救室内设置与要求

（1）抢救室为单间,室内通风及照明良好。

（2）室内设置:抢救车内备止血、抗心律失常、强心、利尿、抗休克的药品及各种技术抢救包、导管、生理监护仪、微型电脑输液泵、输液架、中心供氧或固定氧气筒、中心负压或负压引流器、多电源插座等。

3. 医护人员要求　良好医德、热爱专业、勇于奉献、反应敏捷、有较强的应变能力和动手能力;具有扎实的医学护理知识,熟悉各种疾病监护护理常规及抢救技术;有娴熟的监护技能,熟悉各种仪器的使用;熟悉转诊、会诊制度等。

4. 急救物资管理　抢救室的急救药品、急救器材,护士必须班班交接,总务护士每日清查 1 次,护士长每周抽查 1 次,并做好记录。抢救室的空气、物体表面、地面、一次性用品用后处理均按消毒隔离制度执行。

5. 急救的实施　建立危重患者抢救治疗、护理计划,严密监测生命体征及患者神志、瞳孔等。发现异常及时施行抢救,做好各种抢救记录,同时通知抢救小组组长指挥抢救。待患者病情好转后做好交接班。在抢救患者的同时,做好患者心理护理及家属的安慰工作,树立战胜疾病的信心,使他们能配合治疗、护理。

6. **抢救记录**　抢救工作必须分秒必争。参加抢救的人员严格遵从查对制度。口头医嘱须经两人重述两遍方能执行,同时要保留药瓶及用物。抢救结束后,经两人核对后方能弃去,各种记录在抢救结束6小时内整理完成。

(十)产科新生儿抢救制度

1. 定期进行新生儿抢救技术培训。

2. 抢救人员应以严肃认真的态度对待新生儿抢救工作,要有高度的责任感。

3. 新生儿娩出前均应做好新生儿复苏抢救的人员、物资、药品等各项准备工作。

4. 筛选有高危因素的新生儿,其复苏抢救工作必须由新生儿科医生、麻醉师及产科医生、助产士等人员共同进行。

5. 严格执行新生儿复苏抢救流程。

6. 严密观察新生儿病情变化并及时、客观、准确记录抢救过程。

7. 严格执行新生儿转运流程。

8. 抢救结束后及时处理抢救物资,并备齐抢救物品。

三、产房安全管理制度

(一)产房工作制度

1. 助产人员须获得卫生行政部门颁发的"母婴保健技术考核合格证书"。

2. 实行24小时值班制,值班人员坚守工作岗位,严格执行各项规章制度和操作常规。

3. 值班人员严密观察产程,并记录观察情况,如有异常应及时汇报并请示上级医师。

4. 严格执行交接班制度,接班者要测血压、听胎心,了解产妇一般产程进展情况,做好记录。

5. 准备好各类抢救物资、器械,定位放置,专人管理,定期检查、补充和更换,使之处于备用状态。

6. 分娩后接产人员及时、准确填写分娩记录及新生儿记录。新生儿送产妇辨认性别,并记录。

7. 产后即刻协助行母婴皮肤接触(高危新生儿除外),实行产后早吸吮。

8. 分娩后产妇在产房观察2小时,并做好记录。

9. 产房消毒隔离制度

(1)产房布局:包括待产室和分娩室两部分。分娩室内不得放置与分娩无关的物品;环境应清洁,无污染源;严格区分限制区(无菌区)、半限制区(清洁区)、非限制区(污染区),各区有明显标志。

（2）工作人员进入产房须更换专用衣、裤、鞋、帽，不佩戴首饰，严格执行无菌技术操作规程。

（3）产房每日常规空气消毒，每季度进行1次细菌监测并做好监测记录。产房接产后立即进行清洁和消毒，完成分娩间的终末处理。

（二）待产室工作制度

1. 产妇入待产室后，由当班组长负责风险评估并做好人员安排。管床助产士及时、详细了解病情，写好病历，结合查体及有关实验室检查结果作出初步诊断，并确定处理方案。

2. 评估膀胱和会阴皮肤情况，保持会阴部清洁。

3. 关注孕产妇饮入量及休息情况，密切观察产程进展及胎儿情况，绘制产程图，发现异常及时处理，并做好记录。观察项目如下：

（1）子宫收缩：产程中采用腹部触诊及仪器监测等方法观察子宫收缩的特点；至少连续观察3~5次或20分钟；观察宫缩的强度、持续时间、间歇时间并记录；记录形式为"宫缩持续时间/宫缩间歇时间"，例如：（30~40）s/（4~5）min。

（2）胎心：产程中监测胎心变化以识别胎儿窘迫，一般在宫缩间歇期听诊，至少1分钟；可用电子胎心监护仪进行胎心监测，临产后应进行电子胎心监测；高危孕妇推荐产时持续胎心监护；破膜前后应听诊胎心；第一产程潜伏期可半小时至1小时听1次胎心，宫缩密集后可增加听诊次数，活跃期30分钟听1次胎心；第二产程持续胎心监护或5~10分钟听1次胎心，若有异常应随时听胎心并做电子胎心监护。

（3）阴道检查：根据宫缩情况酌情检查，原则上潜伏期应2~4小时检查1次；活跃期1~2小时检查1次。阴道检查内容包括：

1）了解宫颈的软硬度及宫缩程度，宫口的高低及方向，扩张的大小。

2）了解胎儿先露部的高低及类型。

3）胎膜是否破，若已破膜，应了解破膜的时间、羊水量、性状、有无脐带脱垂等。

4）初步了解骨盆有无异常，包括：①骶尾关节活动度；②骶骨凹的弧度；③坐骨棘有无内突；④坐骨切迹的宽度；⑤骶骨岬突否；⑥骨盆测量有无明显内倾。

4. **人工破膜**　宫口开大2cm以上疑有胎儿窘迫时，人工破膜了解羊水性状，针对原因进行处理。

5. 产程中鼓励产妇进食，以高热量、高维生素饮食和软食为宜，实施椎管内麻醉镇痛的孕产妇按照麻醉师要求进无渣饮食，对不能进食或有呕吐者，遵医嘱酌情补液，记录入量。

6. 孕妇入待产室后，定时测生命体征。

7. 正常孕妇以左侧卧位休息为宜；在安全的前提下，鼓励孕妇采取自由体位待产。

8. 鼓励孕妇每 2~4 小时排尿 1 次,保持膀胱的空虚,必要时进行导尿。评估时应进行膀胱叩诊以及早正确评估膀胱情况。

9. 初产妇宫口开全,经产妇宫口扩张 3~4cm 时应送分娩室准备接生。

10. 待产中,各产程观察及检查均应详细记录,不能遗漏。

(三)分娩室工作制度

1. 分娩室布局合理,保持室内清洁整齐、舒适温馨、安全,非产房工作人员不得进入。

2. 保持室内空气清新,室温保持在 24~26℃,相对湿度为 50%~65%,做好空气消毒,每月行空气细菌监测。

3. 分娩室内的用物、药品和设备专人负责,定位放置,定期检查、补充和更换,保持良好的备用状态。

4. 严格执行消毒隔离制度和无菌技术操作规程。工作人员在指定地点更换拖鞋,穿清洁工作服、戴好帽子及口罩方可进入分娩室。进行接生时要穿洗手衣、裤,外科洗手后穿手术衣、戴手套,上台接生。

5. 分娩室工作人员实行 24 小时值班,值班人员不得擅自离岗。

6. 分娩室工作人员应有正确的服务观念,关爱孕产妇及胎(婴)儿。严密观察产程进展及产妇情况,实施导乐陪伴分娩,给产妇提供持续的生理、心理、情感支持,持续提供高质量友好的人性化服务,

7. 对有合并症的产妇,分娩室工作人员要严密观察病情,根据病情制订医疗和护理计划,如有异常变化及时处理,不得延误。

8. 遵守各项规章制度,认真填写各种记录,要求做到及时、准确、项目完整、字迹工整,监护记录和资料要妥善保存。

9. 新生儿娩出后,做全身检查、结扎好脐带、留取脚印、戴好手腕带后抱给产妇及家属辨认性别,与母亲进行皮肤接触至少 30 分钟,并行早吸吮。

10. 产妇出院时,进行出院宣教,并征求其对医疗护理工作的意见。出院后要做好分娩室的终末消毒,补充好物品,使其处于完好备用状态。

(四)胎盘管理制度

胎盘为血液制品,应按照国家相关规定进行处置。

1. 传染病患者的胎盘,一律交医院火化。

2. 需要送病理检查的,由送检医生负责按照标本管理进行处理,同时按照胎盘送火化流程登记签字。

3. 如果产妇无传染病,根据产妇本人意愿选择是否领胎盘,并签字。

4. 手术或分娩结束时,要求工作人员必须评估产妇是否领走胎盘,同时在相关登记本上登记,双人签字确认。

5. 护士长每周一检查。

四、常用质量管理方法

质量管理的方法多种多样,常用的有 PDCA 循环管理、品管圈活动、根本原因分析法、失效模式与效应分析法等。

(一)PDCA 循环管理

1. **概念**　PDCA 循环是质量管理最基本的方法,广泛应用于各行各业的质量管理中。是由美国质量管理专家爱德华·戴明博士提出,所以又称戴明环,是按照计划(plan,P)、执行(do,D)、检查(check,C)和处理(action,A)组成的循环来进行质量管理,是一种标准化、科学化的管理模式。

2. **具体实施步骤**

(1)计划阶段(P):循环的第一阶段,一般分为 4 个步骤:①调查分析质量的现状,找出存在的问题;②分析产生这些质量问题的原因或影响因素;③找出可能影响质量的主要原因;④针对主要原因,拟定对策,并制订相应的计划和改进措施。

(2)执行阶段(D):根据上一阶段拟定的质量目标、计划和改进措施,组织实施和执行。

(3)检查阶段(C):根据目标、计划及要求,检查各项措施的实际执行情况。并把实施结果与预定目标进行对比分析,发现上一阶段的问题,总结经验,指导下一阶段的工作。

(4)处理阶段(A):对检查结果进行整理和分析,评价和总结。将成功的经验标准化,形成相应的制度,预防不良事件和不良结果的再次发生;同时把此环中未解决的问题和新发现的问题转入下一 PDCA 循环中去,持续改进质量。

(二)品管圈活动

1. **概念**　品管圈活动(quality control circle,QCC)是指由相同、相近或互补的工作场所的基层人员自动自发组成的工作小组(又称 QC 小组),运用各种质量管理工具,全体合作、集思广益,按照一定的活动程序来解决工作现场、管理、文化等方面所发生的问题及课题。

2. **具体实施步骤**　见图 1-2-3。

(1)组圈、圈名及圈徽:自发组成的工作小组,包括圈长、辅导员、圈员。圈长是团队的灵魂人物,熟悉整个品管圈活动的流程、精神和意义;辅导员一般由直属领导担任,给予活动支持,帮助解决部门之间的沟通、协调等问题;圈员是团队的基石,积极参与会议和活动,积极执行任务。圈名和圈徽一般会与活动主题或团队表达的宗旨相关,说明含义即可。

(2)主题选定:从护理临床、管理、教学、科研等过程中发现问题,选定问题,确定衡量的指标。主题选定的方法有头脑风暴法、多重投票法、权重评价法、排序法等。然后通过查阅和分析文献,阐述选题的背景,明确选题的理由。一个主题一般包括:动词 + 名词 + 衡量指标,如"提高 × × 科室的本科教学的

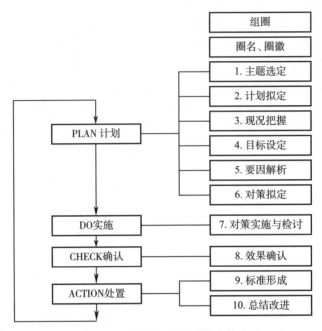

图 1-2-3　品管圈活动的具体实施步骤

满意度"。动词可以是正向和负向两种,名词是此活动需要改善的主体或事项,衡量指标必须是可测量的。

（3）拟定活动计划:此步骤需要使用甘特图,将 QCC 活动每一步内容列出时间进度表,进度安排需要细化到周。占时要求:计划阶段占 30%,实施阶段占 40%,检查确认阶段占 20%,处置阶段占 10%。同时应标注计划线和实施线,计划线由虚线表示,实施线由实线表示,两者如果出现差异时,应及时记录原因,实施线在时间上不能重合。

（4）现况把握:绘制流程图,制作查检表,遵照"五现"原则进行调查,即现场、现物、现事、现做、现查。然后应用层别法汇总收集到的资料,计算出百分率和累计百分率;绘制柏拉图,应用"80/20 原则"找出主要问题。

（5）目标设定:分为正向主题和负向主题,根据现状值及改善能力设定改善目标值。可用柱状图表示现况值和改善目标值。

1）正向主题

改善目标 = 现况值 +（1– 现况值）× 改善重点 × 圈员能力

2）负向主题

改善目标 = 现况值 – 现况值 × 改善重点 × 圈员能力

（6）要因解析:应用头脑风暴法、投票法、运用柏拉图和鱼骨图等列出所有原因,选出重要原因,并对重要原因逐一真因验证,得到最后的真正原因。

（7）对策拟定：再次应用头脑风暴法对每一个真因拟定相应对策。所有的对策应具有可操作性，进行必要的整合并排序编号，所有圈员就成本、效益、圈能力三方面进行投票，确定对策是否采纳，最后拟定对策实施计划表，确定实施人、时间和地点等。

（8）对策实施与检讨：按对策实施计划表实施改进措施，在实施过程中检查效果，效果不佳时返回检查目标设定、要因分析及拟定新的对策，并收集数据。

（9）效果确认：改善前后数据对比，包括无形成果和有形成果。无形成果可用文字叙述或雷达图呈现。有形成果是指直接的、可定量的，可通过目标达成率和进步率来展示。

1）正向主题

$$目标达成率 =（改善后 - 改善前）/（目标值 - 改善前）× 100\%$$
$$进步率 =（改善后 - 改善前）/ 改善前 × 100\%$$

2）负向主题

$$目标达成率 =（改善前 - 改善后）/（改善前 - 目标值）× 100\%$$
$$进步率 =（改善前 - 改善后）/ 改善前 × 100\%$$

（10）标准形成：根据相应的对策和措施，建立新的规章制度、标准化流程，维持改善成效，并将标准化内容对科室所有成员开展教育、培训。

（11）总结改进：总结此次活动中成功经验，并检讨不成功或者效果不佳的原因，总结教训，再进行下一期活动或提出下一期的主题。

（三）根本原因分析法（root cause analysis, RCA）

1. 概念　根本原因分析法（root cause analysis, RCA）是一种回溯性的失误分析工具，是一种基于系统的、团体的、回顾性的不良事件分析方法，找出系统及流程中的风险和缺点并加以改善，通过从同行的错误中反思、学习及分享经验，做到改善流程、事前防范，从多角度提出针对性预防措施，避免同类不良事件的发生。

2. 具体实施步骤　根本原因分析法实施过程主要分为 4 个阶段，包括事件调查、近端原因确认、根本原因确认与拟定对策、执行改善计划与核查，如图 1-2-4。

（1）第一阶段：调查事件，确认问题。

第一步：组建 RCA 小组。一般由 2~8 人为宜，不超过 10 人，包括与事件有关的人员。具有一定 RCA 知识与经验、对专业知识熟悉、具有一定解决问题能力和组织能力的人员担任项目负责人，护士长担任督导员。

第二步：事件调查与资料收集。收集资料应包括访谈相关人员，调查物证，查阅相关文书、视频资料，关注事件发生时间、地点，采用叙述或操作过程重演等形式将缺陷所涉及的操作过程和方法等逐一还原。

第三步：定义要解决的问题。根据访谈和收集到的相关资料，明确我们要解决的问题，即什么事件造成了什么样的后果。

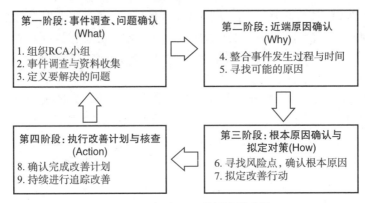

图1-2-4   根本原因分析法的步骤

（2）第二阶段：近端原因确认。

第四步：整合事件发生过程与时间。将收集的资料进行整合，确定事件发生的先后顺序，明确整个事件的发展经过。

第五步：寻找可能的原因。采用"头脑风暴法"，结合工作实际，对事件进行全面分析，用"鱼骨图"从人员、设备、材料、方法、环境等方面找出近端原因。

（3）第三阶段：根本原因确认与拟订对策。

第六步：寻找风险点，确认根本原因。罗列所有近端原因，进行逐一讨论，筛选出根本原因。每个系统因子可通过图1-2-5中3个问题来辨别，如果答案有"是"则为近端原因，答案均为"否"则为根本原因。

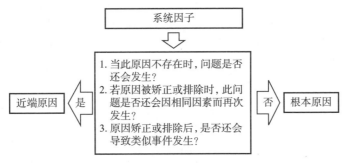

图1-2-5   根本原因的筛选方法

第七步：拟定改善计划。针对根本原因，拟定相应对策，完善相关制度及流程。

（4）第四阶段：执行改进措施，进行督查。

第八步：确认改善计划执行情况。到工作现场实地督查和指导，按照"制度-培训-执行"的流程落实改进计划。讨论和解决执行过程中的困难点，修订和改善方案。

第九步：制订监测指标,持续进行追踪改善。运用PDCA循环管理模式,对改进后的工作流程进行效果评价。对有效的措施形成日常工作流程与标准,总结没有解决到的问题,进行持续改进。

（四）失效模式与效应分析法

1. **概念** 失效模式与效应分析法（failure mode and effect analysis,FMEA）是一种系统性、前瞻性的分析方法,它是指在提供产品或服务的整个过程中,前瞻性地分析每个流程和步骤可能存在的失效模式和原因,将失效模式的可能性、严重性和可监测程度进行综合评估,通过对相应指标进行量化,确定出高风险的失效程度,制订有效的预防措施予以应对,从而抑制风险的发生。

2. **具体实施步骤**

（1）确定主题:结合研究目标,确定所需识别的风险事件。一般选择复杂性高、步骤多、差异性大或者未标准化的流程或设备的使用。比如临床中新设备的使用流程、输血流程、护理安全管理等。

（2）组建FEMA团队:通常7~9人,不超过10人。小组成员应拥有丰富的专业知识,对流程及设备熟悉,同时应当培训所有成员FMEA法,让成员熟悉FMEA法的具体流程和应用细则。团队中应做到分工明确,互补互助。收集相关资料,做好准备工作。

（3）绘制流程图:根据确定主题的风险事件,绘制现有流程的流程图,流程图的绘制必须具有精确性,且随着研究内容和流程步骤的增加,错误率也在一定程度上升。流程图由连续的编号标注,复杂的流程可以有子流程,子流程也使用连续编号标注。

（4）找出潜在原因,进行风险评估:是FEMA法中最关键的一步。团队小组成员运用"头脑风暴法"找出每个步骤和流程中可能存在的失效模式。找出每个失效模式中潜在的风险因素,并对可能失效的环节进行原因分析。确定每一个失效模式的风险优先指数（risk priority number,RPN）值,RPN是确定失效模式的核心指标。RPN$=S \times O \times D$,其中S、O、D分别代表严重度、频度、探测度,得分越高表示安全隐患越大。

（5）制订改进方案:FMEA团队成员从人、机、料、法、环5个方面进行原因分析,并制订相应的解决或改进方案,对行之有效的方案进行标准化,同时还要确定方案是否有成效的评价测量方法或指标,并充分评估其可行性。

五、常用质量管理工具

在医院护理质量管理中,质量管理工具种类繁多,常用的工具是:层别法、查检表、控制图、柏拉图、鱼骨图、直方图、散布图等,运用统计概念,采取"根据数据和事实说话"的方法,让护理质量管理更具有说服力。

（一）层别法

1. **定义** 层别法（stratification chart）是指将各种各样的资料,按管理需要分成不同的类别,然后从各类别中选取相应的数据,再进行分类解析,找出各类别之间差异的方法。分类的原则是使同一类别中的数据相近,而不同类别数据之间的差异尽可能显著。主要作用在于分类收集数据,以便寻找出问题所在,或数据收集后,运用层别法进行分类、整理与分析,从而找出数据之间差异的因素,进而"对症下药",解决问题。

2. **应用**   在使用查检表收集数据之前,先用层别法才有意义;层别法无固定的图形,经常与其他管理工具一起使用,如柏拉图、查检表、直方图、鱼骨图等。临床中应用较为广泛,比如:不良事件的统计,按跌倒、液体渗漏、压力性损伤、跌倒、烫伤、用药错误等进行分类统计。

(二)查检表

1. **定义**   查检表(check list)是指为便于收集数据,以容易了解的方式做成图形或表格,使用简单记号填写并统计整理,便于进一步分析、核对及检查的一种表格,包括记录用查检表和点检用查检表。

(1)记录用查检表:是将数据分为多个项目类别,以符号记录成的表。例如为了分析文件书写存在哪些方面的问题而设计的查检表,见表1-2-4。

表1-2-4   产科文件书写质控问题查检表

项目名称	查检日期					
	1月1日	1月2日	1月3日	1月4日	1月5日	……
体温单						
护理计划						
观察记录						
留置针记录单						
胎心胎动记录单						
血糖记录单						
入院评估单						
跌倒评估单						
压力性损伤评估单						
血栓风险评估单						
健康教育单						
查检人签名						

注:1)查检对象:本病区每日出院病历。

2)查检时间:1月1日—1月15日。

3)查检人:办公室护士/质控护士。

4)存在的问题在对应的空格内画"正"字进行记录。

（2）点检用的查检表：是将欲确认的各种事项全部罗列出来而形成的表，并据以点检确认，在相应类别后打对勾。例如出院病历清查单，见表 1-2-5。

表1-2-5　出院病历清查单

出院病历护理文书条目	有	不涉及
1. 入院证		
2. 成人体温单		
3. 成人长期医嘱单		
4. 成人临时医嘱单		
5. 成人护理观察记录单		
6. 成人护理计划单		
7. 护患沟通书		
8. LDR 沟通书		
9. 护理评估单		
10. 心理评估单		
11. 护理分级表单		
12. 不收红包协议		
13. 留置针使用登记表		
14. 健康教育记录单		
15. 成人血糖记录单		
16. 胎心监测单		
17. 胎动计数单		
18. 疼痛评估单		
19. 危重风险评估单		
20. 新生儿体温单		
21. 新生儿长期医嘱单		
22. 新生儿临时医嘱单		
23. 新生儿观察记录单		
24. 新生儿血糖登记单		
25. 新生儿记录单		
26. 患者交接单		

注：根据实际查检情况在"有"或"不涉及"空格处画"√"。

2. **应用**　查检表的制作应有层别项目，同时遵循"5W2H"原则，包括查检目的（why）、查检时间（when）、查检人员及查检对象（who）、查检内容（what）、查检地点（where）、查检方法（how）和查检数量（how much）。临床上应用比较广泛，如：手术室物品清点单、仓库物资清点单以及各类质控单等。

（三）控制图

1. **定义**　控制图（control chart）是根据数理统计原理，对生产过程中产品关键质量特性进行测定、记录、评估，分析和判断工序和产品是否处于稳定状态而所使用的、带有控制界限的一种质量管理图表。控制图有三条平行于横轴的直线为控制线，即中心线（central Line，CL）、上控制线（upper control line，UCL）和下控制线（lower control line，LCL）。

2. **应用**　三个标准差为理论依据，中心线为平均值，上、下管制界限为平均数加减三个标准差，超出这个范围，提示有异常，便于监察过程是否处于控制状态。临床主要应用于：护士考试分数的分析、质控检查问题的分析、工作缺陷的干预、满意度分析等。

（四）柏拉图

1. **定义**　柏拉图（pareto chart）又名帕累托图、主次因素分析图等，是由意大利经济学家 V.Pareto 博士发明设计的，是根据收集到的项目和数据进行分类，根据重要程度或是发生频率的大小顺序从左至右进行排列，根据帕累托效应（80/20 原则），找出关键的少数（占比 80%）和次要的多数（占比 20%）而绘制的图。

2. **应用**　柏拉图计算简单，让管理者快速抓住影响质量和安全的主要因素及其影响程度，便于及时作出相应的决策。临床上应用于各科室的质控，如：某院产科 2021 年 11 月文件书写质控问题柏拉图（图 1-2-6），从图中可以清晰明确得到，护士长管理、文件书写、护士长手册、临床护理质量等是该院产科 2021 年 11 月质控问题的关键问题，需要重点关注和改善。

（五）鱼骨图

1. **定义**　鱼骨图（fish bone chart）又称因果图、特性要因图、石川图，是由日本石川馨博士创立，表示因果关系的图形，是一种发现问题"根本原因"的分析方法。

2. **应用**　应用比较广泛的是原因型鱼骨图和对策型鱼骨图，在绘制鱼骨图时，原因型鱼骨图鱼头向右，而对策型鱼骨图鱼头向左，背骨水平位。一幅鱼骨图应至少包含 4 根大骨，同时每根大骨上至少有 3 根中骨，每根中骨至少有 2 根小骨，所以一幅完整的鱼骨图至少有 24 个小原因，可以画到孙骨。各级骨与上一级骨成 60° 角。原因分析应透彻，将根本原因用红圈圈出。一般会从人员、设备、材料、方法、环境五方面展开原因分析，圈选根本原因时，如果此原因不存在，或者此原因被矫正及排除时，此问题不会再发生，则此小原

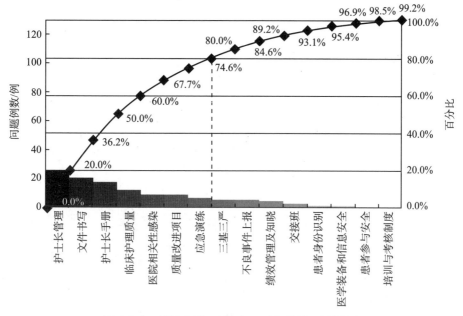

图 1-2-6　某院产科 2023 年 11 月质控问题柏拉图

因为根本原因。如：某院产科 2021 年 11 月文件书写问题频次多,分析根本原因,制作鱼骨图(图 1-2-7)。圈出根本原因为:培训效果不佳,未严格落实文件书写制度,抽查覆盖面不全。

（六）直方图

1. **定义**　直方图(histogram)又称质量分布图,将所收集的数据、特性值或结果值,根据质量数据分布情况,将横轴适当地区分成几个相等区间,并将各区间内测定值所出现的次数累加起来,用柱形画出的图形。横坐标表示随机变量的可能取值,纵坐标表示相应的概率。

2. **应用**　对一些难以用表格呈现的大量数据,直方图可以使人快速了解其分布情况,还可显示数据资料离散与集中趋势、变异及主要的聚集点,为预测未来的趋势提供基础资料。

（七）散布图

1. **定义**　散布图(scatter diagram)又叫相关图,将两个可能互相相关的变量数据,以横轴代表一个变量的值,纵轴代表另一个变量的值,然后用点在坐标图上表示出分布形态,根据分布的形态来判断对应数据之间的相互关系。

2. **应用**　散布图不一定能证明两个变量的因果关系,但可以知道两个变量是否有关联存在和关联的强度。

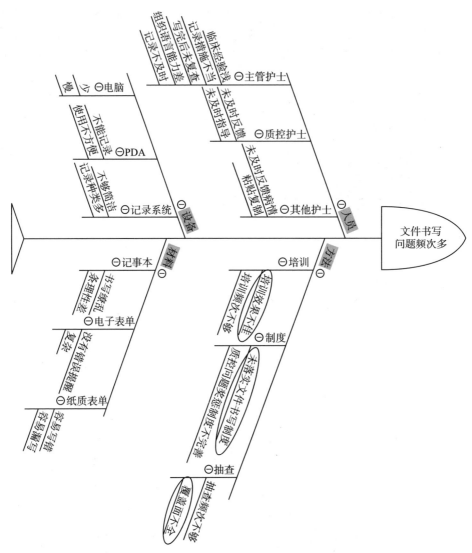

图 1-2-7 某院产科 2021 年 11 月文件书写问题频次多的根本原因分析

六、护理质量与安全敏感指标

护理质量是医院质量中非常重要的组成部分,护理质量管理又是护理管理的核心,护理质量评价是护理质量管理的重要环节,所以护理敏感指标的选择是护理质量评价的关键。护理敏感指标是体现一系列护理行为对患者影响度的一组质量模型,通过对护理敏感指标的监测、评价和干预,而达到护理最佳实践的目的。

（一）产科护理质量与敏感指标

随着医疗和护理事业的不断发展,患者对医疗和护理质量的需求不断提高,产科的护理质量越来越受到人们的关注,我国的产科护理质量敏感性指标的研究正蓬勃发展,为了提高产科护理质量,需要建立敏感、科学、实用的产科护理质量评价指标,为产科护理质量评价提供依据。

1. **护理敏感指标概念** 20世纪末,美国护士协会(American Nurses Association,ANA)提出了护理质量敏感性指标的概念,解读为:由护士提供的,反映护理结构、过程和结果的,可直接测量并具有护理特异性的指标。

2. **产科护理敏感指标的构建方法** 成立研究小组,通过检索国内外数据库、质量相关的专业网站、制度等,根据纳入、排除标准对文献进行筛选及质量评价,以约翰霍普金斯循证护理实践模型中的证据评估工具为指导,对证据级别及质量进行判定,整理、总结纳入文献中的敏感指标,以结构-过程-结果模型为理论基础,通过专家研究小组讨论,获得初步的产科护理质量敏感性指标15条。通过两轮的专家函询,确立符合中国国情的产科护理质量敏感性指标,使该指标兼具重要性、合理性和可操作性,为产科母婴同室病房护理质量评价与监测提供依据,为医院产科母婴同室病房护理质量数据库的建立提供理论依据。

3. **产科护理敏感指标解读** 部分指标与医院护理部制定指标重合,这里不再赘述,仅阐述部分产科专科指标。

（1）剖宫产母婴皮肤接触率或早吸吮率（%）

1）内容:统计剖宫产母婴皮肤早接触/早吸吮例数占剖宫产分娩正常新生儿例数的比例。

2）意义:母婴早期皮肤接触/早吸吮可提高首次母乳喂养成功概率、出院前母乳喂养率,从而促进婴儿前6个月纯母乳喂养率,也可以使新生儿维持正常的体温和较高的血糖水平,提高产妇照顾婴儿的自信。早吸吮可促进尽早开奶,初乳可帮助新生儿排出胎粪,清洁肠道,减少黄疸的发生;使新生儿得到免疫因子,避免感染,提高抗病能力。

3）计算公式

剖宫产母婴皮肤接触率或早吸吮率（%）= 剖宫产母婴早期皮肤接触或早吸吮例数/正常新生儿例数 ×100%

4）控制线:90%。

（2）自然分娩尿潴留率（%）

1）内容:统计周期内科室发生尿潴留患者数与自然分娩产妇总数之比。

2）意义:尿潴留发生率与产程、麻醉方式、心理因素密切相关,监测产妇发生的尿潴留率,能够及时发现护理疏忽环节,有效评估和尽早干预可降低其发生率,提高孕产妇的护理质量。

3)计算公式

自然分娩尿潴留率(%)= 自然分娩产妇住院期间不能自解小便须安置导尿管人数 / 正常自然分娩产妇总人数 ×100%

4)控制线:6%。

(3)出院时纯母乳喂养率(%)

1)内容:统计周期内出院前 24 小时内纯母乳喂养新生儿人数与出院新生儿人数之比。

2)意义:衡量母乳喂养的实施情况,爱婴医院评价指标。

3)计算公式

出院时纯母乳喂养率(%)= 出院前 24 小时内纯母乳喂养新生儿人数 / 出院新生儿人数 ×100%(人工喂养及有医学指针除外)

4)控制线:80%。

(4)新生儿预防接种及时率(%)

1)内容:指统计周期内分娩的新生儿出生后及时进行乙肝疫苗预防接种的例数占分娩的所有新生儿例数的比例。

2)意义:新生儿及时进行疫苗接种可使乙型肝炎(简称乙肝)病毒表面抗原携带率下降,使儿童期及远期发病率明显下降。

3)计算公式

新生儿预防接种及时率(%)= 分娩的新生儿及时进行预防接种的人数 / 分娩的新生儿总人数 ×100%

4)控制线:100%。

(二)产房分娩质量与敏感指标

四川大学华西第二医院助产研究团队以"结构 - 过程 - 结果"理论框架为基础,采用文献分析、德尔菲专家咨询等方法,结合国内外专家的研究成果,建立了产房分娩质量与敏感指标,以期为产房护理质量管理研究提供科学依据,具体指标、计算公式及资料收集方法详见表 1-2-6。

(三)产科重症监护病区的护理质量与敏感指标

目前,国内护理质量管理敏感指标大多是通用型敏感指标。通用型指标不能突出 OICU 护理特色,具有一定的局限性。因此,笔者构建了 OICU 护理质量敏感指标,以期为 OICU 护理质量管理研究提供科学依据。

1. 构建方法　以"结构 - 过程 - 结果"理论框架为基础,采用文献分析、德尔菲专家咨询等方法,结合国内外专家的研究成果,构建产科重症监护病区护理质量与敏感指标。

2. 结果　具体指标、计算公式及资料收集方法详见表 1-2-7。

表1-2-6　产房分娩质量与敏感指标名称、计算公式及资料收集方法

一级指标	二级指标	三级指标	指标计算公式	指标释义	资料收集方法
结构指标	1. 助产士人员结构	助产士人力达标率/%	助产士实际人数/（月分娩量/15）×100%	1. 月分娩量根据孕产妇妊娠风险加权计算（妊娠风险评估分级为"五色管理"，绿色为1个孕妇，紫色为1.1个孕妇，黄色为1.2个孕妇，橙色为1.3个孕妇，红色为1.4个孕妇） 2. 分子分母排除实习人员、进修人员、见习人员	人力资源资料、医疗统计指标
	2. 助产士教育培训	助产士专项操作合格率/%	助产士专项操作考核合格总人次数/助产士专项操作考核总人次数×100%	助产士专项操作包括：正常接产、会阴伤口缝合、新生儿复苏、胎儿电子监护判读	专项操作考核资料
	3. 产房特殊仪器设备检测	1. 新生儿转运车检测合格率/%	新生儿转运车检测合格次数/新生儿转运车检测总次数×100%		临床数据收集（每季度）
		2. 新生儿辐射台检测合格率/%	新生儿辐射台检测合格次数/新生儿辐射台检测总次数×100%		临床数据收集（每季度）
过程指标	1. 产程护理指标	1. 导乐陪伴分娩率/%	月导乐分娩例数/月阴道试产总例数×100%	1. 导乐分娩包括产科医生、助产士、产科护士、导乐师、家人、朋友等陪伴分娩 2. 分母包括待产转剖宫产	临床数据收集

续表

一级指标	二级指标	三级指标	指标计算公式	指标释义	资料收集方法
		2. 阴道检查操作次数合格率 /%	月抽查待产孕妇中阴道检查操作次数大于 10 次的孕妇例数 / 月抽查待产孕妇人数 × 100%	抽查待产孕妇阴道检查次数不超过 10 次	临床数据收集、His 系统、病历记录
	2. 产妇及新生儿健康指标	1. 母婴皮肤早期接触或早吸吮率 /%	月正常分娩母婴早期皮肤接触或早吸吮例数 / 月正常分娩新生儿例数 × 100%	1. 分子　早接触、早吸吮是指在分娩后 1h 内，母婴接触时间 ≥30min 2. 分母　Apgar 评分 ≥8 分；排除有医学指征母婴分离的新生儿例数	临床数据收集
		2. 新生儿晚断脐达标率 /%	月新生儿晚断脐例数 / 月正常新生儿例数 × 100%	1. 分子　晚断脐是指产后等待新生儿出生后至少 60s 后，或等待脐带血管搏动停止后（出生后 1~3min）再结扎脐带 2. 分母　Apgar 评分 ≥8 分；排除有医学指征分娩母婴分离的新生儿例数	临床数据收集
		3. 正常分娩会阴侧切率 /%	月正常分娩会阴侧切例数 / 月正常分娩总例数 × 100%	不包括器械辅助阴道分娩	His 系统、病历记录

续表

一级指标	二级指标	三级指标	指标计算公式	指标释义	资料收集方法
		4. "三病"新生儿阻断合格率/%	月阴道分娩"三病"新生儿阻断合格例数/月阴道分娩"三病"新生儿总数×100%	"三病"指梅毒、乙型肝炎、获得性免疫缺陷综合征	His 系统、病历记录
	3. 急救相关指标	紧急剖宫产抢救准备及时率/%	月紧急剖宫产准备时间达标例数/月紧急剖宫产总例数×100%	1. 紧急剖宫产启动标准包括脐带脱垂、前置血管破裂、严重胎盘早剥、胎儿垂危、窘迫、严重胎盘早剥、胎儿垂危、子宫破裂、羊水栓塞以及其他危及时间内危及母婴安全的急重症 2. 紧急剖宫产抢救准备时间为 3~5min	His 系统、病历记录
结局指标	1. 产妇相关功能状态	1. 阴道分娩产后出血发生率/%	月阴道分娩产后出血例数/月阴道分娩总例数×100%	1. 阴道分娩产后出血指阴道分娩产妇,胎儿娩出后 24h 内出血量≥500ml 2. 含器械助产阴道分娩	His 系统、病历记录
		2. 阴道分娩严重产后出血发生率/%	月阴道分娩严重产后出血例数/月阴道分娩总例数×100%	1. 阴道分娩严重产后出血指阴道分娩产妇,胎儿娩出后 24h 内出血量≥1 000ml 2. 包含器械助产阴道分娩	His 系统、病历记录

续表

一级指标	二级指标	三级指标	指标计算公式	指标释义	资料收集方法
		3. 阴道分娩Ⅲ度Ⅳ度会阴撕裂裂伤发生率 /%	月阴道分娩Ⅲ/Ⅳ度会阴撕裂伤发生例数 / 月阴道分娩总例数 × 100%	不包含器械助产阴道分娩	His 系统、病历记录
		4. 会阴伤口或切口愈合不良率 /%	月阴道分娩产妇会阴伤口或切口愈合不良例数 / 月阴道分娩总例数 × 100%		临床数据收集
		5. 会阴伤口或切口感染率 /%	月阴道分娩产妇会阴伤口或切口感染例数 / 月阴道分娩总例数 × 100%	会阴伤 / 切口感染是指伤 / 切口局部有硬结、化脓甚至伤口裂开	临床数据收集
		6. 产时及产后 2h 子痫发生率 /%	月产妇产时及产后 2h 子痫发作例数 / 月阴道分娩总例数 × 100%	子痫指在子痫前期基础上发生的不能用其他原因解释的抽搐,也可发生于无血压升高或高不显著、尿蛋白阴性的病例	His 系统、病历记录
	2. 新生儿相关功能状态	1. 正常分娩新生儿产伤发生率 /%	月正常分娩活产新生儿产伤例数 / 月正常分娩活产新生儿总例数 × 100%	1. 产伤包括主要的骨头、器官、神经损伤以及颅内出血等 2. 不包含器械助产阴道分娩及早产儿、先天骨骼发育不良等先天性因素	His 系统、病历记录

续表

一级指标	二级指标	三级指标	指标计算公式	指标释义	资料收集方法
		2. 正常分娩足月新生儿窒息发生率/%	月正常分娩足月新生儿窒息例数/月正常分娩足月新生儿总例数×100%	足月新生儿窒息指胎龄≥37周，Apgar评分≤7分的新生儿	His系统、病历记录
		3. 正常分娩足月新生儿重度窒息发生率/%	月正常分娩足月新生儿重度窒息例数/月正常分娩足月新生儿总例数×100%	足月新生儿重度窒息指胎龄≥37周，Apgar评分≤3分的新生儿	His系统、病历记录
		4. 足月新生儿窒息抢救成功率/%	月正常分娩足月新生儿窒息抢救成功例数/月正常分娩足月新生儿窒息总例数×100%	1. 足月新生儿窒息抢救成功是指窒息抢救后Apgar评分≥8分 2. 含器械助产阴道分娩	His系统、病历记录
	3. 护理不良事件	1. 阴道分娩产妇阴道血肿发生率/%	月阴道分娩产妇阴道血肿发生例数/月阴道分娩总例数×100%	不包含器械助产阴道分娩	His系统、病历记录
		2. 正常分娩产妇重返手术室或分娩间发生率/%	月正常分娩产妇重返手术室或分娩间发生例数/月正常分娩总例数×100%	含器械助产阴道分娩	His系统、病历记录

续表

一级指标	二级指标	三级指标	指标计算公式	指标释义	资料收集方法
	4. 服务性指标	1. 导乐陪伴满意度 /%	月产妇导乐陪伴满意例数 / 月导乐陪伴满意度调查产妇总例数 × 100%	满意度须给出界定:很满意、满意、不满意、很不满意	问卷调查数据收集
		2. 分娩体验满意度 /%	月产妇分娩体验满意例数 / 月分娩满意度调查产妇总例数 × 100%	满意度须给出界定:很满意、满意、不满意、很不满意	问卷调查数据收集
	5. 助产士相关指标	1. 助产士工作满意度 /%	助产士工作满意例数 / 满意度调查助产士总例数 × 100%	满意度须给出界定:很满意、满意、不满意、很不满意	问卷调查数据收集（每年）
		2. 助产士离职率 /%	助产士离职人数 / 助产士总人数 × 100%		人力资源资料（每年）
		3. 职业暴露率 /%	助产士职业暴露人数 / 助产士总人数 × 100%		职业暴露数据统计（每年）

表1-2-7 产科重症监护病区护理质量与敏感指标名称、计算公式及资料收集方法

指标类型	指标名称	内涵	计算公式	资料收集方法
结构指标	1. 每住院患者平均24h护理时数	定义：统计周期内，病区执业护士实际上班小时数与住院患者实际占用床日数的比。 意义：反映每住院患者平均每天实际得到的护理时间，包括直接护理时数、间接护理时数，相关护理时数。监测每住院患者平均24h护理时数可以帮助管理者了解患者得到的护理服务时长，进而推算出护理工作负荷及患者所需的护理服务时数，指导管理者合理地调配护理人员，帮助促进护理工作效率提升，将更多护士工作时间用于照护患者。 说明： 1. 病区执业护士实际上班小时数，为单位时间内病区所有执业护士实际上班小时数之和。 2. 住院患者实际占用床日数，为单位时间内医疗机构各科室每天0点住院患者实际占用的床日数总和。	分子：统计周期内，病区执业护士实际上班小时数 分母：同期住院患者实际占用床日数	分子：科室统计上报 分母：信息科医院统计报表（每月）
	2. OICU急救考核掌握合格率/%	定义：统计周期内护士急救相关理论考核与技能考核合格率。 意义：ICU标准急救模式掌握程度。急救理论知识与操作是ICU护士论知识与操作的掌握程度。急救理论知识与操作是ICU护士必须掌握的技能，只有全面掌握相关技能，在实际工作中才能提高抢救效率以及抢救成功率。 说明：	分子：同期参加考核护士合格人数 分母：同期参加考核护士总人数（不包括实习、轮转、进修护士）	根据科室数据统计（每季度）

续表

指标类型	指标名称	内涵	计算公式	资料收集方法
	3. 急救物资完好率 /%	1. 产科 ICU 标准急救模式理论考核内容包括妊娠合并血压、妊娠合并脂肪肝、静脉血栓栓塞、产后出血、感染性休克、心律失常、血小板减少、失血性休克、电解质紊乱相关理论。产科 ICU 标准急救模式操作考核内容包括心肺复苏、除颤仪使用、气管插管配合、呼吸机管路连接、吸痰、患者转运。 2. 急救相关理论与操作考核是否合格参照科室制订的产科 ICU 标准急救模式考核表,达到 90 分及以上即为合格。 定义:统计周期内,病区急救物资完好件数与同期病区急救物资总件数之比。 意义:病区物资管理是护士工作的重要内容之一。急救物资是临床医疗服务体系中必不可少的硬件设施,是病区为医护人员快速有效应对紧急情况而设置的物资,对抢救危重患者有重要意义。 说明: 1. 急救物资包含急救设备与急救药品,包括抢救车、除颤仪、吸痰器、吸痰盘、氧气筒、应急灯、科室封条等科室急救箱。科室抢救物资基本恒定,统计数据上报护理部作为全院抢救物资总例数。 2. 完好备用是指急救设备能正常运行,急救物品数量正确,功能完好,在有效期内,可应急使用。抢救物资相关数据交接及记录不规范,不属于该范围。 3. 以抢救车为例,抢救车内相关急救物资 1 处或多处未处于完备状态,均计算为 1,以此类推。	分子:统计周期内,抢救物资完好件数 分母:抢救物资总件数	分子:护理部质控检查,夜查房及科室质控 分母:科室护理单元抢救物资基数

续表

指标类型	指标名称	内涵	计算公式	资料收集方法
过程指标	4. 保护性约束合格率/%	定义：统计周期内护士实施保护性约束合格率。 意义：保护性约束合格率反映护士能否正确、有效地实施保护性约束。规范、有效地实施保护性约束对于镇静及意识状态发生改变的患者十分重要，可有效减少患者自伤及非计划拔管的风险。 说明： 1. 实施保护性约束合格是指符合实施保护性约束的时机，保护性约束部位正确，固定方法正确，松紧适宜，定时巡视，约束有效。 2. 1次保护性约束1个或多个环节不正确，均算作1例。	分子：同期抽查实施保护性约束的合格次数 分母：同期内抽查实施保护性约束的总次数	保护性约束操作考核（每季度抽查）
	5. 护理相关医嘱执行错误例数/每百张床位	定义：统计周期内，抽样患者护理相关医嘱执行错误例数。 意义：护士是执行医嘱的主要责任人，执行医嘱应遵循及时、准确、完整的特点，保证患者得到及时且正确的处置，医嘱执行错误，可能会导致患者未及时得到治疗甚至威胁生命。 说明： 1. 医嘱执行错误，是指医嘱漏执行、错误医嘱执行，执行医嘱不规范。 2. 1位患者1处或者多处医嘱执行错误，算作1例。	分子：统计周期内，抽样与护理相关医嘱错误执行例数 分母：开放床位数/100	分子：科室月质控 分母：科室统计报表（每月）

续表

指标类型	指标名称	内涵	计算公式	资料收集方法
	6. 手卫生培养合格率%	定义：同期手卫生培养合格次数与统计周期内培养总次数之比。 意义：手卫生是医院感染控制中最为重要的环节之一，正确的洗手和手卫生手消毒可以显著减少手部暂居菌，有效切断医护人员直接接触传播，达到预防与控制医院感染的目的。医护人员提高手卫生消毒的执行率可有效降低医院感染的暴发流行。 说明： 按照《医院消毒卫生标准》判定卫生手是否合格，以细菌菌落总数≤10CFU/cm² 为合格。	分子：同期手卫生培养合格次数 分母：统计周期内手卫生培养合格次数	抽取半年或者一年的培养总次数对其进行检查，与医院相关部门合作。
结果指标	7. 置管患者非计划性拔管发生率‰	定义：非计划拔管又称意外拔管，是指任何意外所致的拔管，即医护人员非诊疗计划范畴内的拔管。某类导管非计划拔管率指同一时间内住院患者发生某类导管非计划拔管的例次数与该类导管置留总日数的千分比。 意义：有助于及时发现导管非计划拔管的现状、特征及趋势，为其预防、控制提供科学依据，为护理团队制订和制订质量改进目标提供科学依据，提升护理团队服务的规范性、专业性。 说明： 1. 置管包括：气管导管（气管插管、气管切开）、经口及经鼻胃肠导管、导尿管、中心静脉导管（CVC）、经外周置入中心静脉导管（PICC）。	分子：统计周期内，某导管非计划性拔管例次数 分母：同期某导管留置总日数	科室月统计（每月）

续表

指标类型	指标名称	内涵	计算公式	资料收集方法
	8. 导尿管相关尿路感染发生率‰	2. 某导管非计划拔管例次数,指单位时间内留置某类导管的住院患者发生该类导管非计划拔管的例次数。同一住院患者在单位时间内发生的导管非计划拔管例次数按实际发生频次计算。 3. 某导管留置总日数,指单位时间内住院患者留置某类导管的日数之和。留置导管每置1次计作1d,当天置入并拔除的也计作1d。带管人科患者从入院当日开始,每跨越0点1次计作1d;带管转出患者以转出日期为止。 定义:指在一定周期内,留置导尿管的住院患者中新发生导尿管相关尿路感染的例次数。 意义:反映导尿管相关尿路感染情况和医院感染防控情况。发生率的高低与护理人员消毒隔离、无菌技术、导管集束化措施和手卫生执行等情况密切相关,可指引临床管理者把控过程质量。监测该指标可以及时发现院内感染异动与护理环节薄弱点,保证有效的感染管理和预防,降低感染发生率。 说明: 1. 留置导尿管中尿路感染例次数是指在统计周期内所监测患者发生尿路感染的例次数总和,若该患者在监测期间发生了2次及2次以上的尿路感染,应计算相应次数。 2. 住院患者导尿管留置总日数是住院患者导尿管使用长期医嘱执行跨越零点的次数。	分子:同期留置导尿管患者中尿路感染例次数 分母:统计周期内患者留置导尿管总日数	科室留置导尿管患者记录表(每月)

续表

指标类型	指标名称	内涵	计算公式	资料收集方法
	9. 中心血管导管相关血流感染发生率 /‰	定义:指在一定统计周期内,使用中心血管导管的住院患者单位插管时间内新发生中心血管导管相关血流感染的频率。 意义:反映中心血管导管相关血流感染情况与医院感染防控情况。发生率的高低与医护人员的消毒隔离、无菌技术、中心血管导管集束化措施和手卫生执行等情况密切相关,可指引临床管理者把控过程质量。监测该指标可以及时发现院内感染异动与护理环节薄弱点,保证有效的感染管理和预防,降低感染发生率。 说明: 1. 中心血管导管相关血流感染指患者留置中心导管期间或者拔除中心导管48h内发生的原发性且与其他部位存在的感染无关的血流感染。 2. 中心导管是指尖端位于或接近心脏大血管的导管,常见的中心血管导管(CVC)、经外周静脉入中心静脉导管(PICC)和完全植入式输液港(PORT),因PORT临床感染率较低,在此不做监测,主要监测的中心导管有CVC与PICC,其中CVC包括中心血管导管(颈内、锁骨下及股静脉);排除动脉造瘘等导管,留置针等外周静脉导管。	分子:同期中心导管相关血流感染例次数 分母:统计周期内中心导管插管总日数	科室中心导管患者记录表(每季度)

续表

指标类型	指标名称	内涵	计算公式	资料收集方法
		3. 同期中心导管相关血流感染例次数是指在统计周期内所监测患者发生中心血管导管相关血流感染的例次数总和,即该患者发生在监测期间发生的 CVC 和 PICC 相关血流感染的例次数之和。 4. 周期内中心导管插管总日数是指住院患者中心血管导管使用次数点的次数。		
	10. 呼吸机相关性肺炎发生率/‰	长期医嘱执行跨越零点的次数。 定义:指在一定统计周期内,使用呼吸机的住院患者单位插管时间中新发生呼吸机相关肺炎的频率。 意义:呼吸机相关性肺炎发生率的高低与医护人员的消毒隔离、无菌技术、气管导管集束化措施和手卫生执行等情况密切相关,可指引临床管理者把控过程质量。监测该指标可以及时发现院内感染异常与护理环节薄弱点,保证有效的感染管理和预防,降低感染发生率。 说明: 1. 呼吸机相关肺炎例次数是指在统计周期内所有经人工气道机械通气患者发生呼吸机相关肺炎的例次数总和,若该患者在监测期间发生了 2 次及 2 次以上的呼吸机相关肺炎,应计算相应的次数。 2. 住院患者呼吸机使用天数是住院患者呼吸机使用长期医嘱执行跨越零点的次数。	分子:同期呼吸机相关性肺炎感染发生例次数 分母:统计周期内有创机械通气总日数	科室有创机械通气患者记录表(每季度)

续表

指标类型	指标名称	内涵	计算公式	资料收集方法
	11. 非预期院内Ⅱ期及以上压力性损伤发生率/%	定义:统计周期内,住院患者Ⅱ期及以上院内压力性损伤新发病例数与住院患者总数的比例。 意义:反映医疗机构院内压力性损伤发生的现状,与同级医疗机构进行横向比较,评价医疗机构压力性损伤管理的质量。 说明: 1. 统计周期内,患者入院24h后新发的Ⅱ期及以上压力性损伤例数;院外带入压力性损伤患者,若入院24h后新发生的Ⅱ期及以上压力性损伤计作1例;同一患者单位时间内发生1处或多处Ⅱ期及以上压力性损伤(包括在不同科室发生的压力性损伤),均计作1例,期别按最高期别统计。 2. Ⅱ期及以上压力性损伤是指深部组织损伤,不可分期,医疗器械相关性压力性损伤、黏膜压力性损伤。	分子:统计周期内,住院患者Ⅱ期及以上院内压力性损伤新发病例数 分母:同期住院患者总数	分子:护理部不良事件 分母:病案科(每月)

七、质量持续改进

(一)日常质控

日常质控包括病区质控、护士长日查房、护理部质控三个层面,落实质控三级管理。

1. **病区质控** 为深入推进优质护理,保障患者安全,提高护理质量,临床护理末级单元特设置护理质量与安全管理小组。科室护理质量与安全管理小组包含护士长、护士长助理、临床护理骨干及临床一线护士,下设临床护理、文件书写、急救技能、医院感染防控、教学、物资设备、技术操作等共7个质控小组,小组长分别由高年资护士担任,各小组制订年度护理质量与安全管理小组工作计划,完成年度工作护理质量与安全管理小组工作总结。要求:质量控制小组每月召开工作会议,对护理单元存在的质量与安全问题进行讨论、分析,制订改进措施,形成的决议以"会议纪要"下发给每位护理人员学习并执行;其次,质量与安全管理小组对护理单元存在的质量与安全问题进行督查,持续改进护理质量;第三,每个质控小组每月及年终归纳、总结本组质控项目,每月统计项目时间以 25 号为截止时间,各质控小组组长负责指导本小组成员归纳总结,年终总结则在月小结数据基础上做质控分析,体现 PDCA 循环(就问题提出计划 - 执行措施 - 检查执行 - 再处理执行中问题);最后,各质控小组内部分工分别进行数据统计,运用质量工具分析数据等。

2. **护士长日查房**

(1)目的:通过规范护士长日查房内容和方法,进一步提高护理科学化、规范化管理水平,保障临床护理安全。

(2)病区护士长日查房

1)根据科室性质和护理工作重点确定各病区护士长日查房内容,查房内容由科护士长在大科内进行相对统一。护士长日查房由正护士长 / 主持工作副护士长完成,正护士长 / 主持工作副护士长不在班时由副护士长完成,正护士长和副护士长均不上班时由护士长助理完成。查房内容为病区患者安全与护理质量相关内容,包括患者(重点为危急重症患者)基础护理及分级护理质量、高风险环节护理质量、护理工作落实情况、用药安全、交接班质量、不良事件追踪、人员培训与考核情况、学生及教学实施、物资管理等内容。

2)查房方法:按"妇产科护士长日查房表"(表 1-2-8)要求,逐项进行检查并记录。

表1-2-8　妇产科护士长日查房表

妇产科护士长日查房表（一）20　　年　　月　　日

分管床位	主管护士	基础护理（B）							健康教育（E）								专科护理（S）						治疗用药（T）					
		床单元		个人卫生			预防感染		常规				风险预防			输液通路	引流通路	吸氧	乳房	造口	其他	药品管理	医嘱执行	护理操作	用药评估	其他		
		床头	床上 床旁	口腔	衣服	会阴	手卫生	通风	活动	饮食	用药	喂养	营养	血栓	跌倒	压力性损伤												

续表

分管床位	主管护士	基础护理（B）							健康教育（E）								专科护理（S）						治疗用药（T）				
		床单元		个人卫生			预防感染		常规				风险预防				输液通路	引流通路	吸氧	乳房	造口	其他	药品管理	医嘱执行	护理操作	用药评估	其他
		床头	床旁（床上）	口腔	衣服	会阴	手卫生	通风	活动	饮食	用药	喂养	营养	血栓	跌倒	压力性损伤											

病室动态：患者总数____　新生儿总数____，应急调配：无/有，具体说明：____

新入	手术		分娩
病危	病重		心理
隔离	过敏		血栓
防疫	输血	营养风险/纯母乳喂养	
PICC/			
特殊通道	跌倒		存在问题/特殊问题
出院	出入量		

本月质控重点

重点患者：

重点护士：

重点环节：

续表

妇产科护士长日查房表（二）

心理护理（W）				症状评估	病情观察（I）				文件书写				身份识别	患者转运	风险护理			安全护理（S）医院感染				急救与应急					人文关怀（H）		存在问题
标准沟通	知晓护士	心理评估	其他	疼痛	病情知晓 背景	阳性诊断体征	治疗	饮食护理	体温单	观察记录	交接单	评估单			标识	措施	其他	物品效期	垃圾分类	疫情防控	其他	抢救设备	消防器材	抢救技能	消防通道	应急预案	隐私保护	关爱患者	

类别	教学	
	日查房小结	

3）结果分析：每月用质量管理工具对查房结果进行分析，找出存在的主要问题及下月重点整改的问题。

4）护士长日查房监管：科护士长对护士长日查房情况进行监管，与护士长月绩效挂钩。

3. 护理部质控　护理部质控工作以追踪方法学和质量控制理论为指导开展，在传统质控的基础上，致力于运用追踪法建立"以患者为中心"的质控体系，以患者的视角看医疗护理服务的过程，关注患者就医体验，以不断提升患者满意度、提高临床护理安全。

（1）质控频率：病区质控根据所在医院制度控制质控频率。

（2）质控频次：根据各护理单元质控月平均分、科室核心条款、用药错误例数、其他（护士长资历、是否新开病房）等4方面情况分别对科室质控频次进行划分，见表1-2-9。

表1-2-9　质控频次分区原则

项目	项目说明	A 区	B 区	C 区
质控月平均分	护理部日常质控月平均分	质控月平均分前10%科室	A 与 C 之间	质控月平均分后10%科室
科室核心条款	科室绩效考核核心条款违反例数	违反核心条款月均频次在后10%的科室	A 与 C 之间	违反核心条款月均频次前10%的科室
用药错误例数	数据来自不良事件报告	未发生过用药错误的科室	发生过1次用药错误的科室	用药错误累计例数≥2例的科室
其他	—	—	—	试用期护士长主持工作；新成立/新搬迁的病区（未满1年）

注：数据来源于上年护理部质控报告及不良事件报告。

1）A、B、C三区适用不同的质控频次，护理部每季度对A区的护理单元质控1次、每2个月对B区的护理单元质控1次、每月对C区的护理单元质控1次。

2）质控频次就高不就低原则，即各护理单元在质控月平均分、科室核心条款、用药错误例数、其他四项中某一项达到的最高质控频次进行质控。

3）质控频次分区实行动态调整：以上一年的数据为基础，每年全面更新1次质控频次分区，经护理质量与安全管理委员会审核后，每年1月执行新的质控频次；每发生1次用药错误，从下一个月起下降一个级别，增加检查频次，并维持到下一次分区更新。

（3）质控内容：见表 1-2-10 所示。

表1-2-10　质控内容

月份	质控内容					
	日常质控	KPI	优质护理检查	出院病历抽查	护士长手册检查	PDCA 表汇总
1 月	√					
2 月	√			√		
3 月	√	√			√	√
4 月	√					
5 月	√			√		
6 月	√	√			√	√
7 月	√					
8 月	√			√		
9 月	√	√			√	√
10 月	√					
11 月	√			√		
12 月	√	√	√		√	√

（4）质控方式：日常检查、专项检查、年终检查。

（二）护理质量改进项目

随着社会经济的不断发展和进步，人们对医疗效果和护理质量的要求也在不断提高，这就需要对护理工作进行不断优化和完善，质量改进成为管理工作不可缺少的一部分。下面以产房质量改进项目"提升产房外周静脉导管维护规范性"为例进行介绍。

1. **主题选定**　通过分析上一年度科室或上级部门质控数据、不良事件报告、敏感指标、专科护理质量或患者安全问题等提出需改进的问题。

以某年为例，日常质控发现静脉管道维护现状不规范率达 93%，存在问题涉及外周静脉留置针管腔内存在陈旧性回血、封管夹闭位置不正确、敷贴及胶布固定不正确、延长管及接头固定不正确、登记不完整等方面。静脉通道维护对于临床急救至关重要，不规范的外周静脉导管维护，将增加孕产妇非计划拔管率及导管并发症，经产房质量安全委员会投票决定，该问题亟待规范及质量改进。

2. **项目进度** 选定主题后,成立质量改进小组,分析小组成员年龄、学历等后,进行小组成员分工,并制作甘特图,拟定项目改进进度表,严格按照进度实施。

3. **具体方案**

(1)改进目标

1)可根据既往 3 年平均水平上下浮动 20% 拟定目标,按柏拉图改进的项目占比等设定目标。

2)参考临床静脉导管维护操作专家共识,结合产科静脉留置针应用经验,遵循留置针固定基本原则评价依据,如:①避免导管脱落;②预防留置针相关并发症;③不影响对穿刺部位的评估和监测;④不造成压迫(血液循环障碍、压力性损伤及神经压迫)等。评价内容包括留置针型号、留置针穿刺部位情况、穿刺皮肤情况、回血情况、封管夹夹闭位置正确率、敷贴及胶布正确固定率等。

(2)现状调查:使用查检表/问卷/量表进行现状调查(表 1-2-11),查找存在问题的原因。

(3)改进措施及方法:建议基于理论指导、循证框架拟订方案及对策。

1)理论框架:安全观察与沟通项目(safety training & observation program, STOP)是 20 世纪 80 年代国外某公司在公司内部推行的安全观察项目,18 个月内将工伤事故率降低了 75%,该行为矫正方案包括决定、停止、观察、行动和报告等 5 个环节。目前,该理论已经在石油化工等诸多行业的管理中得到应用,在医疗尤其是护理管理领域的系统应用研究成果尚不丰富。基于以往的经验,静脉通道维护这一产房高风险工作行为可以使用 STOP 进行行为安全管理,为逐步实现护理管理工作科学化、制度化、标准化提供理论依据,进而提高护理工作质量。

2)具体实施:掌握安全训练观察法的护理人员 1 名,使用安全行为观察记录卡(经过 5 名专家修改后确定)对每一位员工进行两轮行为观察。每位员工观察结束后,进行标准化访谈。安全行为观察记录卡见表 1-2-12。

3)标准化访谈框架

你认为此外周静脉导管存在什么问题?

你认为此问题会对患者造成什么影响?

你认为此问题产生的原因是什么?

你认为可以如何避免此问题使行为更安全?

(4)效果评价:以统计表/图呈现结果(图 1-2-8)。

表 1-2-11　留置针固定及护理问题查检表

调查日期：　　　　　调查者姓名：　　　　　调查者职务：□护士长　□护士长助理　□负责人

基本信息			评估				固定			登记完整	备注
登记号	评估者	穿刺时间	穿刺者	型号	穿刺部位	穿刺处皮肤	回血	封管夹	敷贴	胶布	延长管及接头		
				□22号 □18号 □16号 □其他：	□手背 □手腕 □前臂 □肘部 □其他	□正常 □皮疹 □红肿 □肿胀 □其他	□有 □无	□正确 □错误	□正确 □未塑形 □有张力 □未覆盖白色隔离塞 □其他	□正确 □遮挡穿刺点 □遮挡时间 □环形固定 □未高举平抬 □其他	□正确 □未U形固定 □肝素帽低于尖端 □其他	□是 □否	

查检表说明：

（1）填写背景：应护理部要求，同时为提升助产士留置针维护及评估能力，特开展留置针固定及维护情况调查。

（2）填写人：当班护士长、护士长助理或负责人。

表 1-2-12　安全行为观察记录卡

观察日期		观察时间		观察者	
观察区域		观察班次		观察内容	
被观察者	□新入职　□CN1　□CN2　□CN3　□其他：				

1. 员工的反应	2. 个人防护装备	3. 程序和标准
□全部安全 观察到人员的异常反应： □调整个人防护装备 □改变原来的位置 □停止操作 □收拾、整理用物 □查看病历或资料 □与他人交流 　□患者 　□家属 　□同事 □回避、离开 □重新开始操作 　□重新夹闭封管夹 　□更换敷贴 　□重新固定胶布 　□冲管 　□重新固定延长管 　　及接头 □其他：	□全部安全 未使用或未正确使用： □一次性口罩 □护目镜（传染病用） □手套 □手卫生 　□快速手消毒液 　□洗手装置 □其他：	□全部安全 观察到的问题为： □双人查对 　□未进行 　□无效 　□操作前 　□操作中 　□操作后 □扎压脉带 　□过近 　□过远 □消毒 　□范围不足 　□手法错误 　□未待干 □敷贴 　□未塑形 　□有张力 　□未覆盖白色隔离塞 　□卷边、松动、潮湿、污染、完整性 　　受损 □胶布 　□遮挡穿刺点 　□遮挡时间 　□环形固定 　□未高举平抬 □延长管及接头 　□未固定 　□未 U 形固定 　□肝素帽低于尖端 　□有陈旧性回血

		□封管夹夹闭位置未靠近近端 □未进行安全教育 　□违反无菌原则 　□跨越无菌区 　□未消毒输液袋口 □未发现带入/上一班次留下留置 　针问题 □发现但未纠正带入/上一班次留 　下留置针问题 □其他：
4. 员工及患者的位置	5. 工具与设备	6. 人体工学
□全部安全 可能发生的问题： □职业暴露 　□接触暴露 　□针刺或锐器伤 □被撞伤 □跌倒、坠床 □其他：	□全部安全 观察到的问题为： □物资准备不足 　□治疗车 　□消毒用物 　□穿刺用物 □未正确使用 □未检查有效期 □未处于备用状态 □其他：	□全部安全 科室内所涉及环境： □重复动作 □躯体位置、姿势不恰当 　□员工 　□患者 □工作区域布局不合理 □设备工具使用不方便 □照明不足 □其他：
7. 环境整洁		
□全部安全 观察到的问题为： □观察区域不整洁、 　杂乱 □环境拥挤、堵塞 □操作用物摆放不 　恰当 □其他：		

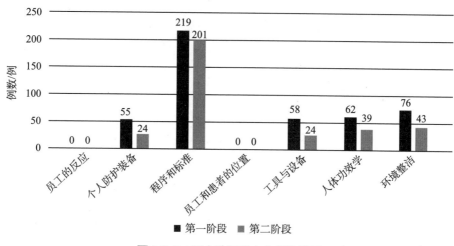

图1-2-8　两个阶段不安全行为数目

4. 结论　由图 1-2-8 可以看出,本次质量改进项目,大大降低了员工静脉导管维护中的不安全行为,加强了员工对管道的重视;通过科学的管理方法,提高了员工的批判性思维能力和解决问题的能力,也为下一阶段的改进提供了数据支持;由于样本量太少,在护士自我概念、一般效能感、职业认同感等方面差异无统计学意义。

（任建华　彭红梅　何秋阳）

第三节　感染管理

一、感染管理相关制度

为贯彻执行国家和医院感染管理相关法律、行政法规及各项规范,加强科室感染管理,有效预防和控制医院感染,提高医疗质量,保障医疗安全,产科在医院感染管理科的指导下,成立科室的医院感染管理小组,制订产科相关制度流程,用于管理科室感染相关工作。

（一）产科病房医院感染管理制度

1. 母婴同室的工作人员患化脓性皮肤病或上呼吸道感染者,应暂离工作岗位。

2. 每个病区配备手卫生设备,医护人员在操作前后均应按要求行手卫生处理。

3. **治疗室**　在有工作人员的情况下,启动空气动态消毒机;操作台用后及时清洁整理；每日用 500mg/L 含氯消毒液擦拭操作台、治疗车等；每日湿式拖地 2 次；医疗废物分类放置，由医院集中处理；定期取空气和物体表面样本行微生物监测。

4. 病房

（1）空气：全天开窗通风，保持室内清洁、空气新鲜。每日用动态消毒机进行空气消毒，定期取空气培养监测。

（2）物体表面、地面：每日湿式拖地 3 次，桌子、门、门把手、床头柜、椅子、床、病历夹、水龙头、开关等用清洁毛巾擦拭 3 遍，做到一床一椅一毛巾；如地面或物体表面被排泄物、分泌物污染，用含有效氯 1 000mg/L 的消毒液处理后进行清洁。

（3）终末消毒：母婴出院或转出后，对床单元进行终末消毒。枕芯、棉絮、床垫（含婴儿床垫）用床单元消毒机消毒，病床、床旁椅、床旁柜及婴儿床用含有效氯 1 000mg/L 的消毒液擦拭。

5. 新生儿

（1）一人一床，床单被大小便污染及时更换。

（2）行人工喂养者，主管护士指导家属进行奶具的清洁及消毒，严禁各产妇间相互直接喂哺新生儿。

（3）母婴一方有感染疾病征兆时，及时与其他正常母婴隔离治疗，暂停哺乳，采取相应的隔离措施（行床旁隔离或住隔离病房），并向医院感染管理办公室汇报。

（二）普通待产室和分娩室医院感染管理制度

1. 产房布局合理，符合功能流程，设有产妇待产室、分娩室以及待产 - 分娩 - 恢复（LDR）一体化分娩室，入室者必须更换拖鞋、戴好帽子口罩。

2. 产房环境应保持清洁、空气流通，室温应保持在 22~26℃，相对湿度 35%~65%；每日 3：00—7：00，12：00—14：00，20：00—21：00 定时进行空气消毒，接生的时候启动空气消毒机，直至分娩结束，终末消毒后再消毒 30 分钟；定期做空气培养。

3. 病区限制一人陪伴，LDR 一体化分娩室陪伴需要在规定区域更换隔离衣，戴口罩帽子、更换拖鞋后方可进入。

4. 每天至少 3 次湿式拖地，每天常规清洁物体表面，患者转出后，及时完成床单元终末消毒并登记，每班次管床助产士监管。

5. 待产室和 LDR 一体化分娩室围帘常规每月清洁消毒 1 次，若怀疑污染及时清洁消毒。

6. 有严重感染或疑有传染病的孕产妇，应安置在隔离待产室待产，转出或出院按传染病消毒隔离制度进行终末消毒；待产过程中用物均做到随时消毒，及时处理。

7. 各级医务人员必须严格遵守消毒灭菌制度和无菌技术操作规程。

8. 废弃物品根据医疗废物类别分类收集,封闭运送。

9. 一切清洁工作均采用湿式。

(三)隔离待产室和分娩室医院感染管理制度

1. 隔离待产室和分娩室与正常待产室及分娩室分开设置,非本室工作人员不得随意进入。可疑感染或有感染的孕产妇均应入住隔离待产室和分娩室。

2. 保持室内整洁,按要求消毒并做好空气监测,室温应保持在 22~26℃,相对湿度 30%~65%。

3. 内设消毒装置,门口应有隔离标志,并设隔离挂衣架一个。

4. 工作人员出入隔离待产室和分娩室必须在规定地点更换鞋,戴口罩、帽子,穿隔离衣,必要时戴防护眼罩。

5. 穿隔离衣前应备齐一切用品、药物、急救设备,做到专人保管,物品一律不外借。

6. 穿隔离衣后只能在规定范围内活动;污染的手不得触摸非污染物品及自己的脸部;直接或间接接触病员及污染物品后应消毒双手,若需接触其他产妇时,应更换隔离衣,严格消毒双手,以防交叉感染。

7. 工作人员实行 24 小时值班制,值班人员不得擅自离岗;值班人员应热情接待产妇,做好心理支持,不得歧视产妇,严格观察产程,并做好产程记录。

8. 新生儿处理后,抱给产妇辨认性别,根据产妇所患传染病情况决定是否与母亲进行皮肤接触与早吸吮。

9. 分娩后,房间及用物按医院感染管理要求进行消毒处理,防止交叉感染。

二、产科医院感染风险管理

医院感染风险管理是科室感染管理工作的核心,这对解决人力资源紧缺,提高工作效率,干预风险岗位或重点环节等均具有不可估量的作用。产科医院感染管理小组梳理出各个环节中的潜在感染危险因素和以循证医学为基础的干预措施,通过实施、评估、干预、再实施不断循环并持续质量改进,进而降低感染发病率,保障患者安全。

(一)风险评估

1. 确定权重系数　风险评估中比较重要的是确定权重系数,建议在医院感染风险管理评估中采取文献检索及向本领域资深专家咨询的方式,权重系数分配主要考虑指标的重要性,对医院感染风险管理的影响力,指标在全院层面所涉及的范围等方面进行综合评定,将各个风险指标定义不同的重要程度,可分为非常重要、较重要、重要、一般和不重要 5 个层次,并相应赋予不同分值的系数。

2. **量化评定**　按照风险发生可能性概率、后果严重程度或损失分析、当前体系情况进行量化评定。

（1）可能性分析：可能性评分可参考被评价科室的基线水平进行预测，可以是过去 1 年的，也可以是前 3 年的，根据每个医院自身情况进行确定；可按照发生可能性的大小，分为"从不发生、罕见发生、或许发生、发生可能较大、发生可能性大"5 个等级，并可根据需要进行赋值（分别为 0~4 分）。

（2）后果严重程度或损失：对事件发生所造成的损失进行评估，可按照"极少、轻微、较轻、严重、重大"划分为 5 个等级，并可根据需要进行赋值（分别为 1~5 分）。

（3）当前体系情况：指医院或科室是否有应对此风险的能力及系统，可按照"完备、好、一般、差、无"划分为 5 个等级，并可根据需要进行赋值（分别为 1~5 分）。

3. **总体测评**　针对每一项风险，按照"发生风险可能性、后果严重程度或损失、当前体系"的风险估计值进行相加或相乘后，再乘以权重系数，得出每一项风险分值，最后合计总评分，按照分析结果进行风险高低评价。风险界定线的划分需要根据医院的实际情况而定，可按照第 20 百分位及 80 百分位界定或第 30 百分位及 70 百分位界定，也可根据医院工作重心进行调整，选出高风险临床科室进行干预。

4. 各科室按感染风险管理评估分为高度风险科室、中度风险科室、低度风险科室。产房和产科手术室均属于高风险科室，具体如下：

（1）高风险科室包括手术室、产房、妇产科 ICU。

（2）中度风险科室包括麻醉科、急诊科、医学检验科、产科、IVF 手术室、妇科、生殖内分泌科、供应室。

（3）低风险科室包括产前诊断中心、放射科、超声科、病理科、门诊、药学部、盆底康复室及理疗室。

（二）感染风险管理控制措施

1. 四川大学华西第二医院环境物体表面消毒方案见表 1-3-1。

2. **"三病"阻断措施**

（1）HIV 感染：分娩前母婴阻断治疗方案有 3 种。

1）方案一：替诺福韦（TDF）+ 拉米夫定（3TC）+ 洛匹那韦 / 利托那韦（LPV/r）。

2）方案二：替诺福韦（TDF）+ 拉米夫定（3TC）+ 依非韦伦（EFV）。

3）方案三：齐多夫定（AZT）+ 拉米夫定（3TC）+ 洛匹那韦 / 利托那韦（LPV/r）。

（2）乙型肝炎和梅毒感染：由产、儿科医生共同评估和完善相应的诊治流程，产科应做好相关的登记、上报、消毒和健康教育等措施。

表1-3-1　四川大学华西第二医院环境物体表面消毒方案

风险区域分类		科室类别	区域划分	具体位置	环境及物体表面		地面		说明
风险区域	环境分类				消毒浓度/(mg·L⁻¹)	频次/d	消毒浓度/(mg·L⁻¹)	频次/d	
高度风险区域	Ⅱ	产科手术室,产房	限制区	内走廊 手术间 无菌物品存放间	500	≥2	500	≥2	1. 医疗设备外表面高频接触区用清洁剂擦拭每日≥2次,低频接触区用消毒剂擦拭每日≥1次,如呼吸机、心电监护、输液泵、微量泵;接触端应一用一消毒,如呼吸机、心电监护、输液泵、微量泵等。 2. 连台手术之间清洁消毒1次,如遇污染随时清洁消毒,消毒对象不包括麻醉机以及带电设备(麻醉机外表面及内循环消毒遵循厂家说明)。 3. 每日手术诊疗活动结束后进行终末清洁消毒。 4. 无特殊情况,使用中新生儿床及暖箱内表面日常清洁采用清水,不宜采用消毒剂
			半限制区	外走廊 恢复室					
			非限制区	办公室 值班室 休息室 淋浴室 更衣室 换鞋室	0	≥1	0	≥1	
			污染区	污物通道 医疗废物暂存点	500	≥2	500	≥2	

备注
(1) 消毒剂浓度是指含有效氯浓度,遇污染时随时进行清洁与消毒。
(2) 以下情况应强化清洁与消毒:①感染暴发时,如不动杆菌、艰难梭菌,诺如病毒等;②环境表面检出多重耐药菌。
(3) 侵入性操作,吸痰等高度危险诊疗活动结束后立即进行清洁与消毒。
(4) 精密仪器及特殊仪器清洁消毒首先遵循厂家说明进行消毒处理。
(5) 出院床单元进行终末清洁消毒。
(6) 清洁消毒不包括带电设备。
(7) 本制度不适用于临床及医技科室传染患者。

知识拓展

症状性性传播感染的风险管理现状

　　世界卫生大会于 2016 年批准了 WHO《2016—2021 年全球卫生部门性传播感染战略》，目标是到 2030 年消除性传播感染这一公共卫生威胁。消除性传播疾病的主旨是防止人们受到感染，并为受感染者提供治疗和护理，以避免进一步将性传播疾病传染给他人。该战略有力地证明，应将性传播感染的风险控制和预防护理扩大到初级保健、性健康和生殖健康以及人类免疫缺陷病毒预防和护理服务领域。因此，应更努力加强性传播感染病例的风险控制和管理，以期降低医疗成本，提升医疗服务质量。

（三）感染风险管理控制效果评价

常规环境卫生学检测种类及文件要求见表 1-3-2。

表 1-3-2　常规环境卫生学检测种类及文件要求

序号	种类		频次	标准	参考标准
1	手	卫生手消毒	每季度	菌落总数≤10CFU/cm^2	《医务人员手卫生规范》（WS/T 313—2009）
2		外科手消毒		菌落总数≤5CFU/cm^2	
3	空气	Ⅱ类环境	每季度	菌落总数≤4CFU/Ⅲ（15min）	《医院消毒卫生标准》（GB 15982—2012），《医院空气净化管理规范》要求，高风险部门（手术室、产房、导管室、层流室、重症监护室、新生儿病房、母婴室、血液透析中心）每季度进行监测
4	物表	Ⅱ类环境	每季度	菌落总数≤5CFU/cm^2	
5	医疗用品	高度危险性	每季度	无菌	
6	消毒剂	灭菌剂	—	0	《医院消毒卫生标准》（GB 15982—2012）、《病区医院感染管理规范》（WS/T 510—2016）
7		皮肤黏膜消毒液		皮肤消毒液≤10CFU/ml	
8		其他使用中消毒液		菌落总数≤100CFU/ml	

续表

序号	种类	频次	标准	参考标准
9	医用超声耦合剂（非无菌型）	—	细菌数每 1g（ml）不得超过 100CFU；真菌和酵母菌数每 1g（ml）不得超过 100CFU；金黄色葡萄球菌、铜绿假单胞菌、白念珠菌，每 1g（ml）不得检出	《医用超声耦合剂》（YY 0299—2022）
10	血液运送箱	每月	菌落总数≤5CFU/cm²	《血液运输标准》（WS 400—2023）

注意事项：

1. 严格按照标准进行采样和检测。
2. 怀疑医院感染暴发与空气、物体表面、医务人员及家属的手、消毒剂等污染有关时，应对空气、物体表面、医务人员及家属的手、消毒剂等进行监测，并针对目标微生物进行检测。

（四）感染风险管理控制持续改进

护士长或医院感染联络员每日对本科室进行医院感染风险控制自查，科室的医院感染管理领导小组每月召开 1 次例会并做好记录。每月接受医院感染管理科检查，将检查发现的问题、原因分析、整改措施以及整改效果记录在《医院感染管理小组活动记录本》上，以达到对医院感染管理工作质量的持续改进。

三、产科医院感染防控管理

根据国家卫生健康委员会相关规范、标准，结合医院和科室特点制订科室医院感染管理制度和流程，科室医院感染管理小组须组织所有人员学习并贯彻执行，从人员、机器、物料、环境、方法多个环节采取有效措施不断降低医院感染发生率，预防和控制医院感染暴发。

（一）人

1. 医院感染联络员　科室设置医院感染联络员岗位，与医院感染科对接，接受专业培训，承担科室流行病学调查、感染聚集事件处置和检查等工作，指导疫情防控和医疗机构内感染防控工作。

2. 组织架构

（1）产科各病区成立医院感染管理小组，负责医院感染的管理及监督，开展必要的监测，收集医院感染信息并及时反馈。

（2）产房和病房共同建立一支既熟悉政策要求又具备较强助产业务能力

的医院感染快速反应团队,用于新型冠状病毒等疫情暴发或患者收治时迅速集结进入隔离工作状态,以保障常规医疗工作正常进行,避免交叉感染。

（二）机

1. **空气消毒机** 房间和手术室通道均需配备相应型号的空气消毒机,定时开启,达到消毒效果。

2. **床单元消毒机** 终末消毒需使用床单元消毒机,完成所有床上物品消毒后方可收治下一位患者。

3. **空调管道及通风设施清洗机** 空调管道定期清洗,保障空调及通风设施安全、清洁、高效使用。

（三）料

1. **消毒和防护材料**

（1）一次性消毒纸巾:用于消毒胎儿电子监护（简称胎监）探头、多普勒胎心听筒等常用设备。

（2）含氯制剂:用于消毒清洁的物体表面。

（3）个人防护材料:根据各个区域特点配备相应个人防护设备。

2. **监控材料**

（1）培养皿和培养管:根据医院各相关科室消毒灭菌效果的要求,每季度对消毒液、医务人员的手、物体表面、空气进行监测,若有问题及时进行整改。

（2）监测报告:根据科室特点每年应开展1~2项目标性监测,并定期总结、分析、反馈,对其效果进行评价及提出改进措施;监测结束,应有总结报告。

3. **学习材料**

（1）纸质文件:用于线下培训学习。

（2）电子文档:用于钉钉及腾讯会议等软件在线培训、学习和存档,医院感染管理与时俱进,逐渐向数字化、智能化发展。

（四）法

为加强产科手术安全管理,指导并规范产科手术室的医院感染管理工作,保障医疗安全,特参考并组织学习《医院感染管理办法》《中华人民共和国传染病防治法》《医疗机构管理条例》《突发公共卫生事件应急条例》《医务人员手卫生规范》《多重耐药菌医院感染预防与控制技术指南》和《传染病信息报告管理规范》等有关法规、规章。具体如下:

1. 根据国家卫生健康委员会《医院感染监测规范》建立医院感染监控体系,完善报告和预警机制,采取主动监控及科室报告相结合的方式进行医院感染的病例监测。遇可疑病例时应及时邀请感染科医师会诊。科室诊断的医院感染病例,24小时内通过HIS系统向医院感染管理科进行报告,短时间内发生3例或以上同种病原体感染立即进行报告,力求早期发现医院感染暴发趋势并及时采取干预措施,预防和控制医院感染暴发。

2. 加强科室重点岗位及重点环节的管理、监测、分析和反馈,针对问题提出并实施控制措施,监测结果向医院感染管理委员会或者医疗院长报告。

3. 强化手卫生、严格执行消毒措施、进行科室人员的医院感染防控知识和技能的教育和培训等。

4. 建立科室感染环境卫生学监测制度,根据相关标准对科室的消毒灭菌效果、消毒液、医务人员和患者及家属的手、物体表面、空气进行监测,若有问题及时进行整改。如有医院感染暴发趋势,应及时报告,针对各环节进行持续改进,并适时对环境进行有针对性的监测。

5. 重点关注医务人员职业暴露防护措施的落实,指定医院感染联络员对职业暴露防护进行管理。医务人员发生职业暴露按照"职业暴露防护管理制度"进行处理、报告、追踪、评价,保障医务人员的职业安全。

6. 建立感染控制知识的在职教育制度,科室感染管理小组根据阶段工作重点进行多种形式的培训并做好记录,每位医务人员均应接受医院感染控制知识培训和考核,不断提高感染控制意识和技术水平。

7. 举办各种传染病防治专题讲座,有针对性对特殊传染病的传播途径、个人防护等相关知识进行培训,如新型冠状病毒感染、人感染高致病性禽流感等相关疾病知识培训。

8. 医院感染患者的安置原则应为:感染患者与非感染患者分开,同类感染患者相对集中,特殊感染患者单独安置,必要时(如新冠病毒感染患者)需要安置在负压手术室或负压病房。由传染病导致的特殊感染患者须按《传染病防治法》的规定进行处置。

9. 接受医院感染管理科定期和不定期的督导检查,纳入科室医疗质量管理与考核的内容,并定期向临床反馈。

（五）环

开展全员培训,全面提高感染防控意识和水平。把握院感防控重点环节,梳理薄弱点,聚焦源头管控,严格医院感染风险防控。

1. 经调查核实发生以下情形时,医院应当按《医院感染暴发报告及处置管理规范》的规定由医院感染管理科 12 小时内向所在地区卫生行政部门和疾病预防控制中心报告:①5 例以上疑似医院感染者;②3 例以上医院感染者。

2. 发生以下情形时,医院应当按照《国家突发公共卫生事件相关信息报告管理工作规范(试行)》的要求,在 2 小时内向所在地区卫生行政部门报告,并同时向所在地区疾病预防控制机构中心报告:①10 例以上的医院感染暴发;②发生特殊病原体或者新发病原体的医院感染;③可能造成重大公共影响或者严重后果的医院感染。

知识拓展

医院感染防控的重要性

　　医院感染管理涉及医疗机构所有人员、环境和流程。有研究称,2003年 SARS 暴发流行期间,医务人员感染比例高达 27.25%。COVID-19 暴发早期有研究显示,医院内人与人之间的传染率为 43%,其中医务人员占了较大比例。在救治患者的过程中,各类人员的感染防控任务十分艰巨。因此,构建良好的感控管理体系是预防患者和医务人员感染的安全屏障,更是医疗机构面对突发公共卫生事件时应急处置能力的重要支撑。

四、职业防护

　　助产士在产房工作中每天接触各种生物、理化等有害物质机会较多,如血液、羊水、分泌物及各种排泄物等,职业暴露风险增加。这些职业暴露均可对助产士的身心健康造成危害,因此要做好相关的职业防护措施。

知识拓展

个人防护用品介绍

　　根据美国职业安全与健康管理局的定义,个人防护用品(personal protective equipment, PPE)是指为了最大限度地减少暴露于工作场所引发严重伤害和疾病的危害而穿戴的设备。医疗救护用 PPE 包括口罩、隔离衣、防护服、手套、工作帽、护目镜、防护面罩等,正确合理地选择和使用 PPE 是感染防控不可或缺的一部分,可以防止佩戴者通过口、鼻、手、皮肤和眼睛等接触潜在的传染性物质,减少或阻止传染病的传播。

(一)危险因素评估

1. 物理因素

　　(1)在缝合术中或进行手术配合传递器械、抽取药物时,助产士可能会触碰到锐器,如刀片、针头、安瓿碎片等,出现刺伤划破或划伤手指,进而引起血源性疾病的感染。

　　(2)产房及产科手术室存在很多的噪声污染源,如麻醉机、心电监护仪、电动吸引器以及金属器皿的碰撞声以及孕产妇分娩时的叫喊声等。这些噪声可以影响人体的内分泌、心血管和听觉系统的正常生理功能,使医护人员注意力不集中、精力分散。

2. 生物因素

（1）接产过程中,常规防护下如遇到羊水、血液或呕吐物的压力比较高的情况,助产士暴露于上述物质中的概率仍然会增加。

（2）如遇到急产、脐带脱垂、胎儿宫内窘迫及难产等紧急情况,医护人员可能因情况紧急或时间紧迫在未采取足够防护措施的情况下,暴露于产妇的体液或分泌物中,增加感染的风险。

3. 化学因素

（1）分娩间和产科手术室均需要定期进行消毒、杀菌。含氯制剂等在挥发过程中会产生有害气体,如果不及时通风,医护人员长期接触或吸入后会不同程度地损害身体。

（2）高频电刀在使用过程中会产生有害气体,如果不及时吸引,也会对医护人员的身体造成危害。

4. 心理因素

（1）产房工作预见性差,突发状况较多,助产士必须要精神高度集中,神经系统长时间处于紧绷状态,心理压力也随之增加。

（2）分娩过程中病情变化极快,产房工作的临床风险较高,因此医护人员面临医疗纠纷的压力也较大。

（二）职业防护的措施

1. 加强职业安全教育

（1）成立科室的医院感染管理领导小组和管理小组,人员配备符合要求。

（2）根据国家及医院的职业防护相关文件形成科室内部的制度和流程,定期培训并不断完善。

（3）提高助产士的安全防护意识,严格执行各项技术操作规程,在诊疗过程中遵守标准预防原则,评估各操作环节风险进行职业暴露防护,穿戴相应的个人防护用品,如发生职业暴露及时进行相应处理并报告医院感染管理科。

（4）科室医院感染管理小组应组织本科室的医院感染防控知识培训工作,每位临床医护人员每年至少接受6个学时的医院感染防控知识培训,科室组织的培训或参与医院及更高级别的培训后在《医院感染管理小组活动记录本》上记录。

2. 注意减少噪声

（1）选择噪声小、功能好的仪器设备,并定期定人检查、维护、润滑,降低仪器设备的音量。噪声大的陈旧仪器设备应尽量淘汰。

（2）医护人员操作轻柔、迅速。做好孕产妇的导乐陪产及适当镇痛工作,消除其心理恐惧,减少分娩过程中因疼痛不适造成的大喊大叫。

3. 洗手和手消毒
接触患者的血液、体液、分泌物、排泄物及污染的物品时,不论是否戴手套,都必须按手卫生制度及指征洗手或手消毒,遇以下情况必须立即洗手或手消毒：①接触患者前；②无菌操作前；③接触体液后；④接触患者后；⑤接触患者环境后。

4. **防护用品的使用**　防护用品应符合国家相关标准，在有效期内使用。

（1）口罩的使用：产房须佩戴外科口罩，接触经空气传播或近距离接触经飞沫传播的呼吸道传染病患者时，应戴医用防护口罩。

（2）护目镜、防护面罩的使用：接生或产科手术配合时都应常规佩戴护目镜或防护面罩。

（3）应根据不同操作的需要，选择合适种类和规格的手套。

（4）隔离衣/手术衣与防护服的使用：应根据诊疗工作的需要，选用隔离衣或防护服。隔离衣应后开口，能遮盖住全部衣服和外露的皮肤。

5. **腿套的使用**

（1）腿套应具有良好的防水性能，并一次性应用。

（2）接产操作时应常规穿腿套。

（3）离开分娩间时应及时脱掉腿套，发现破损应及时更换。

6. **防水围裙的使用**

（1）接产操作时应常规穿戴防水围裙。

（2）一次性使用，受到明显污染时应及时更换。

7. **帽子的使用**

（1）进入产房应常规佩戴帽子。

（2）一次性使用，被患者血液、体液污染时，应立即更换。

（三）**医务人员的防护**

1. **标准预防**

（1）概念：标准预防基于患者的血液、体液、分泌物（不包括汗液）、非完整皮肤和黏膜均可能含有感染因子的原则，认定患者的血液、体液、分泌物、排泄物均具有传染性，须进行隔离，不论是否有明显的血迹污染或是否接触非完整的皮肤与黏膜，接触上述物质者根据下述原则必须采取隔离措施：

1）所有患者的血液、体液、分泌物、排泄物均具有传染性都视为传染源，均须进行隔离，既要防止血源性疾病的传播，也要防止非血源性疾病的传播。

2）实施双向防护，防止疾病双向传播，既防止患者传至医务人员，又防止医务人员传至患者。

3）根据传播途径建立接触、空气、飞沫隔离，按需要加强针对性预防。

（2）措施

1）洗手或手消毒：接触患者的血液、体液、分泌物、排泄物及污染的物品时，不论是否戴手套，都必须按手卫生制度及指征洗手或手消毒。

2）手套：接触患者的血液、体液、分泌物及其污染物品时，接触患者黏膜和非完整皮肤前均应戴手套；对同一患者既要接触清洁部位，又要接触污染部位时,应更换手套。

3）口罩、护目镜、隔离衣、防水围裙、防护衣:在进行诊疗护理操作时,患者的血液、体液或其他污染物可能发生喷溅时,应戴护目镜、口罩,必要时穿隔离衣、防水围裙或防护衣,以防止医务人员皮肤、黏膜和衣服污染。

4）被患者血液、体液、分泌物或其他污染物污染的医疗用品和仪器设备:应及时处理。重复使用的医疗仪器设备,应确保在用于下一患者前清洁干净和消毒灭菌。

5）污染的床单:为防止皮肤黏膜暴露和污染衣服,应避免抖动床单,以防微生物污染其他患者和环境。

6）职业健康安全:避免直接接触针头及其他锐器,用后的针头和锐器应弃于锐器盒内;不建议使用口对口人工呼吸,应备用简易呼吸器来替代口对口复苏。

7）环境控制:各科室应有每日常规清洁标准和卫生处理程序,根据需要酌情限制探视者人数及探视时间。

8）隔离:感染患者与非感染患者应分开安置。按医院消毒隔离制度相关要求进行隔离,在病房的盲端设置隔离病房,对已发生医院感染或需要隔离治疗的患者根据传播途径进行隔离安置,并有相应标识。根据疾病的种类按国家卫生健康委《医院隔离技术规范》在标准预防的基础上实施接触隔离、空气隔离和飞沫隔离。

2. **二级防护** 进入产科隔离病房、隔离病区的医务人员;采集疑似病例、确诊病例咽拭子的人员需采用二级防护。防护要求:①严格遵守标准预防的原则。②根据疾病的传播途径,采取额外的防护措施。③严格遵守消毒、隔离的各项规章制度。④进入医院留观室、隔离病房、隔离病区的医务人员必须戴医用防护口罩,穿工作服、隔离衣或防护服、鞋套,戴手套和工作帽。严格按照清洁区、潜在污染区和污染区的划分,正确穿戴和脱摘防护用品,并注意呼吸道、口腔、鼻腔黏膜和眼睛的卫生与保护。⑤工作时应戴工作帽和外科口罩,必要时戴乳胶手套。⑥严格执行手卫生。

3. **心理因素防护** 合理安排时间,加强学习和与朋友同事间的沟通,以舒缓情绪。进行适当的体育锻炼,选择性参加适合自己的心理指导培训,放松身心,自我调节,增强心理承载力。

（四）职业防护效果评价

1. 按照职业防护的标准进行自查,并接受每月医院感染管理科对科室的监督检查。

2. 一旦发生职业暴露,应当立即给予正确的处理和治疗,积极上报。

（五）职业防护质量持续改进

护士长或医院感染联络员每日对科室的职业防护情况进行自查,科室的医院感染管理领导小组每月召开1次例会并做好记录。每季度统计、讨论和分析职业暴露的发生原因及整改措施,将检查发现的问题、原因分析、整改措施以及整改效果记录在《医院感染管理小组活动记录本》上,以达到对医院感染管理工作质量的持续改进。

(何菁菁   王国玉   辜莉)

第四节   专科急救流程

一、危重患者急救流程

危重患者急救流程见图 1-4-1。

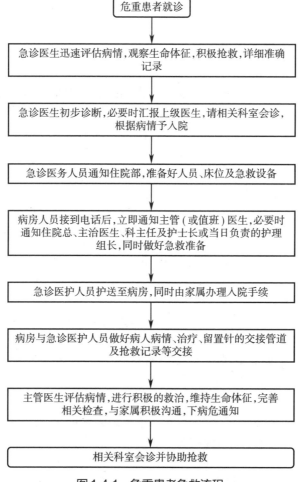

图1-4-1   危重患者急救流程

二、子痫抢救流程

子痫抢救流程见图 1-4-2。

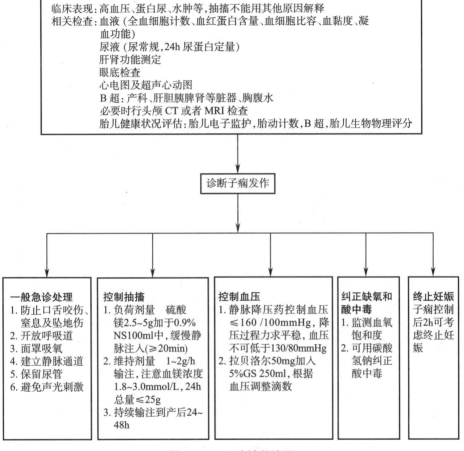

图 1-4-2　子痫抢救流程

三、产后出血急救流程

产后出血急救流程见图 1-4-3。

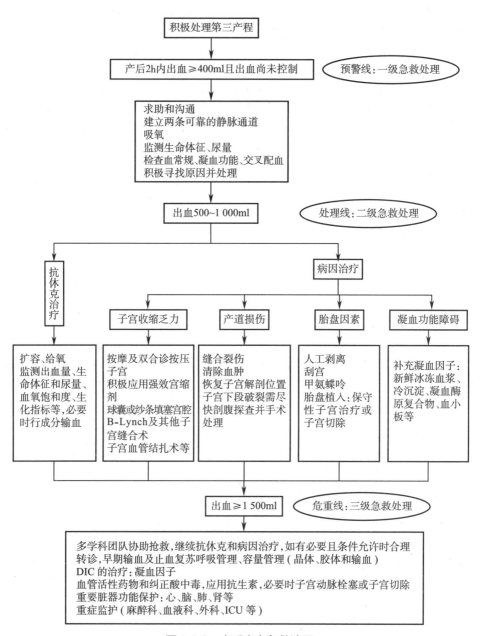

图 1-4-3　产后出血急救流程

四、急性心力衰竭急救流程

急性心力衰竭急救流程见图 1-4-4。

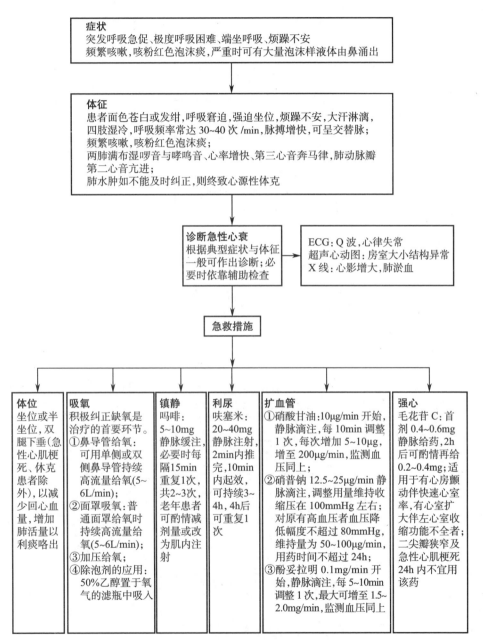

图 1-4-4　急性心力衰竭急救流程

五、羊水栓塞急救流程

羊水栓塞急救流程见图 1-4-5。

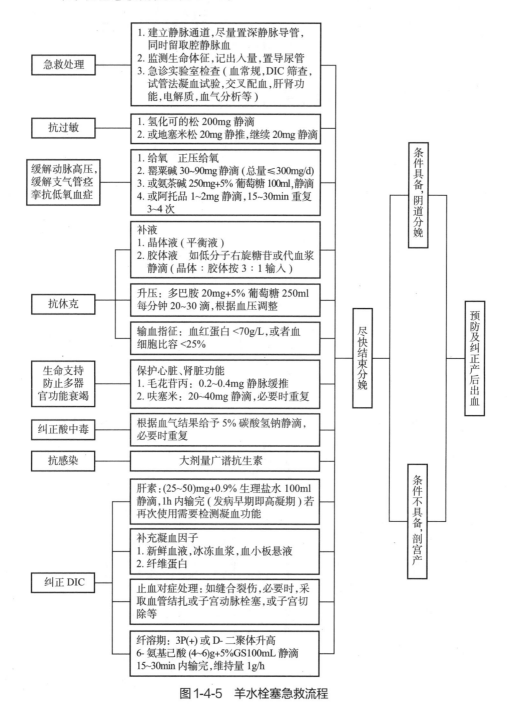

图 1-4-5 羊水栓塞急救流程

六、子宫破裂急救流程

先兆子宫破裂急救流程见图 1-4-6，子宫破裂急救流程见图 1-4-7。

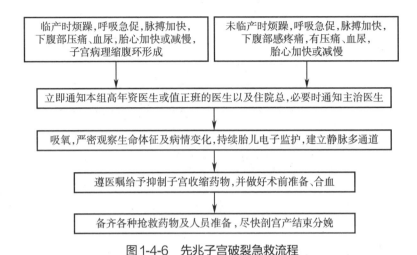

图 1-4-6　先兆子宫破裂急救流程

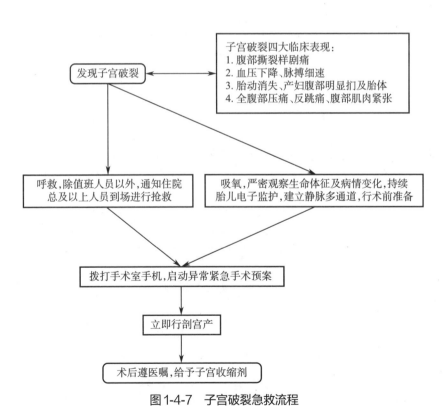

图 1-4-7　子宫破裂急救流程

七、产前大出血急救流程

产前大出血急救流程见图 1-4-8。

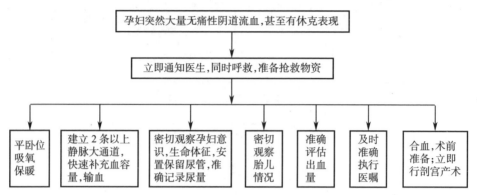

图1-4-8　产前大出血急救流程

八、急产的急救流程

急产急救流程见图 1-4-9。

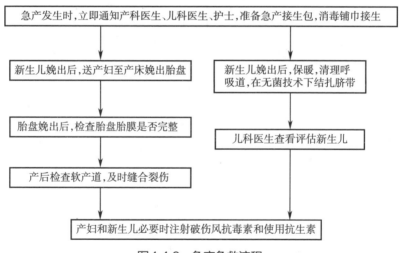

图1-4-9　急产急救流程

九、胎儿窘迫急救流程

胎儿窘迫急救流程见图 1-4-10。

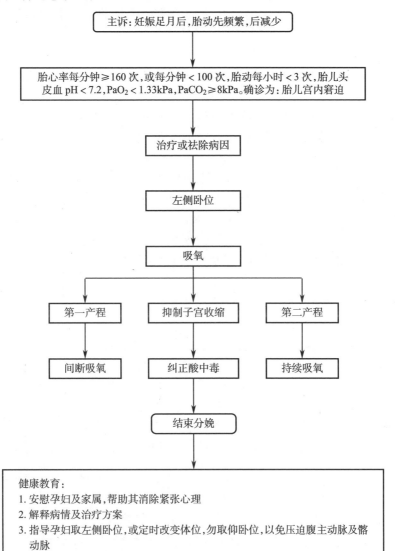

主诉：妊娠足月后，胎动先频繁，后减少

胎心率每分钟≥160 次，或每分钟＜100 次，胎动每小时＜3 次，胎儿头皮血 pH＜7.2，PaO_2＜1.33kPa，$PaCO_2$≥8kPa。确诊为：胎儿宫内窘迫

治疗或祛除病因

左侧卧位

吸氧

第一产程　　抑制子宫收缩　　第二产程

间断吸氧　　纠正酸中毒　　持续吸氧

结束分娩

健康教育：
1. 安慰孕妇及家属，帮助其消除紧张心理
2. 解释病情及治疗方案
3. 指导孕妇取左侧卧位，或定时改变体位，勿取仰卧位，以免压迫腹主动脉及髂动脉
4. 指导孕妇勿屏气，只有在胎儿娩出时，在医师指导下用力时，出现屏气动作

图 1-4-10 胎儿窘迫急救流程

十、急性肺栓塞急救流程

急性肺栓塞是一种肺动脉分支或主干堵塞所造成的临床和病理生理综合征，分为内源性以及外源性。急性肺栓塞多发于产科，是一种常见的剖宫产术后并发症，在发病初期较为隐匿，但发展速度较快，后期主要表现为咳嗽、胸

痛、呼吸困难等,致死率高。

1. 急性肺栓塞快速识别

(1)当产妇突发呼吸困难、胸闷、血氧饱和度低时,即可能是肺栓塞的表现。

(2)在原有心电监测的基础上继续加强观察血压、脉搏、血氧饱和度的变化。

(3)如再次发生胸痛、口唇发绀、氧饱和度低等症状,应意识是急性肺栓塞发作可能。

2. 孕产妇发生急性肺栓塞的急救护理快速反应方案

(1)呼救:患者出现紧急情况,立即呼救,直接呼叫住院总,开始抢救。

(2)抢救情况下护理人力资源调配方案:

1)科室人员调配由护士长或当班最高年资护士进行调配,要求尽快到位。

2)紧急抢救时,打电话给其他楼层,包括产房。请各楼层调配至少1人到场支援,被调配人员层级需是 CN2 及以上。

3)支援人员到场后,由护士长或当班最高年资护士进行抢救安排及调配。

4)护理需要多科协助时,电话联系科护士长进行大科或全院的人力资源调配。

3. 急性肺栓塞护理人员抢救分工见表 1-4-1。

表1-4-1　急性肺栓塞护理人员抢救分工

角色	角色分工	层级	人数	工作内容	各角色细化工作要点
A	领导协调者	CN3	1	当班年资最高者为组织者,组织及协调护士分工	1. 组织抢救人员到场,大声说"所有护士听我指挥" 2. 根据护士层级进行角色分工,确认 ABCDEF 等角色分工及站位,立即开始抢救 3. 清理抢救现场环境,保持环境整洁,确定物资摆放 4. 抢救现场协调
B	呼吸道管理者	CN2	1	负责保持吸痰及吸氧设备的功能状态,协助医生维护呼吸道通畅	1. 准备吸痰吸氧装置及心电监护仪至床旁 2. 安置心电监护仪 3. 连接吸氧装置,遵医嘱给予鼻导管/面罩吸氧 4. 连接吸痰装置,保持吸痰器处于备用状态,必要时吸痰 5. 协助麻醉师进行气道管理及用物准备(喉镜及镜片,口咽通气管,气管插管导管,绸胶带,复苏球囊等)

续表

角色	角色分工	层级	人数	工作内容	各角色细化工作要点
C	静脉通道管理者	CN2	1~2	建立及维护静脉通道、给药,安置与维护胃管及导尿管	1. 推抢救车至床旁 2. 建立静脉通道,两个以上18#留置针 3. 维护静脉通道畅通 4. 遵医嘱给药,给药前与医生核对用药信息 5. 液体滴速管理 6. 遵医嘱安置胃管、导尿管 7. 若须进行CPR,协助放置心肺复苏板
D	记录者	CN2	1	负责记录患者病情及抢救措施、时间	1. 推移动计算机至床旁 2. 记录患者生命体征及病情变化 3. 记录抢救措施及时间 4. 适时汇报患者生命体征、出入量等
E	药物配制者	CN2	1~2	负责抢救中药物的查对、抽吸、配制等	1. 推输液治疗车于床旁 2. 医生下口头医嘱后,护士大声复述用药医嘱名称及剂量,开始配制 3. 遵医嘱配制及抽吸药液 4. 配药后与通道管理者进行双人查对药物 5. 保管好用后安瓿存放于治疗盘,抢救完毕后再次查对才能丢弃 6. 维持抢救操作台面整洁有序
F	外勤人员	CN1	1~2	负责抢救物资准备、协调及补充	1. 听领导协调者口令,随时准备、补充所需物资 2. 放置垃圾袋,用于存放医疗垃圾及外包装等
护士长				维持现场抢救秩序,做好家属安排及安抚,协调病房其他患者的物资和人力资源配置,患者转运等	1. 协调抢救及病区其他床位人员安排,必要时协调人力支援 2. 将同房间的孕产妇转至其他房间 3. 适时控制进出抢救室人数 4. 安排家属至休息室休息,并派专人守候安抚家属情绪 5. 组织患者转运

4. 急性肺栓塞抢救流程及抢救站位   如图1-4-11及图1-4-12所示。

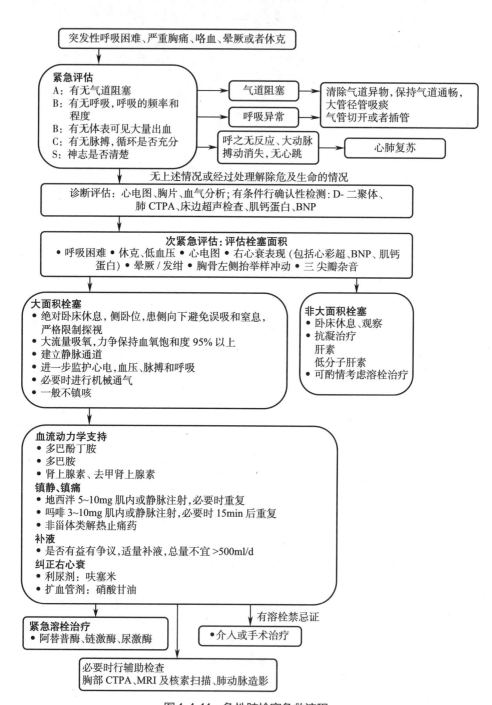

图1-4-11   急性肺栓塞急救流程

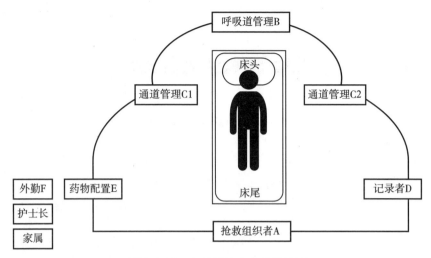

图 1-4-12　急性肺栓塞急救站位图

（荆文娟　韦　琳　向　洁）

第二章　护理人力资源管理

第一节　岗　位　设　置

一、岗位设置原则

护理岗位设置是指按照精干、高效的原则,优化护理人力资源,根据各医院护理工作的实际情况,合理、科学地设置岗位职数,并完成对医院所有护理岗位的分析、描述、监控及评估等一系列活动的管理过程。为贯彻《护士条例》,落实国卫办医发〔2020〕11号文件《国家卫生健康委办公厅关于进一步加强医疗机构护理工作的通知》,促进医院护理发展,应帮助护理人员做好职业生涯规划,合理设置岗位,实现管理分配的公平、合理性。

(一)产科住院病区岗位设置

1. **岗位设置原则**　产科住院病区护理岗位设置应按照"因需设岗、以岗择人、按岗聘用、科学管理"的原则,建立护理岗位管理制度,逐步实现岗位设置科学化、合理化,设置护理岗位时应遵循以下原则:

(1)因需设岗原则:是岗位设置的基本原则,医院从单位职能出发,根据母婴同室护士职责任务和护理工作目标的需要设置相应护理岗位,并依据护理岗位对护理人员的需要配置相应护理人员。

(2)以岗择人原则:指根据业务需要先设立岗位,再根据岗位需求配置人才填补岗位,做到人岗的能级对应。

(3)按岗聘用原则:应结合国家或当地卫生行政部门对护理人力资源结构的相关规定并综合考虑医院现状,对护理单元的人力资源结构进行科学、合理的配置,要求在保证临床工作质量的前提下,最大程度地实现护理人力资源结构的合理性。

(4)科学管理原则:优化组合是实施科学管理的最基本要求,护理人员的年龄、工作年限、学历、职称、工作能力等存在差异,其工作的质量也不尽相同,通过优化组合,可使护理单元中各层级护理人员更好地相互协作,优势互补。

此外,护理人员的配置还应结合医院的发展目标进行科学管理,以适应医院护理动态发展的需要,临床新业务及新技术的开展、新仪器及新设备的应用,以及孕、产、病、事假及休假等情况,均需要对护理人员进行动态配置以满足临床需要。

2. **岗位设置类型**　产科住院病区护理岗位包括3大类:管理岗位、教学岗位和临床护理岗位。

（1）管理岗位：包括护士长、副护士长和护士长助理。管理岗位的设置要适应增强单位运转效能、提高工作效率、提升管理水平的需要。

（2）教学岗位：包括主管教学护士（educator）和各层次总带教岗。教学医院可能会承担更多的理论教学、课间实习带教、生产实习带教、临床护士进修培训、母婴专科护士培训、规范化培训等任务，主管教学护士的设立，保证了教学质量，对规范临床护理教学管理起到了积极作用。

（3）临床护理岗位：包括总务班、办公室班、责任白班、小夜班、大夜班、质控护士（charge nurse）和其他特殊岗位。责任白班、大夜班、小夜班等护理岗位虽然在岗位名称和工作时间方面存在差异，但是工作内容基本一致。一些特殊的岗位，可具体情况具体分析，如根据病房情况可适当设置接待室护士，专职负责新生儿接待、乙肝疫苗注射及新生儿疾病筛查等，以保证护理质量与安全。

3. **人员配置标准**　目前，针对产科住院病区护理人力资源配置，尚无科学、统一的标准，现有的资料主要为床护比配置法。大部分参考资料来源于国家或地区相关的检查标准。《三级妇产医院评审标准（2011年版）实施细则》中规定，护士资源配备与医院的功能和任务一致，以临床护理工作量为基础，根据收治患者特点、护理等级比例、床位使用率对护理人力资源实行弹性调配。而《三级妇幼保健院评审标准（2016年版）》中规定，母婴同室病房床护比≥0.6∶1，优质护理病房则每位护士护理8名患者；此外，基于护理工作量配置护士。护理人力资源配置是优质护理的基本保障，因此，通过科学合理的测算，制订产科住院病区护理人力资源配置标准很有必要。

（二）产房岗位设置

助产士作为产妇分娩的重要守护者，其人力资源配置是否合理，岗位设置是否科学，直接关系母婴安全。

1. **助产人员配置标准**　目前针对助产人力资源的研究比较少，尚无科学的、统一的配置标准，部分参考来源于国家或地区的检查标准。主要有床护比配置法、分娩量测算法及基于患者分类系统理念的分娩率加权法。

（1）床护比配置法：即临床一线的待产床和分娩床总数与在编助产人员总数的比例。《三级妇幼保健院评审标准实施细则（2016年版）》中规定，每2张待产床应配1名助产士，每张产床应配备3名助产士。

（2）分娩量测算法：WHO推荐，每名助产士每年宜为175名孕产妇提供服务，即每1 000名孕产妇需要6名助产士。北京市卫生健康委员会2019年印发的《北京市区域母婴安全保障筑基行动方案》中要求，年分娩量800（1 000）人的二（三）级机构，产房固定助产士人数不得少于6（8）人；年分娩量每增加 800(1 000)人,在此基础上至少增加助产士 3 人。

（3）分娩率加权法:由英国学者 Jean Ball 于 1993 年创立,是专门针对助产领域的人力资源配置工具,其原理是使用"产妇分类系统"将产妇分为 5 个类型,计算各类型所需的助产服务时数,以评估助产工作量,从而计算助产士的需求量。

2. 助产岗位设置原则

（1）因事设岗:岗位设置应遵循科室发展需要和业务需求,如将手术室设置在产房内的医院,根据手术量的需要,设置手术室负责人岗位,负责手术安排、协调、质控、抢救等工作;根据学科发展和孕产妇需求,可开设助产士分娩咨询门诊,设置门诊岗位。

（2）工作饱和:工作饱和原则也被称为最少岗位数量原则。岗位设置后,需要测定每个岗位的工作量,是否需要增加人员进行岗位分担,还是需要增加其他工作进行填充。如总务岗位,涉及物资添加、库房管理、效期管理、仪器设备管理等,经过岗位内容描述和测算,1 人工作量过大,将总务工作进行部分拆解,部分工作交由工勤人员每日协助完成,总务岗位工作者监督和抽查。

（3）协调配合:产房是一个整体,各种突发情况不断,各个岗位之间需要协调配合、相互支持,按照事件的轻重缓急进行排序处理,达到最佳效果。

此外,岗位的设置应考虑工作模式、工作内容、工作风险高低等多种因素。近年来,助产服务模式逐渐多样化,工作场所向门诊、家庭、社区等延伸,服务范围也进一步拓展,许多医院开始探索和尝试以助产士为主导的助产士专科门诊、产时的一对一导乐陪伴分娩、责任制助产模式等多种形式,助产士的岗位需求进一步增加。

3. 助产岗位设置实例　以四川大学华西第二医院锦江院区产房为例。

四川大学华西第二医院产房有待产室 1 间(11 张待产床),分娩室 2 间,LDR 一体化分娩室 7 间,手术室 4 间。开展的业务包括助产士分娩咨询门诊、一对一导乐陪伴分娩服务等。

产房有正护士长 1 人,负责科室临床护理、教学、科研等管理工作;副护士长 1 人,主要负责教学、科研、设备等管理工作;设有护士长助理岗位 3 个,专职总务岗位 1 个,病历质控岗位 2 个,手术室负责人岗位 1 个,临床各个工作小组等。产房岗位设置种类见图 2-1-1。

岗位设置后,每一个岗位有明确的岗位说明书,包括任职资格、工作职责、工作权限、工作质量标准等。

岗位设置实现了助产士人尽其才、人岗匹配的人员管理原则。对临床组长、带教老师等高风险、高责任岗位进行公开竞聘和薪酬系数倾斜。

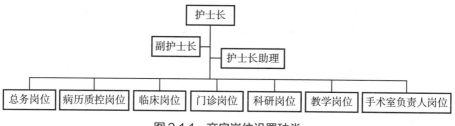

图 2-1-1 产房岗位设置种类

(三)产科重症监护病区岗位设置

产科重症监护病房(obstetrics intensive care unit, OICU)是产科危重症患者集中治疗、监护的特殊病房。产科危重症患者病情复杂,治疗措施多,操作技术难度大,护士工作量大,这些都对 OICU 的人员配置提出更高的要求。OICU 人员的配置主要取决于 OICU 的规模和类型。OICU 人员须具备较高的相关专业技术水平和良好的团队协作精神,同时,还须具备良好的职业道德和人文素养。

1. **设置原则** 具有 ICU 或产科专科护士资格认证,如母婴专科护士、连续性肾脏替代治疗(CRRT)专科护士、体外膜氧合(ECMO)专科护士等,须熟练掌握产科危重症患者病情观察、重症专科操作以及产科常用检查方法。此外,须掌握重症监护室医院感染的预防与防控方法、患者的疼痛管理及心理护理等。护理人员与患者的比例以(2~3):1 为宜。

2. **影响护理人员岗位设置的因素** 产科危重症患者的病情危重程度及治疗干预措施决定产科重症监护病区的护理人员岗位设置。OICU 患者病情越危重,所涉及的治疗干预措施越多,需要耗费的人力资源就越多。通过急性生理和慢性健康状况Ⅱ评分(acute physiology and chronic health evaluation-Ⅱ score, APACHE-Ⅱ score)可评估患者病情严重程度。通过治疗干预评分系统(therapeutic intervention scoring system, TISS)可测算护理人员工作量,然后据此合理配置护士数量。

知识拓展

治疗干预评分系统

治疗干预评分系统(TISS)是 1974 年由美国学者 Cullen 建立的一种包含 57 项评估内容的测量工具,通过统计患者每天所接受的监护项目和治疗操作反映患者病情的严重程度,统计监护项目和治疗操作的难易程度反映护理的工作量。1983 年由 Keene 等在此基础上进一步细化形成 TISS-76 量表。1996 年由荷兰学者 Miranda 进一步简化和更新形成了 TISS-28 量表,包括 7 个主要的评估项目即基础治疗、呼吸支持、心血管支持、神经系统支持、肾脏支持、代谢支持、特殊干预,共 28 项监护项目和护理操作。根据其难易程度,赋值 1~8 分,分数越高,难度越大。护理工作量即为其各项监护项目和护理操作的总分。患者的病情严重程度根据 TISS 分值划为 4 个级别:0~9 分为Ⅰ级,10~19 分为Ⅱ级,20~39 分为Ⅲ级;≥40 分为Ⅳ级,总分越高,患者病情越严重。

3. OICU 护理人员的知识结构　　合理的护理人员层级结构和 OICU 护士岗位胜任力模型是确保 OICU 护理质量的前提。OICU 护士岗位胜任力模型是护士胜任 OICU 护理工作必须具有的知识、技能、能力和素养。通过基于 OICU 护士岗位胜任力模型的系列课程培训以及考核能使 OICU 护士胜任临床工作。此外,在进行 OICU 护理人员配置时,须根据护理人员学历、工作经历及工作能力的不同配置合理的岗位,以期构建合理的 OICU 人员层级和梯队。

二、特殊岗位说明书

(一)质控护士岗位说明书

科室质控护士主要是在护士长领导下负责本科室临床护理指导、病区护理质量控制。

1. 工作职责

(1)临床护理指导

1)指导责任护士完成临床护理工作。

2)参加重点患者的医生查房及讨论,指导责任护士进行危重患者的评估及护理。

(2)护理质量控制

1)协助护士长成立科室质控小组并做好小组的运转管理。

2)参与科室质控计划的制订与实施。

3)负责转院、转科患者的护理质量控制。

4)负责病历的质控管理,对质控结果进行汇总。

5)协助护士长进行临床护理质控管理、分析和整改。

2. 任职要求

(1)基本要求

1)学历:护理专业本科及以上学历。

2)从业资格:①执业资格:注册护士,CN3 及以上。②工作经验:本科毕业从事本专业护理工作 10 年及以上;硕士及以上毕业从事本专业护理工作

5 年及以上。

（2）基本素质要求

1）符合该层级护士应具备的素质要求。

2）为人正直,积极进取。

3）有较强的慎独精神和管理意识。

（3）知识要求

1）具备该层级护士应具备的知识。

2）经过临床护理质控培训、护士分层培训及教学管理相关培训,取得合格证书。

（4）能力要求

1）具备该层级护士应具备的能力。

2）良好的表达能力及科学思维能力。

3）能够熟练使用常用质控管理工具。

3. 工作权限

（1）对护理工作的指导和检查权。

（2）对本科室护理工作的建议权。

4. 工作质量标准

（1）每年至少主持 1 项质量改进项目。

（2）每 2 年至少发表 1 篇本专业论文。

（3）医护满意度≥90%。

（二）主管教学护士岗位说明书

科室主管教学护士主要在护士长领导下负责临床教学、在职护士培训及考核工作。

1. 工作职责

（1）日常教学工作

1）根据教学大纲及学生需求,制订教学计划并监督执行。

2）负责学生的入科培训、出科考核及座谈,收集反馈意见。

3）做好学生在科室学习期间的日常管理工作,必要时向护士长反馈情况。

4）指导学生实施责任制整体护理,提升专业实践能力,保障患者安全。

5）每周组织至少 1 次教学活动,做好记录及评价。

（2）教学管理与创新

1）组织各类课堂授课、命题、阅卷、竞赛等教学活动。

2）开展教学创新,不断提升教学质量。

3）做好教学资料的记录及整理。

（3）在职护士培训

1）协助护士长制订各层级培训计划。

2）督促入职三年以内的职工完成培训计划并及时考核,检查导师工作情况。

3）定期组织开展分层培训及考核,负责在线考核及学分管理。

4）组织科室业务学习和护理查房。

5）组织论文投稿及参会。

2. **任职要求**

（1）基本要求

1）学历:护理专业本科及以上学历。

2）从业资格:①执业资格:注册护士,CN3 及以上。②工作经验:本科毕业从事本专业护理工作 10 年及以上;硕士及以上毕业从事本专业护理工作 5 年及以上。

（2）基本素质要求

1）符合该层级护士应具备的素质要求。

2）具有良好的个人素养和高尚的职业道德。

3）热爱教学工作,关心专科护理队伍的发展。

（3）知识要求

1）具备该层级护士应具备的知识。

2）经过护理师资培训、护士分层相关培训、培训师培训及教学管理相关培训,取得相应合格证书。

3）了解本专业国内外护理新进展。

（4）能力要求

1）具备该层级护士应具备的能力。

2）良好的表达能力和科研创新能力。

3）具有熟练使用常用计算机软件和应用网络的能力。

3. **工作权限**

（1）对本科室教学工作和在职培训工作的检查权和指导权。

（2）对本科室护理教学及人员培训工作的建议权。

4. **工作质量标准**

（1）学生评教≥90 分,护士分层培训满意度≥90%。

（2）各类教学和培训资料记录完整、管理规范。

（3）每 2 年至少发表 1 篇本专业论文。

（三）**新生儿照护护士（baby nurse）岗位说明书**

新生儿照护护士是在护士长及产科和儿科医生的指导下,从事低危新生儿初步复苏、管理工作,并协助儿科医生进行高危新生儿复苏的护士,其所在部门是产房。

知识拓展

新生儿复苏人员及团队准备

　　每位产妇分娩时至少有1名熟练掌握新生儿复苏技术的医务人员在场,负责处理新生儿。如果有高危因素,则需要有多名医务人员在场,组建一个完整掌握新生儿复苏技术的团队。复苏团队组建后,先确定团队领导。任何经过正规新生儿复苏技术培训的医务人员都可以作为团队领导。复苏开始前,团队人员要开一个简短的准备会,讨论可能遇到的问题,安排好小组成员的工作任务和所担负的责任,做好复苏计划。

　　1. **工作职责**

（1）新生儿管理

1）协助产科医生及巡回助产士完成低危新生儿初步复苏及安全管理工作。

2）协助儿科医生完成高危新生儿的抢救工作。

3）协助完成新生儿早期保健工作。

4）为孕产妇及家属提供相关健康教育。

（2）新生儿抢救物资管理

1）每日工作前检查新生儿抢救相关耗材和药品,确保物资齐备、充足、完好。

2）每日工作结束后再次检查、整理,及时补充。

3）定期培训各项物资的使用。

（3）新生儿相关设备管理

1）管理并维护产房内辐射台、转运车、血气分析仪、血氧饱和度检测仪等新生儿相关设备,定期巡检,及时报修,确保各设备正常运转。

2）监管各仪器设备的使用情况以及清洁消毒工作,定期巡检。

3）整理各设备的相关管理资料,装订成册并定期更新,组织相关培训。

　　2. **任职要求**

（1）基本要求

1）教育要求:护理/助产专业大专及以上学历。

2）从业资格要求:注册护士,具有母婴保健专项技术服务资质,经科室新生儿复苏考核合格。

3）层级要求:CN2及以上。

（2）基本素质要求

1）具有良好的个人素养和职业道德。

2）具有良好的团队协作精神。

3）身心健康，能胜任高强度、紧张的工作。

（3）知识要求

1）掌握新生儿相关的基础医学知识、新生儿复苏理论与操作技术。

2）掌握各种新生儿相关的仪器设备及急救药品使用方法。

3）熟悉相关人文学科知识及法律法规。

4）熟悉医院感染管理相关知识。

5）了解国内外新生儿复苏相关进展。

（4）能力要求

1）具有较强的应急反应能力，能迅速准确评估、决策和处理不断变化的新生儿病情。

2）具有良好的组织管理和计划能力。

3）具有良好的人际沟通能力。

3. 工作权限

（1）对新生儿护理工作改进及优化的建议权。

（2）对低年资助产士新生儿复苏工作的培训权和指导权。

（3）对院内外各层级学生进行新生儿复苏相关内容的培训权。

4. 工作质量标准

（1）严格落实各项规章制度及各项治疗；新生儿管理工作及时、准确，无护理不良事件发生。

（2）新生儿管理及宣教满足患者及家属需求。

（3）各种仪器使用娴熟，与产科和儿科医生及巡回助产士配合及时、准确。

（4）护理文件书写符合要求。

（四）科研护士岗位说明书

临床科研护士主要在护士长领导下协助完成科室护理科研管理工作及任务。

1. 工作职责

（1）科研管理与培训

1）协助护士长制订和实施科室护理科研工作计划，做好统计及总结。

2）协助护士长成立专科护理科研小组并做好小组运行管理。

3）收集并报送科室科研课题、成果获奖、论文发表与交流、新技术、学术任职等资料。

4）协助组织科室护理科研相关培训。

5）协助护理部科研管理工作并开展科研活动。

（2）科研咨询与指导

1）凝练科研问题及方向、指导科研立项、研究开展与实施、专利申报、成果转化及科技奖申报等。

2）指导论文撰写与投稿。

3）收集和传达科研相关资讯,定期汇报科研进展。

（3）科研项目管理

1）指导科室护理人员撰写科研标书,组织申报课题。

2）指导科室护理科研项目开展与实施,做好科研质量控制及数据分析。

3）指导科室护理人员将科研成果转化并应用于临床实践。

2. 任职要求

（1）基本要求

1）学历要求:护理或其他专业硕士及以上学历。

2）资格要求:①执业资格:注册护士,护师及以上技术职称。②工作经验:从事临床护理工作1年及以上。

（2）基本素质要求

1）身心健康。

2）有较强事业心和团队合作精神。

3）遵循"用心、诚信、平等、创新"的护理理念。

4）有较强科研意识。

（3）知识要求

1）掌握专业医学与护理理论知识。

2）掌握护理科研相关知识。

3）掌握科研相关法律法规及制度。

4）了解相关专业国内外发展趋势。

（4）能力要求

1）具有一定的组织管理能力和计划执行能力。

2）具备良好的沟通协调能力。

3）有较强科研能力。

4）具备熟练的英语阅读及写作能力。

3. 工作权限

（1）对护理部及科室护理科研工作的建议权。

（2）对科室护理科研计划执行情况的监督检查权。

4. 工作质量标准

（1）贯彻执行科研相关制度和职责。

（2）按要求完成科室年度科研课题和论文任务。

（3）规范记录和存档科研资料,及时报送相关报表。

（4）每2年至少发表1篇SCI论文。

（5）每3年至少有1项课题立项。

（五）护士长助理岗位说明书

临床护士长助理主要在护士长领导下协助完成科室护理管理、临床护理、护理教学、护理科研等工作。

1. 工作职责

（1）发挥助手和参谋作用,向护士长提供信息资料和管理建议。

（2）协助护士长制订科室部分护理工作计划,组织实施并做好总结、统计及汇报。

（3）根据分工,协助护士长完成至少1项以下管理工作:

1）协助护士长开展持续质量改进,提升专科护理水平。

2）协助护士长组织护理人员岗位培训及考核,审核继续教育学分。

3）协助护士开展护理科研及临床新技术、新业务,总结经验,撰写论文。

4）协助科室开展教学创新,协助带教老师完成教学计划。

（4）护士长及副护士长不在时代理护士长工作。

2. 任职要求

（1）基本要求

1）学历要求:护理专业本科及以上学历。

2）资格要求:①执业资格:注册护士,护师及以上技术职称。②工作经验:从事临床护理工作3年及以上。

（2）基本素质要求

1）身心健康。

2）有较强事业心和团队合作精神。

3）遵循"用心、诚信、平等、创新"的护理理念。

4）具有较强管理、教学和科研意识。

（3）知识要求

1）熟悉现代管理知识及相关法律法规。

2）掌握医学与护理的专业理论知识。

3）掌握护理质量管理、教学和科研相关知识。

4）了解相关专业国内外发展趋势。

（4）能力要求

1）具有一定的组织管理能力和计划执行能力。

2）有良好的沟通协调能力。

3）具备良好的质量管理、教学和科研能力。

4）具备熟练使用常用计算机软件的能力和网络应用能力。

3. 工作权限

（1）对科室临床护理、护理教学和科研工作的建议权。

（2）协助护士长完成对护理质量、教学、科研计划和管理制度执行情况的监督检查。

4. 工作质量标准

（1）及时有效贯彻并执行所分管工作相关制度和职责。

（2）针对分管工作每年完成 1~2 项质量改进项目，成效显著。

（3）规范记录和存档相关管理资料，及时上报相关报表。

（4）每年至少发表 1 篇统计源及以上期刊论文。

（文　娇　王　瑜　张金玲）

第二节　分层培训

一、分层培训概述

为优化护理人力资源管理，激发护理人员工作积极性，充分体现护理人员的专业价值，落实分级护理，提升护理质量，根据《卫生部关于实施医院护士岗位管理的指导意见》及优质护理服务要求，对护理人员进行分层管理。

（一）护理人员分层培训

护理人员分层培训（nursing training of layered）是将护理人员按照层级分别进行培训的过程，是通过问卷调查、专家咨询等方法，确定不同层级的护士能否胜任其从事的临床工作及所获取的知识是否充分的一种培训方法。对护士进行分层培训，有利于更新护理知识，完善护士的职业发展，提升医院竞争力。

（二）分层培训模型

结合妇幼专科医院特色，我院护理部建立基于"洋葱模型"的妇幼专科医院护理人员岗位胜任力模型，从表层、中间层和核心层 3 个层次构建培训体系整体构架，旨在为妇幼专科医院护理人员的培训体系设置、考核标准制订及岗位层级进阶管理提供理论依据。

洋葱模型是把胜任素质由内到外概括为层层包裹的结构，最核心的是动机，向外依次为个性、自我形象与价值观、社会角色、态度、知识、技能。

二、产科住院病区的护理分层培训

1. **总目标**　培养护士核心能力，使不同层级护士能完成岗位工作和任务，提高护士岗位胜任力，落实护士分层管理。

2. **培训要求**

（1）培训目标

1）CN0：具备护理人员基本职业素养，完成护生到护士的角色转变；掌握临床护理工作方法；具备基础护理技术、基本急救技术和一般专科护理能力；落实护理相关核心制度及患者安全目标。

2）CN1：具有良好的沟通协调能力；掌握基础护理理论与技术、专科护理常规及技术、常用急救技术；具备从事基础护理、专科护理的工作能力；了解临床带教知识，具有一定临床带教能力。

3）CN2：掌握基础护理、专科护理、重症护理的知识与技能，具备专科护理能力、重症抢救和护理能力；熟悉临床带教、科研相关理论，具有一定的临床带教和科研能力；了解管理基本理论，具有一定的管理能力；了解国内本专业护理发展动态。

4）CN3：掌握系统的护理专业知识和技能以及本专业急救技术，具备组织抢救危重患者的能力；掌握临床带教与科研相关理论知识；了解护理管理基础理论和质量控制方法，具有良好的计划和组织能力；熟悉国内本专业护理发展动态。

（2）培训重点

1）CN0：基本职业素养；临床护理工作方法；基础护理技术、基本急救技术及一般专科护理操作技术；专科常见疾病护理；护理文件书写；护理相关法律法规；护理相关核心制度及患者安全目标。

2）CN1：基础护理操作技术；专科常见疾病及护理；专科常用药物及设备；发现问题与解决问题的方法。

3）CN2：专科理论及技能的系统培训；危重症护理的系统培训；质量管理的基本概念及方法；问题分析与处理能力；护理教育学相关知识。

4）CN3：专科知识与技能、应急预案；护理教育学理论及技能；护理科研培训；护理管理的基础理论和质量控制方法。

3. **培训体系**   按照基于"洋葱模型"的妇幼专科医院护理人员岗位胜任力模型构建产科住院病区分层培训三级指标体系。一级指标：知识、技能、能力和职业素养；二级指标：知识（基础理论、专科理论、制度），技能（基础操作、专科操作、急救技能），能力（专业实践能力、临床思维能力、沟通协调能力、职业发展能力），职业素养（职业形象、职业情感、职业伦理）；三级指标：根据二级指标制订具体培训内容。

4. **培训实施与考核**

（1）实施

1）要求：建立分层管理小组，确定培训人员。线下培训采用相同师资，保证教学同质化；培训课件由分管培训的主管教学护士和教学护士长进行审核，对课件内容及质量进行把关,保证培训内容的准确性和科学性。

2)形式:线上、线下相结合。线上培训可通过线上学习软件、慕课等进行;线下培训包括操作演示、护理查房及急救演练等。

3)内容:知识、技能、能力及职业素养。

4)时间:按培训计划实施。

(2)考核

1)要求:考核内容与计划吻合,制订评分细则,保证考核结果具有科学性和可比性。

2)时间:CN0每月、CN1每季度、CN2及CN3每半年,分别抽查考核理论和操作技术各1项,每年进行1次心肺复苏(CPR)考核。

3)督导:护士长及主管教学护士根据各层级计划要求进行日常抽查考核。

5. 培训考核分析与反馈

(1)培训考核分析:包括内容组织、授课技巧、培训组织情况及培训对象的学习经历等,运用护理质量管理工具对培训考核结果进行分析,包括考核成绩及存在问题,对存在问题从执行、培训及管理层面进行分析。

(2)反馈整改:根据层级培训频率要求将分析结果进行全科汇报,个人存在问题进行单独反馈。针对制度和培训层面问题,护士长进行分析并制订整改措施,定期对整改结果实施督查,持续改进。

6. 培训意义　护士层级管理使各层级护士明确岗位职责,各层级人员间分工明确,工作安排与能级对应,保证临床工作的安全性。层级管理使护理人员充分应对岗位所需,有效减少护理工作中的风险以及不良事件的发生,提高护理工作质量与安全性。绩效制度改革,护理绩效与护士层级挂钩,护士参与培训及考核的积极性更高,使护理工作的质量得到有效保证。护理层级管理中职责的落实,使科室内护理管理体系更加完善,护理人员责任意识得到激发,产科风险管控体系得到加强。研究结果显示,护士层级管理有效提高了产科的临床护理质量和孕产妇的满意度。

三、产房的护理分层培训

助产士是保证母婴分娩安全的中坚力量,随着我国生育政策的调整及人们对生活质量要求的提升,需要充足的高质量助产人才储备。我国助产士高等教育起步较晚,在职助产士主要来源于护理专业整合教育准入及护理教育后转入,因此,规范、系统、有效的培训体系是探索的主要方向。现基于助产士核心胜任力,循序渐进、分层次、分阶段的培训模式被普遍采用。

(一)培训目标

基于"洋葱模型",设置知识技能、个人能力、职业素养三维培训目标,培训实施者根据医院具体情况设定,以综合提升助产士核心胜任力水平,推动专业发展。各级助产士培训目标可包括:

1. **新入职人员**　夯实三基,完成角色转换。

(1)知识技能:基础知识与理论、护理核心制度、患者安全目标。基础操作、成人急救操作。

(2)个人能力:一定的沟通与协作能力。

(3)职业素养:助产士角色认知及转变,形成初步的职业形象认知及情感。

2. **初级助产士**　夯实专科,胜任临床岗位。培训内容在新入职人员的目标基础上增加以下内容:

(1)知识技能:专科知识与理论;规章制度;教学相关理论;了解最新专业进展。专科操作;成人、新生儿急救操作;了解专业最新技能动态。

(2)个人能力:良好的沟通与协作能力,一定的教学与科研能力,能一定限度的完成职业规划。

(3)职业素养:遵循医学伦理,尊重生命;形成岗位认知和专业认知,明确职业内涵并悦纳助产工作。

3. **适任助产士**　巩固专科,完成个人职业发展规划,培养临床思维。培训内容在初级助产士目标基础上增加以下内容:

(1)知识技能:危急重症护理知识;教学、科研、管理相关理论;掌握最新专业进展。参与临床常见并发症、危急重症抢救;了解新技术发展动态。

(2)个人能力:一定的管理能力、临床思维水平;良好的职业规划能力。

(3)职业素养:管理个人职业形象;践行专业文化;参与公共卫生服务,有社会责任感。

4. **专业助产士及助产士专家**　提升临床急救技能,具备很好的临床思维,个人能力专项发展。培训内容在适任助产士目标基础上增加以下内容:

(1)知识技能:系统的基础、专科、急救理论;管理与临床质量控制相关理论;专业发展动向。组织临床常见并发症、危急重症抢救;开发专业新技术。

(2)个人能力:个人定向职业发展;参与科室管理;较强的教学、科研能力;具备良好的临床思维水平。

(3)职业素养:参与学科建设;乐于分享或传播专业的正向维度,促进学科发展。

(二)培训计划

分层培训应就助产士已知的再加固、未知的新搭建,计划涵盖全面,具备学科性、前沿性、可持续性,结合医院层级晋升机制,制订培训计划周期。计划的制订应同时考虑科室特点,如产房工作繁重、突发情况多、知识更新快、时间固定性差,需要合理利用空间与时间,可采用碎片化培训、晨间培训等方式。

1. **组建团队**　分层培训是优化人力资源的有效措施,培训团队由管理者负责,建议包含管理者、优秀的教学师资、临床骨干等。如果条件允许,各层级可选定不同的负责人,协助更好地实施计划,同时达到培养青年助产士的目的。

2. **计划拟定**　基于人员现状、既往培训总结、人员需求分析,可包含:

(1)助产士核心胜任力框架内容:包括职业素养、妊娠期保健、分娩期保健、产后保健、新生儿保健、妇女保健、公共卫生保健及综合能力七大模块。职业素养建议由护理部统一培训,以保证培训的科学性及同质性,其余可科室内部拟定计划并在一定周期内完成。因学科局限性,部分内容建议采用多科室协作式培训,如ICU协助培训临床常见急症识别,新生儿科协助培训新生儿解剖、生理等。

(2)母婴安全相关内容:如成人急救、新生儿急救、医院感染管理等。

(3)个人职业规划相关内容:如教学、科研及管理知识等。

3. **培训实施方式**　培训的实施方式会影响学习效果及知识运用,因此培训方式应具备灵活性和多元性。

(1)灵活性:重点、难点采用线下方式完成,便于互动与反馈,了解掌握情况及培训效果,基础部分可采用线上方式完成。

(2)多元性:培训方式多元化,不拘泥于课堂,不限于传统。如建设资源库,可保证培训的完整性、积极性及可回顾性;也可参考课堂授课、情境演练、工作坊、高仿真模拟等多种方式。

(三)**考核与分析**

实施三级考核策略(即护理部、妇产科、产房),考核方式多样化,考核周期根据部门性质和层级现状可分为月、季度或半年。合理利用质量管理工具进行科学分析,分析落实到具体内容及人群。

1. **传统试卷、操作考核**　用于有标准答案的知识、技能,如教科书内容、制度常规等,适用于CN0。

2. **日常抽查**　用于理论知识、临床问题、最新动态及临床思维等,如产程管理要点、指南等,适用于CN1、CN2。

3. **非标准化考核**　用于临床思维、评估框架搭建,如患者管理、临床安全等,适用于CN2、CN3。

(于　霞　罗肖雪)

第三节　绩　效　考　核

绩效考核(performance examine),是企业绩效管理中的一个环节,是指需考核的主体对照工作目标和绩效标准,采用科学的考核方式,评定员工工作完成情况、员工工作职责履行程度及员工的发展情况,并且将评定结果反馈给员工的过程。常见绩效考核方法包括平衡计分卡(BSC)、关键绩效指标(KPI)及360度考核等。

一、护理绩效考核概述

对护理人员进行绩效考核是为了调动护理人员工作积极性,充分发挥护士工作热情,提高护理质量和管理水平,更好地促进护理工作的可持续性发展。根据等级医院评审标准及优质护理服务示范工程活动要求和绩效分配方案制订护理绩效考核制度。

1. **护理绩效管理发展**　护理绩效管理最早源于美国,19世纪70年代美国开始进行绩效评估指标体系的研究,逐步建立护理绩效评价数据库;2007年进一步修订护理绩效评价数据库,完善指标,其中缅因州建立的以患者为中心的护理敏感指标数据库最为丰富。早期我国护理绩效管理并没有统一的评价及考核标准;2010年全国卫生工作会议上提出探索护士分层管理,建立能级对应管理模式;2012年发布《卫生部关于实施医院护士岗位管理的指导意见》,明确指出应建立并实施以岗位职责为基础,以日常工作和表现为重点的护士绩效考核制度,并将考核结果与护士薪酬分配、奖励、评优树先、职称考评和职务晋升挂钩。

2. **护理绩效考核的重要性**　护理岗位绩效评价对护士而言是有效的评价手段。护理岗位绩效评价为医院管理提供客观而公平的岗位绩效标准,避免了传统的以个人为主的人事考评制度所造成的诸多局限。护理绩效考核的基本原则是:以质量为本、以制度为纲,强化服务意识;起点公平,量化考核,促进有序竞争;奖励同工同酬,按劳分配,形成有效激励。

3. **护理绩效考核标准的特点**　考核指标设计包括一级、二级和三级指标;定性与定量指标相结合;考核指标突出指标重点业绩的要素;赋予各种业绩要素不同权重,二级或以下指标均赋予明确分值。采用多维度绩效管理考评方法,构建以科室为单位的绩效考核体系,建立完善的考核组织体系,科学管理并有效利用考核结果,真正实现正确评估组织或个人的绩效,进行有效激励,持续提升组织和个人的绩效。

知识拓展

大学附属医院教学绩效考核意义

大学附属医院通常承担着医教研的工作,随着医教协作深化临床医学人才培养改革的推进,大学附属医院教学功能的重要性日趋凸显。教学绩效考核能有效提升大学附属医院临床教师的教学工作积极性,很大程度上促进大学附属医院教学质量的提升和改善。大学附属医院教学工作任务重、类别多、形式多样,因此教学工作绩效考核存在一定的难点。通过提升教学绩效考核质量、完善教学绩效考核制度非常有利于直观了解教学效果,对临床教学工作的开展意义重大,通过教学质量的提高可为临床培养优质人才。

二、产科护士绩效考核制度及考核细则

(一)绩效考核制度

1. 科室绩效考核制度

(1)目的:为促进护理人员不断成长,提高护理质量,保障患者安全,改善患者就医体验,提升护理效益,特制订本制度。

(2)考核时间:当月月底前完成上月考核。

(3)考核方式:基于护理部及科护士长质控结果、夜查房、不良事件报告,以及相关职能部门考核结果,由大科考评小组具体负责考核评分。

(4)考核指标

1)考核指标形成:基于平衡记分卡设计,由护理部按护理单元核心质量设计一级、二级和三级指标,科护士长、护士长、骨干多次对指标条目进行修订,并对二级和三级指标权重进行打分,计算平均值后,护理部进行微调。

2)考核指标分值:除外加分项,总分为100分。

(5)科室绩效考核的结果认定

1)科室绩效由大科考评小组进行考核后,护理质量与安全管理委员会审核通过。

2)月考核结果90分及以上为合格。

(6)科室绩效考核结果的应用

1)科室每月绩效考核的结果用于发放科室每月绩效。80分及以上、90分以下按比例扣人均绩效;80分以下加大扣人均绩效比例;核心条款为零容忍条目,一条不合格按比例扣人均绩效。超过100分,则按照比例奖励人均绩效。

2)同时,科室每月绩效考核成绩将作为年度医疗质量奖、先进集体评选及护士长年终考核的一个维度。

2. 产科护理人员绩效考核制度

(1)考核原则:客观公正、民主公开、注重实绩、科学合理。

(2)考核对象及内容

1)考核对象:产科各病区各层次护理人员。

2）考核内容：分为基本考核项、加分项和扣分项。基本考核项包括：①临床护理工作的数量、质量、难度（40%）；②劳动纪律及仪表（10%）；③协作精神与参与管理（10%）；④病房质量控制（30%）；⑤临床带教（10%）；⑥医德医风（按医院考核标准）。加分项包括：①加班；②应急时服从安排；③杜绝差错。扣分项包括：①因查对不到位发生差错；②投诉属实。

（3）考核的组织领导

1）考核工作由护理部组织，各病区管理小组负责考核。

2）各病区管理小组对病房护士进行直接考核，护理部对考核工作进行指导与监督。

（4）考评办法：以《护士绩效考核表》为基准，对病房护士进行测评。

1）方法：采用病区管理小组评价、同病区护士评价及实习学生评价相结合的办法进行考核。每月测评1次，年终总评。

2）结果：月考核基本考核项80分合格；加分项和扣分项进行单项奖励或惩罚；每月考核结果由科室考核小组审核，与当月绩效挂钩。年终考核综合测评，等级分为优秀、合格、基本合格、不合格4个档次，优秀率不得超过5%。

3）通报：平时考核与年度考核相结合、定性考核与定量考核相结合，每月对目标完成情况进行考核通报，及时反馈。

4）考核结果应用：绩效考核结果与护士的收入分配、职称晋升、学习进修、奖励评优等挂钩；年度先进个人从绩效考核优秀个人中产生；年度考核基本合格及不合格者，给予教育和培训，限期整改，由病区管理小组对整改情况进行鉴定。

5）其他事项：因病假、事假、外出进修或学习等原因，累计超过6个月不在岗的人员，不进行年度绩效考核；新进人员未满6个月者，不参加当年度绩效考核。

（二）产科护理人员绩效考核细则

1. **目的**　体现多劳多得、优绩优酬，充分调动护理人员积极性。

2. **经管小组**　须包含至少3人，其中至少有1名普通临床护士。

3. **分配原则**

（1）本着客观公正和民主公开的原则，科室分配细则由科室管理小组根据护理部指导原则讨论制订并报护理部审核备案。

（2）二级分配由经管小组负责，调整的人员和额度须经经管小组成员同意并签名，调整须有依据并记录。

4. **科室调整项目**　科室绩效的30%可用于调整，除以下几项外，按个人系数进行分配：

（1）夜班费：连续上8小时及以上夜班者，按护理部核定金额发放夜班费。小夜班即18：00~22：00，由科室给予适当补贴。

（2）非在职人员补贴标准：规范化培训学员绩效补贴按人力资源部及护

理部规定补贴标准发放。科室可根据规范化培训学员、进修生、实习研究生工作胜任能力、工作量及表现，做适当调整。

（3）特殊岗位：科室管理小组根据本科室分配细则进行调整。

（4）奖惩：根据本科室绩效考核细则进行奖惩。

（5）外出进修：30%~70% 发到个人，余用于科室内调整。

（6）其他：上述未涵盖者，由科室管理小组讨论确定并报护理部备案。

5. **产科护理绩效考核细则**　见表 2-3-1 及表 2-3-2。

表 2-3-1　护理绩效考核表（产房）

一级指标	二级指标	分值	三级指标	分值	考核办法
学习与发展（20分）	1. 岗位培训与考核	10	1. 培训完成率 100%	3	检查培训记录，抽查临床护士，未达标扣 3 分
			2. 考核完成率 100%	3	检查考核记录，抽查临床护士，未达标扣 3 分
			3. 三基 / 急救知识与技能掌握 90% 以上	4	抽查临床护士至少 3 例，1 例未掌握 90% 扣 1 分
	2. 持续质量改进	10	1. 上月质控问题有改进	10	检查护士长手册，现场查看，1 项未改进扣 1 分
			2. 护理有创新（加分项）	/	有方案、有应用总结，经护理质量与安全管理委员会审核，1 项加 1~5 分
业务流程（70分）	3. 患者身份识别 ※	14	1. 三方核查正确	4	现场查看记录与操作，1 例不合格扣 2 分
			2. 查对方法正确	5	查看护士操作，1 例不正确扣 1 分
			3. 无查对不到位导致的不良事件	5	发生 1 例因查对不到位导致的不良事件扣 5 分
	4. 用药安全	12	1. 毒麻药品 / 高危药品 / 冰箱药品 / 危险化学品管理规范	3	查看药品管理，1 项不符合扣 0.5 分
			2. 药物配制 / 使用符合要求	4	查看护士操作，1 例不正确扣 1 分
			3. 术前预防性抗生素按时输入	5	现场查看，1 例未达标扣 2 分

续表

一级指标	二级指标	分值	三级指标	分值	考核办法
业务流程 （70分）	5. 医院感染 管理	11	1. 无菌物品管理规范 ※	3	发现1个无菌物品过期扣3分
			2. 外科洗手合格	2	现场查看，1例不合格扣1分
			3. 适时手卫生	1	查看护士操作，1例不正确扣0.5分
			4. 无菌技术操作规范	2	现场查看，1例不合格扣1分
			5. 特殊感染患者消毒隔离措施落实	1	现场查看，1例不合格扣1分
			6. 职业防护措施落实	2	查看设施与操作，设施不合格扣2分，1例操作不合格扣1分
	6. 不良事件	9	1. 无瞒报或漏报不良事件	3	发现1例扣3分
			2. 发生不良事件后进行PDCA	3	检查实施情况，1例未做扣3分
			3. 当月患者无非预期压力性损伤/烫伤/跌倒发生※	3	发现1例与护理有关者，扣1分
			4. 上报隐患/准事故（near miss）并进行PDCA（加分项）	/	上报后有改进方案/总结，经护理质量与安全管理委员会审核，1例加3分
	7. 医务人员有效沟通	8	1. 医嘱执行正确	3	抽查医嘱执行情况，1例不正确扣1分
			2. 患者交接符合要求	5	查看患者交接/交接记录，1例不正确扣1分

续表

一级指标	二级指标	分值	三级指标	分值	考核办法
业务流程 （70分）	8. 整体护理	16	1. 重点患者术前访视率100%	1	查看记录, 询问患者, 1例未达标扣1分
			2. 患者术中体温管理和体位管理	3	现场查看, 1例不合格扣1分
			3. 人文关怀	2	现场查看隐私保护、关爱患者, 1例落实不到位扣1分
			4. 物品清点时机/方法/内容/记录正确 ※	4	查看操作与记录, 1例不合格扣4分
			5. 输血操作及记录规范	3	现场查看, 1项不合格扣1分
			6. 标本/胎盘管理及登记规范 ※	3	抽查记录, 查看标本管理, 1例不合格扣1分
患者满意度 （5分）	9. 患者满意度	5	1. 无有效投诉	2	纠风办/法务部反馈, 1例扣2分
			2. 患者满意度	3	收集至少30例患者满意度, 低于上年度本科室平均水平的1.5倍标准差扣1分, 低于上年度本科室平均水平的2倍标准差扣2分, 低于上年度本科室平均水平的3倍标准差扣3分
成本效益 （5分）	10. 成本效益	5	1. 设备、物资管理符合要求	3	抽查设备/物资管理, 1项不符合扣0.5分
			2. 手术间合理使用有分析	2	无分析扣2分

注: ※ 为核心指标, 若因该指标发生不良事件, 无论最终得分是否达到扣罚绩效标准, 均按照标准扣罚绩效。

表 2-3-2　护理绩效考核表(产科病房)

一级指标	二级指标	分值	三级指标	分值	考核办法
学习与发展 (17分)	1. 岗位培训/考核	7	1. 培训完成率100%	2	检查培训记录,抽查临床护士,未达标扣2分
			2. 考核完成率100%	2	检查考核记录,抽查临床护士,未达标扣2分
			3. 护士三基/急救知识与技能掌握90%以上	3	抽查临床护士至少3例,1例未达标扣1分
	2. 持续质量改进	10	1. 上月质控问题有改进	10	检查护士长手册,现场查看改进情况,1项未改进扣1分
			2. 护理有创新(加分项)	/	有方案、有应用总结,经护理质量与安全管理委员会审核,1项加1~5分
业务流程 (68分)	3. 患者身份识别 ※	13	1. 患者腕带佩戴规范	4	抽查患者腕带,1例未佩戴腕带扣1分
			2. 护士查对方法正确	5	查看护士操作,1例不正确扣1分
			3. 无查对不到位导致的不良事件	4	发生1例因查对不到位导致的不良事件扣4分
	4. 用药安全	12	1. 毒麻/高危药品/冰箱药品管理规范	6	查看药品管理,1项不符合扣0.5分
			2. 药物配制/使用符合要求	6	查看护士操作,1例不正确扣1分
	5. 医院感染管理	10	1. 无菌物品管理规范 ※	3	查看无菌物品,1个过期扣3分
			2. 适时手卫生	3	查看护士操作,1例不正确扣0.5分
			3. 职业暴露防范措施落实	2	查看护士操作,1例不正确扣1分
			4. 传染病患者隔离措施落实	2	查看患者隔离措施,1项不正确扣0.5分
	6. 医务人员有效沟通	9	1. 医嘱执行正确	5	抽查医嘱执行情况,1例不正确扣1分
			2. 患者交接符合要求	4	查看患者交接/交接记录,1例不正确扣1分

续表

一级指标	二级指标	分值	三级指标	分值	考核办法
	7. 不良事件	9	1. 无瞒报或漏报不良事件	3	发现 1 例扣 3 分
			2. 发生不良事件后进行 PDCA	3	检查实施情况,1 例未做扣 3 分
			3. 当月患者无非预期压力性损伤 / 烫伤 /ICU 内的跌倒	3	发生 1 例与护理有关者,扣 1 分
			4. 上报隐患 /Near Miss 并进行 PDCA（加分项）	/	上报后有改进方案 / 总结,经护理质量与安全管理委员会审核,1 例加 3 分
	8. 整体护理	15	1. 基础护理 / 分级护理 / 健康教育合格率	5	抽查至少 2 名患者,1 项未达 90 分扣 1 分
			2. 无因护理文件书写问题致乙级 / 丙级病历	5	病案科考核,1 例乙级病历扣 2 分、丙级病历扣 5 分
			3. 抢救物资完好率 100%※	5	检查抢救物资,未达标扣 5 分
患者满意度（8 分）	9. 患者满意度	8	1. 无有效投诉	4	纠风办 / 法务部反馈,1 例扣 2 分
			2. 患者满意度	4	收集至少 30 例患者满意度,低于上年度本科室平均水平的 1.5 倍标准差扣 1 分,低于上年度本科室平均水平的 2 倍标准差扣 2 分,低于上年度本科室平均水平的 3 倍标准差扣 4 分
成本效益（7 分）	10. 成本效益	7	1. 设备、物资管理符合要求	4	抽查设备 / 物资管理,1 项不符合扣 0.5 分
			2. 床位使用率 / 周转率 / 平均住院日	3	床位使用率 / 周转率 / 平均住院日未达到医院对科室基本要求,扣 3 分

（刘　兰　罗肖雪）

第三章 教学管理

第一节 教学管理架构与制度

一、教学管理架构

1. **护士长** 监管科室教学工作。

2. **教学护士长** 制订并组织实施科室教学计划,参与教学活动及教学改革;每月组织教学查房 1 次;每月进行教学质控,针对教学反馈进行整改。

3. **主管教学护士**

(1)根据教学大纲及学生需求,制订教学计划,并监督执行。

(2)负责学生的入科培训、出科考核及座谈,收集反馈意见。

(3)做好学生的日常管理。

(4)指导学生进行责任制整体护理,提升专业实践能力。

(5)每周组织至少 1 次教学活动,做好记录及评价。

(6)组织课堂授课、命题、阅卷、竞赛等教学活动。

(7)开展教学创新。

(8)做好教学资料记录及归档。

4. **临床带教老师**

(1)根据科室临床带教计划落实各项教学任务。

(2)协助组织入科培训、操作示范、小讲课、教学查房及出科考核等。

(3)收集跟班学生意见及建议。

(4)指导学生从事临床护理实践,培养学生临床思维及专业能力。

(5)指导学生书写护理病历。

(6)督查学生平时表现、理论知识和操作技能掌握情况、整体护理情况。

(7)积极参加科室教学改革,撰写教学论文。

(8)书写教学手册,完成教学资料的收集、整理和存档。

二、教学管理制度

(一)任职要求

1. **主管教学护士** 护理专业本科及以上学历。注册护士,CN3 及以上。本科毕业从事本专业护理工作 10 年及以上,硕士及以上毕业从事本专业护理工作 5 年及以上。

2. **临床带教老师** 热爱护理专业及护理教育事业,具有奉献精神和严谨的教学作风。熟悉本科室业务,近 3 年"三基"考核成绩优秀。近 3 年无违法、违规、教学投诉。

（1）规培护士带教：本科及以上学历，主管护师及以上职称；从事护理工作≥5年，带教≥3年；具有教师资格证或专科护士证书。

（2）大专实习生带教：大专及以上学历，护师及以上职称；从事护理工作≥3年，带教≥1年。

（3）本科实习生带教：本科及以上学历，护师及以上职称；从事护理工作≥3年，带教≥1年。

（4）进修护士带教：本科及以上学历，主管护师及以上职称；从事护理工作≥5年，带教≥3年。

（二）教学方式

根据教学计划开展教学活动，采取课堂授课、教学查房、小讲课、病例讨论、操作示教、文献报告等多样化教学方法。

（三）考试考核

考核包括入科—过程—出科考试，采用形成性评价与终结性评价相结合的评价形式。各带教老师负责学生平时考核，出科前1周进行出科考试。

（四）教学总结

1. 每月至少组织教学会议1次，讨论教学计划，总结本月教学问题及下月教学重点。

2. 每年至少完成1篇教学文章，年终收集整理教学资料。

（李 娜 王 瑜）

第二节 基于建构主义理论的教学方法

一、建构主义教学理论

建构主义理论最早由皮亚杰提出，主张知识不是通过教师传授得到，而是学习者在一定的情境下，利用必要的学习资料，借助他人（包括教师和学习伙伴）的帮助，通过意义建构的方式获得。建构主义教学理论认为"情境""协作""会话"和"意义建构"是学习环境中的四大要素。

二、建构主义教学方法

建构主义理论的教学方法，是指以建构主义理论为基础，以学生为中心，在整个教学过程中由教师起组织者、指导者、帮助者和促进者的作用，利用"情境""协作""会话"等学习环境要素，充分发挥学生的主动性、积极性和首创精神，使学生有效地实现对当前所学知识的意义建构的一种教学方法。主要包括：支架式教学法、抛锚式教学法和随机进入教学法。

（一）支架式教学法

支架式教学法是指教师在教学过程中通过一套特定的概念框架帮助学生理解和建构特定知识、建构知识意义的教学方法。整个过程强调学生在教师的指导下探索，即：师生合作解决同一问题，教师根据学习的内容做大量的示范，为学习者提供必要的学习支架，通过支架的帮助把学习和探索的任务逐渐转移给学生，随着教师的逐渐淡出，学生能够利用有关资源与工具，积极主动地进行独立探索，最终完成任务或解决问题，达到教学目的。支架式教学法的主要步骤包括：

1. **搭脚手架**　确定要建构的知识，围绕学习主题，建立概念框架。
2. **进入支架**　呈现一定问题情境，将学生引入概念框架中的某个节点，为学生的建构活动提供基础。
3. **独立探索**　让学生在支架的帮助下自主寻求问题的答案。
4. **协作学习**　进行小组协商、讨论。
5. **效果评价**　包括学生个人的自我评价和学习小组对个人的学习评价。评价内容包括自主学习能力、对小组协作学习所做的贡献、是否完成对所学知识的意义建构三方面。

（二）抛锚式教学法

抛锚式教学法由温特比尔特认知与技术小组（cognition and technology group at Vanderbilt, CTGV）在约翰·布朗斯福特（John Bransford）领导下创立的。它是以包含某种问题或任务的真实情境作为"锚"，引导学生识别问题、提出问题并解决问题的一种教学模式。在抛锚式教学法的整个教学过程中，建立并确定与所学知识相关的问题的过程被形象地比喻为"抛锚"。因为一旦"锚"确定了，就像轮船被锚固定一样，整个教学内容和进程也就被确定了，抛锚式教学法也被称为"实例式教学"或"基于问题的教学"。抛锚式教学法的主要步骤包括：

1. **创设情境**　根据学生的发展需求，提供与真实情况基本一致或类似的情境。
2. **确定问题**　即"抛锚"，从情境中选择与当前学习主题密切相关的真实事件或问题，以备学生去解决。
3. **自主学习**　学生各自独立地解决问题，发展自主学习能力，包括发现要建构的内容的能力、获取有关信息与资料的能力、利用信息与资料的能力。教师的任务是向学生提供解决该问题的有关线索，如需要收集哪些资料、从何处获取相关信息资料及现实中专家解决类似问题的探索过程等。
4. **协作学习**　通过讨论与交流不同观点，修正、加深每一个学生对当前问题的理解，达到对学习内容比较一致且具有相对确定性的认识。
5. **效果评价**　由于抛锚式教学法要求学生解决面临的真实问题，解决问题的过程可以直接反映学习效果,因此不需要独立于教学过程的专门测验,老师只需要在教学过程中随时观察并记录学生的表现。

(三)随机进入教学法

随机进入教学法是指学习者可以随意通过各种手段和不同方式进入同样的教学内容,从而获得对同一问题或同一事物的多方面的认识与理解。随机进入教学法的主要步骤包括:

1. **呈现基本情境**　向学习者呈现与当前学习内容相关联的情境。

2. **随机进入学习**　向学习者呈现与当前所学内容的不同侧面的特性相关联的情境,引导学习者自主学习。

3. **思维发展训练**　引导学生发展元认知水平,帮助建立思维模型。

4. **协作学习**　围绕通过不同情境获得的认识、建构的意义展开小组讨论。

5. **效果评价**　包括自我评价和小组评价,内容同支架式教学法。

(李　娜　王　瑜)

第三节　教学实践

护理教学应充分发挥学生的主观能动性,培养其临床思维以及分析和解决问题的能力,基于建构主义教学理论的 PDCA 教学模式能较好地达到这个效果。PDCA又叫戴明循环管理法,是一种标准化、科学且有效的管理体系,包括计划(plan,P)、执行(do,D)、检查(check,C)、总结(action,A)4个阶段。将 PDCA 运用于临床护理教学中,可以不断发现问题、分析并解决问题,从而使教与学有程序、质与量可监控,有助于提高教学质量。

一、教学计划

1. **教学准备**　包括接收学生入科交接表,了解学生基本情况,做好师资安排。

2. **制订教学计划**　根据学生的实习大纲、岗位胜任力目标、学习需求评估等制订教学计划,可涵盖年计划、月计划、周计划和日计划,可以临床路径的形式呈现,须具备目的性、计划性、时间明确性及可实施性,教学过程中也可对教学计划进行弹性调整。

3. **准备教学资料**　教学资料准备包括准备学生欢迎卡、排班表、课件和教案等,还可以建立线上移动学习资料库,如使用线上学习软件等,方便学生进行在线学习及考核。

4. **准备教学设施**　教学设施的准备包括建立教学微信群,准备教学场地、教具及病例资料等。

二、教学实施

（一）入科欢迎仪式

可选用欢迎卡、欢迎视频、欢迎相册等形式进行入科仪式，创造良好的教学氛围，让学生感受到被重视、受欢迎，帮助学生更快地消除恐惧感和陌生感，更快地融入新环境。

（二）入科培训

入科培训包括介绍病区环境及人员、病区专科特点、学习及工作制度、教学 PDCA 流程，解读岗位说明书、临床路径表以及班次流程表等，让学生对新科室有直观的认识，也对在新科室的学习计划有全面的了解。

（三）实施教学计划

教学计划实施涵盖职业素养、理论知识、临床技能、整体护理等多方面的综合教学。基于建构主义教学理论，教学方式应从"老师主动讲，学生被动听"转变为"学生主动学、主动说、主动做，老师指导和辅助"。在临床教学中，可采用抛锚式教学法、以问题为基础的教学法（PBL）、基于团队的教学法（TBL）、基于案例的教学法（CBL）、翻转课堂、思维导图教学、情境模拟教学、六顶思考帽护理查房、同伴教育、基于护理程序的操作示教、教学查房、病例讨论、文献报告等多样化的教学方法开展教学活动。

1. 抛锚式教学法　即基于问题的教学，它建立在真实的情境或提出问题的基础上，"锚"指的就是这个情境或提出的问题。简单来说，抛锚式教学法就是学生在情境或问题中去体会、去感受，可以直接获得经验，从而能够对老师提出的问题进行思考和分析，进而对所学知识的意义进行建构，最终达到掌握所学知识的目标。

2. PBL　即以问题为基础的教学法（problem-based leaning，PBL），适用于对某类医学专题、疾病或具体的病例进行研究学习。它以问题为导向，以解决问题为学习目标，老师引导学生主动发现、分析以及解决问题，同时也注重各种技能的培训。

（1）内涵：将多学科知识融入真实的案例中，培养学生的横向思维和发散思维。

（2）学习目的：注重实用性学习，培养专业能力较强的实用性人才。

（3）教学形式：以问题为中心，以学生为主体，注重学生参与的主动性，由教师引导学生学习和思考，让学生自主探索并解决问题。

（4）评估体系：根据学生准备的书面报告，发言的次数及质量，相应的知识、技能以及其他多方面的考核，综合评定学生的知识水平、技能水平、学习能力、分析能力、思维能力以及解决问题的能力等。

3. TBL　即基于团队的教学法（team-based learning，TBL），以学生的需要

为主导,将学生进行分组,以小组的形式开展活动,相互探讨进而获取和理解知识,有助于提高学生的应用能力、团队协作能力以及领导能力。具体步骤包括:确定教学目标,进行分组,学生课前预习,学生完成个人测验以及小组测验,以小组为单位进行讨论,提供更有难度的问题或者临床案例让小组继续讨论并解决问题,教师对分析过程、讨论结果以及学生表现进行评价。

4. CBL　即基于案例的教学法(case-based learning, CBL),也叫案例教学法,是一种以学生为中心,教师为主导,临床病例为先导,临床诊疗或护理问题为基础的教学方式。教师根据教学目的,在临床中遴选典型病例,或设计典型案例,为学生创设情境,还原临床实践,并且根据教学目的设置问题,引导学生在案例分析中获取知识。该教学模式将理论知识与临床实践紧密结合起来,可以激发并维持学生的学习兴趣,充分调动其学习积极性,有助于培养学生的临床思维能力、分析以及解决问题的能力。

三、教学检查

教学检查是检查学生的学习效果,通过科学、公平的评估标准对教学活动的过程及结果进行测量、分析和比较,从而进行教学评价。根据布鲁姆教学评价方式,教学评价包括诊断性评价、形成性评价及终结性评价,在临床实践中可设置为入科考核—过程考核—出科考核三阶段考核。

1. **诊断性评价**　即在学生入科时或入科前进行考核,了解学生是否已具备新科室的教学目标所要求的知识和技能。

2. **形成性评价**　在教学过程中进行,可以随时了解教学效果,探究教学过程中存在的问题,以便及时对教学安排进行适当调整,包括平时表现考核、临床技能考核、专科理论考核、整体护理考核、岗位胜任力考核、临床带教质量评价等。临床技能考核可以使用操作技能直接观察评价表或迷你临床演练评分表,整体护理考核可使用病例个案讨论评价表或分管患者观察考核表,专科理论考试可通过试卷形式考核,也可通过线上答题方式进行考核,还可通过制作健康教育海报、撰写科普文、绘制思维导图、制作宣传视频、撰写读书报告等非标准化答案考核的方式进行考核。

3. **终结性评价**　是在每批次教学的最后阶段进行,了解学生是否完成所有的教学计划、达到所要求的教学目标,作出较全面的总结性评价,包括小讲课评分、护理查房评分、护理个案评分、护理病历评分、理论及操作考试成绩等。

四、教学处理

教学处理最重要的是教学反思,这是教师主动开展的自我省思,是对教学实践的再思考,有助于教师在经验反思中再改进,不断提升自身的专业素养,达到教学相长的目的。

1. **出科访谈**　举办出科欢送会,组织学生对本轮学习进行总结,进行自评和他评。

2. 书写学生出科交接表　填写好后交与下个科室,以便下个科室及时做好教学安排。

3. 完成教学手册的填写,整理、归档教学资料　可以电子文档的形式进行归档,以"P""D""C""A"文件夹分别保存相应的教学资料,便于查看。

4. 填写教师反思评价表　教学反思可以从学生角度和教师角度分别进行反思,可以反思教学计划、教学内容、教学方法、教学效果等方面,也可以反思教师的教学素养和教学能力等,还可以总结自身的教学亮点、教学不足之处,并进行原因分析,提出改进方法。

知识拓展

多元化考核方式在临床护理教学中的作用

实施多元化的考核方式,例如操作考试、角色扮演考试、知识竞赛等多种评价考核形式,改变以往单一的基本操作考核方式,使教学评价贯穿整个临床教学过程;充分调动学生学习的主动性、积极性以及学习兴趣,可以加强学生的合作意识,有利于培养学生的自学能力、沟通能力、实践能力以及分析和解决问题的能力,也有助于改变学生因为心理素质、临床思维以及业务技能水平较差而导致的沟通能力不足的情况。

（张　婷　包新茹）

第四节　教 学 质 控

一、教学质控概述

教学质量控制是依据教学质量标准,对影响质量的有关因素进行控制,使教学工作处于最佳状态的质量管理。

二、教学质控体系

教学质控采用护理部 - 大科 - 科室三级质控体系,质控人员包括护理部主任、科护士长、护士长、主管教学护士、临床带教老师等。

1. 护理部、大科　每季度进行 1 次教学质控检查。抽查科室教学管理及临床带教质量。将教学质控情况反馈科室并追踪整改效果。

2. 科室

（1）临床带教老师负责协助、督促学生完成教学计划。

（2）主管教学护士每周对教学计划完成情况、教学质量进行抽查。

（3）教学护士长每月进行 1 次教学质控检查，抽查临床带教老师教学计划及临床带教情况，并组织教学工作例会进行讨论及整改。

三、教学质控内容

教学质控贯穿于 PDCA 教学过程中，每个阶段有每个阶段具体的内容。

1. **计划阶段** 教学管理组织架构是否明确，岗位职责是否清晰；教学制度是否健全；师资、师生比是否符合要求；教学资料是否完善。

2. **实施阶段** 入科培训、需求调查是否落实到位；带教老师、学生是否清楚教学计划并按计划实施；相关学习记录是否及时；师生双方沟通交流是否存在问题。

3. **检查阶段** 是否按照计划和要求对学生进行考核；学生在知识、技能、态度等方面是否达到学习目标。

4. **处理阶段** 出科访谈、满意度调查是否按要求进行；教学资料的整理是否完整；教师是否对本次教学过程进行反思。

四、教学质控分析

1. **护理部** 教学质控检查后，护理部运用质控图、柏拉图等质控工具对质控检查数据进行分析，找出重点科室、重点问题，持续改进教学质量。

2. **科室** 护士长运用质控图、柏拉图对每月的教学质控检查结果进行分析，找出科室在教学方面存在的问题，再使用鱼骨图对重点问题进行根本原因分析。

五、教学质控改进

教学质量控制的目标是使教学工作处于最佳状态，因此比发现问题更重要的是解决问题，具体的改进可以从以下几个方面进行：

1. **制度层面** 护理部、大科、科室应具备健全的教学管理制度，以监督、促进、保障教学工作有序、高效开展。

2. **执行层面** 重视教学计划的落实程度，在执行教学计划的过程中建立完善的监督机制，对教学计划的实施过程、教学效果以及师生双方对教学的满意度等进行监督。

3. **培训层面** 加强师资队伍建设，提升教师的教学能力。

（李 娜 王 瑜）

第四章 科研管理

第一节 产科护理研究

一、产科护理研究的重要性

2021年9月27日,国务院印发了《中国妇女发展纲要(2021—2030年)》《中国儿童发展纲要(2021—2030年)》,强调保障母婴健康、提高出生人口质量是国家卫生健康工作的重要内容。2020年,全国孕产妇死亡率为16.9/10万,婴儿死亡率为5.4‰,5岁以下儿童死亡率为7.5‰,妇幼健康核心指标已达到并位居全球中高收入国家前列。近年来随着生育政策调整,高龄产妇比例升高,对优质均衡的医疗保健服务提出了更高要求。

产科护理科学研究能够帮助产科护理学明晰现况,夯实实践基础,了解发展趋势,不仅是扩展、更新理论知识和促进学科发展的原动力,也是培养和造就产科护理人才的重要源泉。产科护理研究的重要性主要体现为以下三点:

1. **提高产科护理服务质量** 通过培养护理人员的科研意识以及发现和解决问题的能力,从而进一步朝为孕产妇"促进健康、预防疾病、恢复健康、减轻痛苦"的目标前进,最终提高临床护理质量。

2. **加快产科护理学科建设** 科学研究是推动学科发展的动力,任何一个学科都不能离开科学研究,没有科学研究的学科是没有生命力的。科学研究可以扩展和完善本学科知识体系,推动产科护理学科的建设和发展。

3. **培养产科护理人才** 通过学习文献检索、阅读文献、设计完善的科研项目,最终完成科研项目并撰写成果,不仅有助于培养护士的科研意识、科学思维、批判性思维和创新意识,而且能提高护士分析问题和处理问题的能力,进而为产科护理事业培养人才。

二、产科护理研究现状

(一)母婴护理研究现状

近年来,我国母婴护理研究取得了令人振奋的成果,发表论文数量逐年增长,越来越多的产科护理人员开始重视并投入护理研究,一些优秀成果在国际上崭露头角。然而我国母婴护理研究水平总体偏低,研究深度及广度有待进一步加强。与此同时,护理队伍忙于临床、缺乏高水平科研人才等问题,依然未能得到足够关注和重视。产科护理研究范围广阔,现将研究关注重点和热点介绍如下:

1. **关注产科护理人员身心健康**　随着时代的发展,孕产妇及家属健康意识普遍增强,对护理服务水平的要求也越来越高。护理不再只是完成医嘱与基础护理工作,还要做好病情评估、专科护理、健康教育等工作。产科护士普遍存在工作强度大、超时工作的情况。而产科危急重症孕产妇较多,病情变化迅速,护士需要花更多的时间和精力进行护理。有研究发现,高强度的工作和巨大的工作压力会造成护士心理健康水平低下。产科护理人员的身心健康成为当下产科护理的研究热点。

2. **关注母乳喂养**　联合国儿童基金会(UNICEF)和世界卫生组织(WHO)倡导婴儿出生后 6 个月内纯母乳喂养是最佳的喂养方式。现今我国各地区母乳喂养率差异较大,与《中国儿童发展纲要(2021—2030 年)》提出的"6 个月内婴儿纯母乳喂养率达到 50% 以上"的目标相比,仍存在较大差距,母乳喂养现状不容乐观。如何提高母乳喂养率仍然是产科护理人员今后面临的一项非常艰巨的任务。

3. **关注降低剖宫产率的措施**　近 30 年,随着围生医学的发展,剖宫产的安全性不断提高,剖宫产率在全球都不断上升,我国剖宫产率位居亚洲国家之首。WHO 建议理想的剖宫产率应在 10%~15% 之间,而我国的剖宫产率远超该标准。因此,如何有效降低剖宫产率、提高自然分娩率成为刻不容缓的问题,也成为众多学者关注的焦点。

4. **关注健康教育**　随着我国社会的进步和经济的飞速发展,人们的生活水平和医疗保健意识也有了很大程度的提高。对于孕产妇及家属而言,都希望通过了解分娩知识来提高生活质量。因此,健康教育成为产科护理研究的新热点。通过在产前、产时、产后给予相应的健康教育,让孕产妇及家属了解更多知识,改善孕产妇不良的饮食、运动等生活习惯,从而增加产妇分娩的自信心,使其尽早适应母亲角色,提高产后自护的能力和母乳喂养率,改善各类妊娠合并症及并发症的母婴结局。

5. **重视产科循证护理,以科学的方法改善临床实践**　循证护理指为服务对象提供护理服务时充分运用现有最新、最好的科学证据,发现、寻找并解决问题是该护理方法的具体实践过程。产科是高危、高风险专科之一,而产科质量评价指标也是体现保健水平的重要标志,随着科学技术以及医疗水平的不断发展和提高,护理模式也在不断地发展和转变,护理学科变成一级学科以后,对护理工作提出了更高的要求,循证护理得到了越来越多的应用。循证护理可以提供更优质的护理,提高护理质量及护理人员能力,让社会、医院、群众、医务人员满意。

(二)助产研究现状

随着世界医疗卫生的不断进步以及我国生育政策调整,助产学越来越被重视。通过助产领域高频关键词共现的知识图谱,结合文献回顾,得出近十年来助产学研究热点主要集中在以下几个方面：

1. **关注助产人才培养**　目前我国助产士与妇女比例仅为 1∶4 000，与发达国家的 1∶1 000 差距悬殊，但国内缺乏助产士职称晋升等相关管理制度和体系，影响和制约助产人才的培养和成长。由此可见，助产人才培养迫在眉睫，成为近年来研究的热点问题。

2. **重视助产教育**　我国既往助产专业人才培养以中、高职教育为主，本科以上的助产人员缺乏，助产人员的教育层次亟待提高。虽然近年来助产专业的本科教育得到快速发展，如截至 2019 年底，我国已经有 64 所高校新增了助产本科专业，但与临床医学、护理学等其他学科相比差距还很大。助产专业硕士、博士研究生等高层次教育仍然较为缺乏。从专业体系上来看，助产专业人才培养仍从属于护理专业，缺乏独立完善的高等教育管理队伍，教学内容和教学质量也没有形成统一规范的标准。因此，为促进助产学科的不断发展，国内助产、教育学者正在为完善助产学科的教育体系而积极努力。

3. **关注母婴结局的风险管理**　生育政策调整后，高龄孕产妇的比例大幅度上升，妊娠合并症/并发症、出生缺陷等不良妊娠结局的发生率也逐年增加。不良妊娠结局会对孕产妇以及新生儿的健康造成严重危害，给家庭经济和国家医疗卫生资源造成沉重负担，最终会对全民人口素质的提升以及社会的和谐稳定产生严重不利影响。特别到了孕晚期，孕妇各器官功能负荷逐渐接近最高值，更容易出现健康损害。因此，探索不良妊娠结局的风险因素，对围生期妇女不良妊娠结局的风险进行评估，对于降低不良妊娠结局的发生、保障母婴安全与健康具有重要意义，也是当前的研究热点之一。

4. **关注产程管理**　在国外指南及相关临床研究的基础上，中华医学会妇产科学分会产科学组于 2014 年制订并发表了《新产程标准及处理的专家共识》。此后，国内各助产机构在该专家共识的指导下进行相关产程管理和探索，并不断总结经验。对新产程下产后出血率、新生儿窒息率、剖宫产率、会阴裂伤率等分娩结局指标进行了大量的临床研究。但随着高龄孕产妇大幅度增加以及伴随而来的妊娠合并症及并发症（如妊娠合并心脏病、糖尿病以及免疫系统疾病等），会导致小于胎龄儿、早产儿、胎儿窘迫等不良结局的风险增加，这也使我们不断在临床实践及研究中思考——如何应用新产程，并在新产程管理模式下保障母婴安全。

5. **关注孕产期健康管理**　世界卫生组织指出，妊娠期保健的目的在于促进母婴的身心健康。随着社会和时代的进步，传统的产前检查已经难以充分满足孕妇及其家庭的精神心理需求。在此背景下，基于"以家庭为中心"的助产服务理念，以助产士为主导的各种孕期健康管理模式开始出现，如助产士门诊、艺术治疗、芳香治疗等。与传统模式相比，该模式在促进孕产妇家庭和谐、改善新生儿出生结局、提高孕妇及家庭对孕期保健服务提供者的满意度等方面更具优势。目前,该模式已在美国、英国、澳大利亚、加拿大等多个国家得到推广应用,在我国也逐渐兴起,成为国内助产学者研究关注的热点方向。

总的来说,我国助产专业的研究正处于蓬勃发展时期,但大部分助产领域的研究都局限于本土化和探讨影响因素的阶段,研究方法较单一,研究重点也有待于进一步拓展和深化,多学科、中心合作及大样本的研究尚比较缺乏。

三、产科护理研究发展趋势

(一)母婴护理研究发展趋势

近年来,母婴护理研究蓬勃发展,研究范围不断扩展、延伸,随着科学技术以及医疗水平的不断发展和提高,母婴护理研究总体的变化趋势如下:

1. **研究对象从病患到健康人**　妊娠期是指受孕后至分娩前的生理时期,传统的产科护理多将孕产妇视为病患,且重点聚焦于各类妊娠合并症及并发症孕产妇的护理。如今,随着人们对健康的逐步重视,研究对象已不再局限于各类妊娠合并症及并发症孕产妇,范围扩大到正常孕产妇以及与孕产妇相关的各种人群,如其配偶、父母或其他家庭成员、产科医护人员、遗传咨询医生、社区工作人员等。

2. **研究地点从医院到家庭**　产科护理研究不再局限于医院,"以家庭为中心的护理模式"是产科护理的发展趋势,现已逐渐应用于产科临床护理实践中,在孕前(备孕)、孕期、分娩、产后等各个阶段,皆有广泛的应用。可帮助准爸妈尽早适应新的家庭角色,提升孕产妇及家属的就医体验及满意度,并改善母婴结局。

3. **研究范围从生理到心理**　以往产科护理研究以各类疾病为主,现在在广泛研究产科生理疾病的基础上,护理研究越来越关注孕产妇及相关人员心理、社会、精神等各方面的需求,为孕产妇提供全方位、全周期、多学科的人性化医疗护理。

4. **研究类型从临床研究到循证研究和基础研究**　循证护理(evidence-based nursing, EBN)是指护理人员在计划其护理活动的过程中,审慎地、明确地、明智地将科研结论与临床经验以及患者意愿相结合来获取证据,并将获得的证据作为临床护理决策依据的过程。医学基础研究是现代医学的基石,是指以现代自然科学理论为基础,应用生物学及其他自然科学方法解决医学问题的一系列医学分支学科的总称。随着护理科学研究的不断深入,基础研究正在成为护理研究发展的大热趋势。

5. **研究方法从传统到信息化、数据化和智能化**　随着科学研究的信息化,科研人员从事科研活动的环境、方法和模式逐步发生改变,有效促进了科研管理、科研过程和科研产出整体水平的提高,推动了科学研究的发展。在上述背景下,大数据平台建立、人工智能建模、真实世界研究、临床转化研究等新型研究方法是未来产科护理研究须努力前进的方向。

（二）助产研究发展趋势

通过对助产研究领域的突现词分析，可以预测未来助产领域的研究趋势变化如下：

1. **助产服务对象**   从对孕产妇疼痛、母乳喂养的关注等扩大到围生期管理、支持和照护。国际助产士联盟（International Confederation of Midwives，ICM）明确指出，助产士的工作场所不仅包括产房，还包括家庭、社区、医院和诊所。助产士的工作将延伸到产前、产中和产后。目前，各地助产士通过门诊等为孕产妇提供健康指导、分娩计划及产后照护，疏导孕期不良情绪，改善分娩结局，其效果得到了产科医护工作者的一致认可，但各地助产士门诊的规范性和同质化欠佳。因此，未来学者们将在助产士门诊的规范建设、评价体系和内涵探索上进行进一步的研究和探讨。

2. **助产研究主体**   从临床助产士扩大到助产教育者。目前我国共有142所医学大专院校开办助产专业，大专层次的助产专业教育仍是助产人才输出的主力。因此，国内助产人才的数量供不应求，质量也亟待提升。助产人才培养面临着缺乏独立完善的高等教育体系和专业职称晋升平台两大难题。目前，全球范围内共有3条助产士培养途径：①助产教育直接准入；②与护理专业整合教育准入；③护理教育后转入助产行业。在教育项目的培养模式和学习时间上，各国也存在较大差异。我国学者根据ICM制订的助产士核心胜任力标准，初步构建了我国助产本科教育培养目标与课程体系。2017年我国有4所高等院校本科助产专业获批。至此，高等助产教育逐渐兴起，也引起了助产及教育等领域学者的极大关注。

3. **助产研究范围**   从护理转变到助产士岗位胜任力。提高助产士能力是保障母婴健康的重要策略，而助产士核心胜任力是衡量助产士能力的重要综合指标。ICM提出助产士的核心胜任力包括责任感以及能够为孕产妇在孕期、产时及产后提供必要的支持、保健及建议等的能力。近年来，助产士的能力建设得到了广泛关注，特别是在助产人力资源缺乏的国家。未来我国助产学者将继续致力于加强助产士核心胜任力培养的研究，为母婴安全保驾护航。

4. **助产研究类型**   逐渐开始进行循证研究和基础研究的探索。在循证实践与决策的时代，研究证据是提高临床医疗、护理决策效率的核心基础，循证相关研究也是目前助产研究的重要组成部分及未来需深入挖掘的领域。围生期孕妇的身心均发生极大变化，助产技术也与解剖等基础医学知识息息相关。因此，随着助产研究的不断深入，与基础医学、心理学、管理学等多学科合作的模式正在成为助产研究发展的趋势。

（荆文娟   何菁菁   廖书娟）

第二节　产科护理科研

一、产科护理科研选题原则

产科护理科研选题须贯彻我国科学技术发展的总方针,要遵循重要性、创新性、科学性、实用性、可行性及伦理原则。

1. **重要性原则**　重要是开展科研的前提。产科护理科研选题的方向必须从国家经济建设和社会发展的需要出发,尽量选择在医药卫生保健事业中有重要意义或亟待解决的产科关键问题。随着高危妊娠率的增加,保障高危妊娠孕妇和家庭的安全是产科护理的重要目标之一。因此,妊娠合并症、并发症、心理健康及孕产妇家庭功能等方面都值得探究。所以,选题时应当结合个人专长、工作基础与单位条件,选择当前国家和相关医疗领域重点关注的问题。

2. **创新性原则**　创新是开展科研的灵魂,创新性也是衡量课题先进性的重要指标之一。选题的创新性是指主要关注尚未解决或未完全解决的领域或问题,且预计经过研究可获得新的成果。创新性的最佳体现即关注一个崭新的研究主题,但是这样的选题难度较高;创新性也可以体现在相同的研究主题中,但要注意应与前人有区别,包括观点和概念、手段和方法、技术和应用等方面的创新。在选择产科护理科研课题时,创新性可从如下几个方面来考虑:

（1）选择前人尚未涉足的课题,例如"虚拟仿真技术对丈夫分娩体验的应用及对家庭关系的影响"。

（2）选择前人已经关注的研究领域,但本人在其基础上能使用新的研究方法获得新的研究结果,如"婴儿脐带护理的新方案"。

（3）国外已开展的研究,可结合国情进行论证,从而引进新理论、新技术,如"以人为本产妇照护量表的本土化及在中国产妇中的应用效果评价"。

3. **科学性原则**　科学是开展科研的骨架。科学性是指选题必须符合科学原理,遵循客观规律。选题应当基于科学理论和科学事实且符合客观规律。同样,科研设计必须具有科学性,用科学的概念、准确的语言呈现。如选题"饮食运动指导对孕前超重肥胖孕妇妊娠糖尿病预防效果的研究"具有科学性。

4. **实用性原则**　实用是开展科研的意义。科学研究重视研究成果的实用价值,研究的预期结果应具有较普遍的科学意义和广泛的社会效益,且具有外推的可能性。即研究课题的选择在理论上应具有一定的学术价值,在临床实践中应有一定的现实意义,要能被应用到实际护理工作中,解决临床护理问题,并指导护理实践工作。

5. **可行性原则**　可行是开展科研的基石,是指科研人员或小组完成课题的可能性。选题应与主、客观条件相适应,具备完成和实施课题的条件。选题时必须考虑课题进行过程中可能会遇到的各种问题和困难,包括研究经费、研究时限和人员配置等是否合理,研究所需仪器设备和测量工具是否可操作,研究信息是否易收集等。

6. **伦理原则**　伦理是开展科研的底线,临床研究中的伦理原则包括有益、尊重人的尊严、公正和知情同意四项原则。孕产妇作为一类特殊群体,开展相关临床科研时会面临诸多伦理问题,比如涉及婚前的信息采集、死胎等特殊情况,获取资料均需要征求孕产妇本人的知情同意,既要注意保护其隐私,还要帮助其克服心理障碍,严格遵循伦理原则。

二、产科护理常用科研方法

(一)干预性研究

干预性研究属于前瞻性研究,其特点是干预在前,效应在后。分为随机对照试验和非随机对照试验。

1. **随机对照试验(randomized controlled trial,RCT)**　指使用随机分配的方法将合格的研究对象分配到试验组和对照组,并给予相应的干预措施,在同质性的条件下或环境中进行研究并观察最终的干预效果,同时使用客观的效应指标对结果进行科学测量与评价。

(1)设计要点:随机对照试验对研究对象的确定常基于权威的诊断标准,并设置严格的纳入和排除标准。使用明确的随机化方法将研究对象分配至试验组和对照组,分别接受相应的干预措施,经过恰当的观察期后,测量干预后效果。随机对照试验须考虑研究对象的代表性和可比性,遵循随机、对照、盲法等原则,尽可能避免各类偏倚的影响,保证研究结果的真实性,保证干预措施的应用及推广价值。

(2)适用范围

1)产科护理干预性或预防性研究:如探索某项改进的护理措施对疾病的影响效果,提供新的决策依据。

2)预防性研究和群体干预性研究:如评价糖尿病饮食对妊娠合并糖尿病孕妇血糖控制效果的试验研究。

3)教育学研究:如基于康奈尔笔记的护理教育模式与传统护理教育模式的教学效果比较。

(3)其他类型的随机对照试验

1)准随机对照试验(quasi-randomized controlled trial):又称半随机对照试验,与随机对照试验的主要区别是研究对象的分配方式不同,按半随机方式进行分配,如按研究对象的入院日期或住院号等末尾数字的奇数或偶数,将研究对象分配到试验组或对照组,分别给予相应的干预措施。半随机对照试验容易受选择性偏倚的影响,造成基线不平衡,其结果的真实性与可靠性不及随机对照试验。

2）不对等随机对照试验(unequal randomized controlled trial）：由于样本来源和研究经费的限制,研究者希望尽快获取研究结果,将研究对象按一定比例随机分配到试验组或对照组。此方法会降低检验效能。

3）整群随机对照试验(cluster randomized controlled trial）：以一个乡镇、一个家庭、一个小组,甚至一对夫妇等作为随机分配单位,将其随机分配到试验组或对照组,分别给予相应的干预措施。在设计上与随机对照试验一样,但因随机分配的单位不同,样本含量的计算和结果的分析方法与随机对照试验有差异,因此所需样本含量较大。

2. 非随机对照试验(non-randomized controlled trial,NRCT） 是指未按随机化原则对研究对象进行分组,由研究者直接确定研究对象的分组或按不同地点等进行分组,一组为试验组,另一组为对照组,经过一段时间后观察比较两组的结果差异。例如两所同级医院合作开展两种护理干预措施对同种疾病效果的比较,其中一所医院的患者为试验组,采用新护理干预措施,另一所医院的患者为对照组,采用常规护理措施;然后比较两组的效果。非随机对照试验常用于临床上比较不同干预措施的效果。由于人为因素对研究对象分组的影响,往往会造成试验组和对照组在试验前即处于不同的基线状态,因此缺乏可比性。在研究过程中也难以落实盲法,使得许多偏倚影响结果的真实性。由于缺乏随机的原则,非随机对照试验属于类试验研究。

（1）设计要点：非随机对照试验的设计模式与随机对照试验比较,除了没有随机分组外,其他完全相同。

（2）适用范围：由于某些疾病的临床护理干预性试验并不完全适合做随机对照试验,如特殊的临床护理手段,或者患者对某项治疗措施存在主观选择性等。以上情况则可考虑使用非随机对照试验。

（二）分析性研究

分析性研究是在自然状态下,对两种或两种以上不同的事物、现象、行为或人群进行比较的研究方法。分析性研究具有以下特点：①属于观察法,暴露不是随机分配或人为给予的,而是在研究前就已经客观存在的,这是与干预性研究的主要区别。②须设立对照组,这是与描述性研究的主要区别。根据性质和研究目的不同,分析性研究又分为队列研究和病例对照研究。

1. 队列研究(cohort study） 又称定群研究、群组研究,是观察存在差异的两组或两组以上研究对象在自然状态下持续一段时间后的情况。较多应用于评价治疗措施的效果、药物不良反应、预后的影响因素、病因等方面。尽管队列研究属于分析性研究,但其循证护理证据等级为Ⅱ级证据,仅次于随机对照试验,是临床护理中措施评价的重要证据来源之一。

（1）设计要点：从一个人群样本中选择两个群组,一组暴露于某一可疑致病因素(如妊娠早期接触 X 线),或具有某种特征(某种生活习惯,如高盐饮食),这些特征被怀疑与所研究疾病的发生有关,这一群组称为暴露组；另一个群组未暴露于该可疑因素或不具有该特征,称为非暴露组或对照组。两组除暴露因素存在差异外,其他条件应基本相同,因此队列研究的分组为非随机化分配。对两组研究对象同样追踪一段时期,然后分别计算两组研究对象在观察期间该疾病的发病率或死亡率,如果两组确有差别,则可以认为该因素(或特征)与疾病存在联系。

（2）方法分类：根据研究对象进入队列及研究终止的时间不同,分为前瞻性、历史性和双向性队列研究。

1）前瞻性队列研究（prospective cohort study）：暴露组与非暴露组是根据每个观察对象当前的暴露状态确定的,须前瞻性观察一段时间才能获取研究结局,即从现在追踪到未来。例如吸烟与肺癌关系的队列研究,两位英国医生从 1951 年开始对居住在英国的注册医师进行了长达 20 年的前瞻性队列研究,他们利用信函的方式进行调查与追踪,研究结果验证了之前提出的假设,最终得出了吸烟是肺癌病因之一的结论。

2）历史性队列研究（historical cohort study）：又称回顾性队列研究（retrospective cohort study）,暴露组和非暴露组是根据过去某时期内研究对象是否暴露于某因素而定,结局指标在研究开始时就可以从历史资料中获取。该研究方法仍属于前瞻性研究,只是将观察时间提前,而非因果到因的观察。该种方法同样适合临床研究。历史性队列研究的前提条件是每位研究对象有完整翔实的暴露记录、疾病或死亡结局记录。历史性队列研究与前瞻性队列研究相比,节省人力、物力,无须多年随访等待,可在短时间内完成资料收集及分析,但缺点是暴露与结局跨度时间长,偏倚大。

3）双向性队列研究（ambispective cohort study）：是将前瞻性队列研究与回顾性队列研究结合起来,即在回顾性队列研究之后,再进行一段时间的前瞻性队列研究。

（3）适用范围

1）疾病预后研究：队列研究可以观察人群暴露于某因素后,疾病逐渐发生、发展至结局的全过程,不仅可以了解疾病的自然史,还可以了解疾病在人群中发展和流行的过程。研究疾病预后时首选前瞻性队列研究。

2）检验病因假设：是队列研究的主要用途和目的,队列研究往往是明确因果联系最有力的方法。

3）评价预防效果：明确暴露因素对预防疾病常常具有明显的作用,如戒烟可减少吸烟者肺癌的发生率,那么对戒烟效果的评价就是队列研究的目的。

2. **病例对照研究（case-control study）** 是一种回顾性研究，是从果到因的研究方法，也就是从病例出发，寻找过去可能与疾病发生有关的因素，通过两组暴露率的比较来分析暴露因素与疾病的关系。

（1）设计要点：选择研究疾病或事件的一组患者为病例组，无此病（或事件）但具有可比性的另一组人群为对照组。通过回顾两组过去对某个（些）因素或措施的暴露情况，比较两组暴露率或暴露水平的差异，以研究该疾病或事件与这个（些）因素或措施的关系。病例对照研究可分为成组病例对照研究（group case-control study）和配对病例对照研究（matched case-control study）。前者在设计时，对两组人群在数量上没有严格的配比关系，对照组人数可等于、多于或少于病例组人数。后者要求对照组在某些因素或特性上与病例组保持一致，形成匹配关系，且数量上也要是配比关系，如 1：1 或 1：2 等。

（2）适用范围：主要用于发病危险因素的研究，尤其适用于潜伏期长的疾病和罕见疾病的病因研究，也可用于临床回顾性治疗与探索预后因素的研究等，如探索病因和危险因素，评价筛检试验效果，评价干预和治疗效果，研究药物的不良反应。

（三）描述性研究及其他研究

描述性研究（descriptive study）是指利用已有的资料，按不同地区、不同时间及不同人群特征进行分组，把疾病或健康状态和暴露因素的分布情况真实地描述出来。通过分析导致疾病或健康状态分布差异的可能原因，提出进一步的研究方向或预防策略。描述性研究主要包括历史或常规资料的收集和分析、病例调查、现状研究、纵向研究以及生态学研究等。历史和常规资料的收集和分析是指利用已有的疾病登记报告系统或疾病监测系统，收集既往或当前的疾病或健康状态资料并进行分析，以描述疾病和健康状态的分布及发展趋势。

描述性研究是护理领域目前应用最多的一种研究方法，是指当对某个事件、某种行为或某些现象的现状不清楚时，为了观察、记录和描述其状态、程度，以便从中发现规律或确定可能的影响因素而开展的研究。这种研究方法通过了解疾病或事件的基本分布特征，获得启发，形成假设，为进一步分析或制订干预措施奠定基础。如"四川省孕妇的孕期饮食行为调查"等。

描述性研究具有以下特点：①收集的是较原始的资料，受诸多因素影响，所得出的结论只能提供病因或疾病转归影响因素的线索。②常规不需要设立对照组，仅对人群疾病或健康状态进行客观反映。③部分描述性研究并不限于描述，在描述中有分析，比较不同变量之间的关系，如比较信息支持与生活质量的关系，此类分析有助于发现线索。

1. **横断面研究**（cross-sectional study）　在特定的时间内使用调查的方法收集特定人群中某疾病或健康状况及有关因素的情况，以描述该疾病或健康状况的分布及其与相关因素的关系，是护理描述性研究中最常用的一种方法。由于获取资料主要集中在某一特定时间段完成，类似一个时间横断面，故又称现况研究或现患率研究（prevalence study）。横断面研究的主要目的是了解疾病或健康状况及影响因素，为寻找疾病的病因及影响因素奠定基础，为制订合理的卫生保健计划提供依据。但横断面研究只能提示疾病与因素之间是否存在关系，而不能得出是因果关系的结论，论证强度较差，研究质量较低。在设计时一般没有对照组，但在资料分析时可灵活设计进行组间比较分析。

（1）设计要点：针对特定人群，选择特定时间，应用特定方法收集疾病或健康状况和相关因素的资料，以描述不同特征人群疾病或健康状况的分布情况，并观察某些因素与疾病之间的关系。横断面研究的方式分为普查和抽样调查。

1）普查（census）：指在特定时间对特定范围内的全部人群进行调查。特定时间应较短，不宜太长；特定范围是指某个地区或具有某种特征的人群。普查的目的主要是为了早期发现疾病并进行早期治疗，了解疾病的分布，建立某些生理、生化等指标的正常值。该种方式调查全面，但相对费时、费力。

2）抽样调查（sampling survey）：指通过调查某一人群中具有代表性的部分人群的结果来估计该人群某病的患病率或某些特征的情况，以揭示该疾病的分布规律。其特点是以小测大、以少窥多、以部分估计总体。在实际工作中，若不是为了筛查人群中全部患者，而是为了揭示某种疾病的分布规律或流行水平，就不需要进行普查，而优先选择抽样调查。抽样调查省时、省力，调查对象数量较少，但设计、实施与资料分析相对复杂，且不适用于变异过大的资料和发病率很低的疾病。

（2）适用范围

1）描述群体中事件的发生率、疾病的患病率等。

2）初步了解与事件或疾病发生有关的因素。

3）初步描述干预措施的效果、疾病预后等的影响因素。

4）研究人群中医疗卫生服务的需求等。

2. **纵向研究**（longitudinal study）　也称随访研究（follow up study），指对特定人群进行定期随访，观察疾病或某种特征在该人群及个体中的动态变化。

（1）设计要点：在不同的时间点对同一人群疾病、健康状况和某些因素进行调查，了解这些因素随时间的变化情况。该研究在时间上是前瞻性的，在性质上类似于横断面研究，可以是若干次现状研究结果的分析。随访的间隔时间和方式可根据研究内容有所不同，可短至每周或每天，也可长至一年甚至十几年。纵向研究的观察对象常影响结论的适应范围,除了环境因素外,患者个体特征也可影响疾病转归,如患者年龄、性别、文化程度等。因此,选择纵向研究时须尽可能考虑观察对象的代表性。

（2）适用范围

1）用于病因分析、疾病症状的动态变化分析。

2）全面了解某病的发展趋势和结局,认识其影响因素等。

3. 德尔菲法（delphi method） 又称专家咨询法或专家评分法,是由调查者拟定调查问卷,按照既定程序采用通信等方式向专家组成员进行意见征询,而专家组成员又以函件的形式提交意见。经过几轮反复征询和意见反馈,专家组成员的意见逐渐趋于集中,最后根据专家们的综合意见,对研究对象作出评价的一种研究方法。

（1）设计要点:德尔菲法是对所要研究的问题征得专家意见之后,进行整理、归纳、统计,再匿名反馈给各专家,再次征求意见,再集中、反馈,直至得到一致意见的一种研究方法。其过程主要包括 3 个阶段:准备阶段、轮番征询阶段与数据处理阶段。德尔菲法是利用函询形式进行的集体思想交流过程,它有匿名性、反馈性及统计性的特点。

（2）适用范围:德尔菲法不仅可用于预测领域,还可以广泛应用于各种评价指标体系的建立过程。其在护理研究中应用越来越广泛,涵盖护理管理、教育、临床等方面。例如产科敏感指标的构建、护理硕士课程的必修课组成的研究等。

（四）系统评价与荟萃分析

系统评价（systematic review）,又称系统综述,是针对某一具体临床问题系统全面地收集全世界已发表或未发表的研究文献,使用科学的评价原则,筛选出符合质量要求的文章,对具有同质性的多项研究采用统计方法进行综合,得出可靠的结论的过程,系统评价可为疾病诊治、护理、康复决策提供科学依据。以 Cochrane 系统评价为例,系统评价包括以下 7 个步骤:

1. 提出问题并制订系统评价方案 提出循证问题时应遵循 PICOS 原则:①研究对象（population）;②研究的干预措施（intervention）;③进行对照或比较的措施（control）;④主要的研究结局（outcome）;⑤研究类型（study design）。明确循证问题后,应根据 Cochrane 的标准制订系统评价计划书,计划书包括以下内容:①题目;②研究背景和意义;③系统评价的目的;④文献检索的方法和策略;⑤筛选合格文献的标准;⑥评价文献质量的方法;⑦提取和分析数据的方法;⑧相关参考文献。

2. 检索并选择研究 围绕要解决的问题,按计划书中制订的策略,系统、全面地收集所有相关的文献。可应用的工具包括期刊、电子光盘数据库、在线数据库、学术论文等。文献收集必须全面,不能遗漏对结果有重要影响的文章。

3. 对纳入的研究质量进行评价　质量评价是循证实践的关键环节,也是进行评价的核心环节。研究的质量高,发生偏移的风险低,证据的内部真实度就更高。

4. 提取资料　对每篇进入分析的文章主要内容进行描述,包括一般资料(题目、作者、文献编号和来源等)、研究特征(干预方法的可比性、疾病程度、研究地点、设计方案和质量等)、结局变量的测量结果等。

5. 分析资料并形成结果

(1)描述性分析:是指用描述的方法,将研究的特征按对象、措施、结果、质量和设计方法等进行总结并列表说明。

(2)定量分析:Meta 分析(meta-analysis)又称荟萃分析,即将多个具有同质性的量性研究合并起来,计算其总体效应。Meta 分析最大的优点是通过增大样本量来增加结论的把握度,解决研究结果的不一致性。常用软件包括 Cochrane 的 Revman 软件、JBI 的 SUMARI 软件,或者 Stata、SAS 统计软件。Meta 分析是系统评价的重要部分,但不是所有的系统评价都可以进行 Meta 分析。Meta 分析的适用条件包括:

1)多项研究均评价同一干预效果。

2)研究具有同质性,即都采用了共同的研究对象和干预方法及结局指标,且测量结局指标的方法相同。

3)可以检索到这些研究的原文,且原始数据报道全面。

6. 解释系统评价的结果(讨论和结论)　包括系统评价的论证强度,如对纳入文章的方法学质量及不足之处进行讨论,对干预措施的利弊和费用进行卫生经济分析,对医疗、护理研究的意义分析。

7. 对系统评价的改进和更新　一般 3~5 年应更新 1 次。

三、产科护理论文投稿及注意事项

护理论文发表是将护理实践、管理、教学过程中的成果进行学术推广,是护理研究中非常重要的步骤。

(一)投稿前

1. 准确评估论文　投稿前应从研究是否具有创新性、是否可解决临床问题、是否具有发表价值、研究设计是否具有科学性、统计学分析是否无误等方面进行评估,以确定论文发表杂志的类型与级别。

2. 选择目标杂志　众所周知,在知名度高或影响因子高的杂志上发表文章可促进研究成果的推广,但这些杂志大多发表周期较长,出刊率较低。因此选择合适的目标杂志可大大提高投稿的命中率。

(1)可通过杂志的"作者须知""投稿指南"了解杂志的主要收录内容及办刊宗旨、开设栏目等,以判断自己的论文是否符合杂志收录范围。

(2)通过查阅主题或关键字,判断目标杂志是否已经收录过与自己研究方向相关的文章及其收录的研究设计类型及研究深度,判断自己的文章是否具有创新性,创新程度及研究深度如何。

（3）还需要了解期刊论文的发表周期、刊出率和刊物容量。确定目标杂志后,作者还需根据该杂志最新的"投稿须知"对自己论文的格式及内容进行修订与加工。

（二）投稿

不同杂志投稿方式不同,目前国内以网上投稿及电子邮箱投稿为主。无论选择何种投稿方式,作者务必仔细研读投稿相关信息,以免因遗漏重要资料导致无效投稿、审稿周期延长等。投稿完成后,务必及时查收稿件回执及稿件处理结果。

（三）注意事项

1. **禁止一稿多投**　一稿多投作为学术不端行为之一,务必引起作者重视,禁止一稿多投。

2. **注意识别非法期刊**　投稿中选择正式期刊,即被原国家新闻出版总署收录的杂志。

3. 通过杂志官网确定投稿方式及途径,以免造成不可挽回的损失。

4. 务必按照杂志要求对文章的格式、字体、排版、表述等进行修改。

5. 投稿完成后,务必定期查收稿件信息,若有疑问可通过电话等方式与杂志编辑部取得联系与核实,从而提高沟通效率。

（刘　怡　廖书娟）

第五章 特色护理

第一节 孕产妇全程管理实践

一、入院时护理

由于环境的陌生,分娩方式的选择,担心胎儿性别、胎儿畸形,害怕疼痛及发生意外等因素,孕妇入院时可表现为紧张焦虑,因此护士应与她们建立良好的护患关系,责任护士应介绍病区环境及住院规章制度,介绍主管医师,积极与孕妇沟通,消除她们的疑虑。护士对孕妇情况进行全面的评估,以便协助医生进行诊断、处理,保障母婴安全。

二、分娩前护理

孕妇常担心是否能够顺利分娩,担心母儿安危。针对这一时期的特点,由责任护士护送孕妇进入待产室。除常规的产前检查外,医务人员应做好正常分娩知识的宣教,讲解分娩的先兆症状。病房内可张贴图文并茂的分娩流程图,让孕妇了解分娩的全过程,使其认识分娩是一个正常的生理过程。临产时的宫缩疼痛,助产人员要安慰鼓励孕妇,协助取舒适体位,可轻柔按摩腰骶部以减轻疼痛,给予抚摸腹部以缓解孕妇紧张情绪。

三、分娩时护理

进入产程后,助产士全程陪伴分娩。由于产程时间较长,产程各阶段需要助产士科学的指导,有效应对宫缩痛带来的不适。避免体力消耗过大,导致疲惫乏力,出现不协调宫缩,从而可能造成产程延长或停滞及胎儿宫内窘迫等异常情况。因此,第一产程(规律宫缩到宫口开全)助产士用通俗易懂的语言向产妇进行宣教,让产妇了解自己的产程进展情况,鼓励安慰产妇,增加自信心,促进产程进展。指导产妇正确呼吸,保持体力,鼓励进食高热量、易消化餐食,以保证分娩的顺利进行。分娩时宫缩的疼痛是每一位产妇不舒适中最严重的一种,也是生理因素和心理因素的综合作用结果。缓解疼痛是关怀产妇和使其安全分娩的根本。助产士应耐心鼓励安慰,告知疼痛的原因、规律及持续时间,以便做好心理准备,增强自信心,并教会身体放松和调节呼吸的技巧,也可根据疼痛耐受情况选择麻醉药物和导乐陪伴联合分娩镇痛,以降低产妇在分娩过程中的疼痛。第二产程(从宫口开全到胎儿娩出)宫缩时,指导产妇正确使用腹压,以促进先露下降,避免用力过早或用力不当导致严重撕裂伤,或者体力过于消耗而造成宫缩乏力,产程延长等。适时给予鼓励,让她们对自己宝宝的到来充满信心。第三产程(胎盘娩出)胎儿娩出断脐后,将新生儿贴于母亲胸前,第一时间与新生儿皮肤接触,实行早吸吮、早接触。待胎盘剥离征象出现,协助娩出胎盘,检查胎盘胎膜是否完整。检查产道是否完整,缝合伤口。

四、分娩后护理

(一)产妇护理

1. 产房内 分娩后,需在产房观察 2 小时,助产士密切观察产妇生命体征、子宫收缩及阴道流血量及缝合后伤口情况,保证产后进食及休息,指导产妇自行解小便,避免尿潴留的发生。同时协助产妇采取舒适体位,及时更换会阴垫,保证会阴部清洁干燥,增加舒适感,通知等待的家属并送上真诚的祝福。

2. 病房内 回到病房后,责任护士与助产士做好交接班,了解分娩全过程,严密观察产后子宫收缩情况、阴道出血及会阴伤口情况,做好母乳喂养知识的宣教,指导正确的哺乳姿势、乳房护理以及产后体操等。产妇在分娩过程中由于体力消耗较大,应及早进食均衡营养的食物,以利于身体恢复,保证泌乳。

(二)新生儿护理

随着新生儿的出生,新生儿的一举一动将会牵动着一家人的情绪,如何护理新生宝宝,是产妇和家属最关注的问题。责任护士全面负责新生儿的护理工作,主要包括:体温的测量、协助产妇进行喂养、大小便观察、皮肤护理、脐部护理、经皮胆红素的测量以及向产妇和家属宣教新生儿相关的护理指导工作等。

五、出院指导

出院指导是健康宣教工作的一部分。正确规范的出院宣教指导可以避免产妇及新生儿出院后忽视或中断康复保健和护理,预防各种并发症或意外的发生。出院前一天或当天由责任护士进行相关宣教,告知出院流程,并给产妇及家属发放纸质版宣教单,便于随时翻阅,可缓解产妇由于自身掌握产褥期知识、新生儿护理知识匮乏而产生的焦虑,以保障母婴的身心健康。

(田玉梅 万 里)

第二节 BESTWISH 在产科的实践

一、BESTWISH 分级护理模式

根据《卫生部综合医院分级护理指导原则(试行)》文件内容,护士实施的护理工作包括:密切观察患者的生命体征和病情变化;正确实施治疗、给药及护理措施,并观察、了解患者的反应;根据患者病情和生活能力提供照顾和帮助;提供护理相关的健康指导。提炼出责任护士的职责包括:基础护理、健康教育、专科护理、治疗用药、心理护理、观察体征 / 症状、保障患者安全、人文关怀。取其首字母进一步细化内涵为 BESTWISH 分级护理模式(表 5-2-1)。

表 5-2-1　BESTWISH 分级护理模式

护理项目	特级护理	一级护理	二级护理	三级护理
基础护理 （basic nursing）	实施	实施	协助	指导
健康教育 （education）	可提供	提供健康教育	指导功能锻炼	出入院教育
专科护理 （special nursing）	实施	实施	协助	指导
治疗用药 （therapy）	实施急救	治疗用药	治疗用药	治疗用药
心理护理 （wellness of psychology）	可提供	技术性心理护理	支持性心理护理	倾听、共情
观察体征/症状 （inspection）	严密观察	每 1h 巡视	每 2h 巡视	每 3h 巡视
患者安全 （safety）	风险评估预防	风险评估预防	确保安全	确保安全
人文关怀 （humanity）	可提供	可提供	艺术/音乐治疗	艺术/音乐治疗

二、BESTWISH 分级护理模式在产科的实践

基于患者的自理能力及病情，现以产科剖宫产手术为例，介绍 BESTWISH 分级护理模式在产科的应用。

1. **术前**　多数孕妇术前生活可自理，自理能力为无需依赖或轻度依赖，具体 BESTWISH 护理模式见表 5-2-2。

表 5-2-2　术前 BESTWISH 护理模式

护理项目	方法	具体护理措施
基础护理	协助	以孕妇自理能力评估为依据，基于家庭支持系统实施 1. 协助行生活护理 2. 落实晨晚间护理
健康宣教	评估/实施	基于健康信念理论，通过播放视频、口头宣教、发放宣教资料、线上推送宣教资料等方式为患者提供宣教，并进行再次评估直至掌握 1. 入院宣教 2. 胎动计数 3. 术前宣教 4. 用物准备

续表

护理项目	方法	具体护理措施
专科护理	评估/实施	1. 听胎心 2. 电子胎儿监护 3. 胎动监测 4. 症状管理:有无宫缩及阴道流血流液
治疗用药	治疗用药	1. 遵医嘱用药 2. 药敏试验
心理护理	评估/实施	1. 入院心理筛查 2. 情绪异常者行多学科心理干预
病情观察	实施	1. 根据护理级别定时巡视孕妇情况 2. 重点观察:腹痛、宫缩、阴道流血流液、胎动、睡眠、心理等 3. 基于"八知道"方法对患者病情进行评估 4. 基于 ABCD-OPQRST 框架对进行病情评估 5. 基于 ISBAR 进行书面、口头、床旁交接班
患者安全	评估/实施	1. 压力性损伤风险评估及干预 2. 跌倒/坠床风险评估及干预 3. 血栓风险评估及干预 4. 心理评估及干预 5. 生活自理能力评估 6. 胎儿宫内情况监测及异常情况的处理 7. 风险警示标识管理
人文关怀	提供	1. 基于家庭支持系统对孕妇提供全方位照护 2. 听诊胎心、做胎监等操作注意保护隐私

2. **手术返回**　当天手术后返回病房时,产妇均卧床休息,自理能力为中度或重度依赖,具体 BESTWISH 护理模式见表 5-2-3。

表 5-2-3　术后当天 BESTWISH 护理模式

护理项目	方法	具体护理措施
基础护理	实施/指导家属	以孕妇自理能力评估为依据,基于家庭支持系统实施 1. 指导家属行生活护理 2. 落实晨晚间护理 3. 指导家属行皮肤护理 4. 管道护理

续表

护理项目	方法	具体护理措施
健康宣教	评估/指导/实施	基于健康信念理论,通过播放视频、口头宣教、发放宣教资料、线上推送宣教资料、现场讲解等方式为患者提供宣教,并进行再次评估直至掌握 1. 术后常规宣教:饮食、体位、活动、卫生、镇痛泵使用等 2. 母乳喂养姿势指导 3. 新生儿安全教育 4. 评估掌握情况及依从性,再次宣教,直至掌握
专科护理	评估/实施	1. 实施剖宫产术后护理常规 2. 血栓预防与护理 3. 宫缩及出血的观察及评估 4. 外阴冲洗
治疗用药	治疗用药	1. 遵医嘱使用术后药物 2. 观察用药后反应
心理护理	心理护理	1. 对产妇心理状况进行实时评估 2. 情绪异常者行多学科心理干预 3. 预防性心理干预:对于高危产妇如早产、母婴分离、新生儿预后不良、产妇子宫切除等,及时评估及干预
病情观察	实施	1. 根据护理级别及病情定时巡视产妇情况 2. 重点观察神志、生命体征、子宫质地、切口、阴道流血、乳房情况、疼痛、跌倒、压力性损伤、VTE 等 3. 基于"八知道"方法对患者病情进行评估 4. 基于 ABCD-OPQRST 框架对进行病情评估 5. 基于 ISBAR 进行书面、口头、床旁交接班
患者安全	患者安全	1. 压力性损伤风险评估及干预 2. 跌倒/坠床风险评估及干预 3. 血栓风险评估及干预 4. 心理评估及干预 5. 生活自理能力评估 6. 新生儿面色、呼吸、喂养等评估 7. 风险警示标识管理
人文关怀	提供	1. 基于家庭支持系统对孕妇提供全方位照护 2. 按摩子宫、母乳喂养、会阴冲洗、更换会阴垫等操作保护隐私

3. 手术后第1~2天　产妇身体状况逐步恢复,自理能力逐步提升,具体 BESTWISH 护理模式见表5-2-4。

表5-2-4　术后1~2天 BESTWISH 护理模式

护理项目	方法	具体护理措施
基础护理	实施/指导	以产妇自理能力评估为依据,基于家庭支持系统实施 1. 指导产妇及家属行生活护理 2. 落实晨晚间护理 3. 指导产妇及家属行皮肤护理 4. 管道护理
健康宣教	评估/指导/实施	基于健康信念理论,通过播放视频、口头宣教、发放宣教资料、线上推送宣教资料、现场讲解等方式为患者提供宣教,并进行再次评估直至掌握 1. 巩固术后常规宣教内容:饮食、体位、活动、卫生、镇痛泵使用等 2. 母乳喂养姿势指导 3. 新生儿护理技能指导及安全教育 4. 评估掌握情况及依从性,再次宣教,直至掌握
专科护理	评估/实施	1. 协助行剖宫产术后护理常规 2. 血栓预防与护理 3. 宫缩及出血的观察及评估 4. 外阴冲洗
治疗用药	治疗用药	1. 遵医嘱使用术后药物 2. 观察用药后反应 3. 运动疗法及气压治疗,预防血栓发生;乳房理疗,促进泌乳;腰骶部理疗,促进子宫复旧等
心理护理	心理护理	1. 对产妇心理状况进行实时评估 2. 情绪异常者行多学科心理干预 3. 预防性心理干预,对于高危产妇如早产、母婴分离、新生儿预后不良、产妇子宫切除等,及时评估及干预
病情观察	实施	1. 根据护理级别定时巡视产妇情况 2. 重点观察生命体征及血氧饱和度、子宫、阴道流血、乳房情况、疼痛、跌倒、压力性损伤、VTE 等评分及干预 3. 基于"八知道"方法对患者病情进行评估 4. 基于 ABCD-OPQRST 框架对进行病情评估 5. 基于 ISBAR 进行书面、口头、床旁交接班

续表

护理项目	方法	具体护理措施
患者安全	患者安全	1. 压力性损伤风险评估及干预 2. 跌倒/坠床风险评估及干预 3. 血栓风险评估及干预 4. 心理评估及干预 5. 生活自理能力评估 6. 新生儿面色、呼吸、喂养等评估 7. 风险警示标识管理
人文关怀	提供	1. 基于家庭支持系统对产妇提供全方位照护 2. 按摩子宫、母乳喂养、会阴冲洗、更换会阴垫等操作保护隐私

4. **手术后第2~3天** 产妇身体状况逐步恢复至可出院水平,在护士指导帮助下,产妇及家属逐步掌握新生儿喂养及护理技能,自理能力逐步提升,具体BESTWISH护理模式如表5-2-5。

表5-2-5   术后2~3天BESTWISH护理模式

护理项目	方法	具体护理措施
基础护理	指导	以产妇自理能力评估为依据,基于家庭支持系统实施 1. 指导产妇及家属行生活护理 2. 指导行晨晚间护理 3. 指导产妇及家属行皮肤护理
健康宣教	评估/指导/实施	基于健康信念理论,通过播放视频、口头宣教、发放宣教资料、线上推送宣教资料、现场讲解等方式为患者提供宣教,并进行再次评估直至掌握 1. 巩固术后宣教内容 2. 巩固母乳喂养、新生儿护理技能 3. 行出院宣教 4. 评估掌握情况及依从性,再次宣教,直至掌握
专科护理	评估/实施	完成出院宣教及准备
治疗用药	治疗用药	出院带药用药指导及观察
心理护理	心理护理	实时评估心理状态
病情观察	实施	根据护理级别定时巡视产妇情况
患者安全	患者安全	预防意外事件的发生,如跌倒/坠床、新生儿烫伤等
人文关怀	提供	进行满意度调查,对存在问题及时进行改进

三、BESTWISH 分级护理模式评价体系

1. **基础护理**（basic nursing）　基础护理包括晨晚间护理、口腔护理、皮肤护理等，标准为清洁、整齐、舒适、安全、无并发症。按照等级医院评审标准，基础护理的合格率要求达到 90%，具体计算方法为：基础护理合格率 = 基础护理合格人数 / 基础护理检查人数 ×100%。

2. **健康教育**（education）　可采用文字材料发放、讲解、示范、影像播放等方式进行健康教育，可通过提问及行为观察了解患者及家属对健康教育的掌握情况。评价结果可分为掌握、了解、不知道。若初次评估结果为掌握，则不需要教育；若初次评估为了解或不知道，则需继续进行健康教育，直至掌握。

3. **专科护理**（special nursing）　可采用剖宫产母婴皮肤接触早吸吮率、出院时纯母乳喂养率等指标反映产科专科护理质量，具体计算公式为：剖宫产母婴皮肤接触早吸吮率 = 剖宫产母婴皮肤接触早吸吮例数 / 正常剖宫产新生儿例数 ×100%，应大于 90%；出院时纯母乳喂养率 = 出院前 24 小时内纯母乳喂养新生儿人数 / 出院新生儿人数（人工喂养及医学指征除外）×100%，应大于 80%。

4. **治疗用药**（therapy）　可采用用药错误发生例数（每百张床位）进行衡量，具体计算公式为：用药错误发生例数 / 同期开放床位数 ×100，目标值为 0。

5. **心理护理**（wellness of psychology）　可采用《爱丁堡产后抑郁量表》《抑郁筛查量表》（PH-9）对孕产妇进行心理测评及筛查。《爱丁堡产后抑郁量表》得分 0~12 分为筛查阴性，13 分以上筛查阳性；《抑郁筛查量表》（PH-9）用来评估抑郁的严重程度，0~9 分为抑郁状态阴性，10 分以上为抑郁状态阳性。

6. **病情观察**（inspection）　可采用分级护理合格率进行衡量，具体计算公式（以一级护理合格率为例）为：一级护理合格率 = 一级护理合格人数 / 一级护理人数 ×100%，标准值为 90%。

7. **患者安全**（safety）　可采用不良事件发生例数（每百张床位）进行衡量，具体计算公式为：不良事件发生例数 / 同期开放床位数 ×100，目标值为 0。

8. **人文关怀**（humanity）　可采用患者满意度分值进行衡量，通过填写患者满意度问卷，可计算得出满意度得分，一般要求 90 分以上。

（荆文娟　包新茹）

第三节　数字化健康教育

一、数字化健康教育概念

数字化是指通过数字模型实现有效获取、分类存储、自动处理和智能识别海量数据，并具有高分辨率和高度智能化的技术手段，是多媒体运用的基础。

数字化健康教育就是将数字化的技术手段应用于健康传播与健康教育活动的过程,其核心内涵就是健康传播技术和过程的信息化。

二、数字化健康教育意义及特点

近年来,随着优生优育观念的不断深入,孕产妇对于孕前、妊娠期、产后期保健方面的护理要求也随之提高,而传统的纸质化健康宣教需要有相关的人力、物力、时间投入才能真正实现健康宣教的效果,明显增加了医院护士的护理工作量。数字化健康教育应运而生,数字化健康教育是纸质化宣教向无纸化宣教跨越的重要体现,更符合时代发展的特征及用户习惯。数字化健康教育有如下特点:

1. **实时性**   可实时向公众展示,并随时更新。

2. **灵活性**   突破空间、时间的限制,24 小时不间断地传播到世界各地,受众的学习时间也更加灵活。

3. **信息的大容量性和传播的延续性**   网页的无限链接和扩展功能使受众有机会全面了解相关主题的知识并通过点击链接不断获取相关延续信息。

4. **多媒体优势和有效性**   数字化教育能便捷地制作二维、三维的动画,做到图、文、声并茂,使呆板、难记的教育内容变得生动、直观、形象,易于理解和记忆,让医院信息化管理资源得到更加有效的利用。

5. **交互性**   受众不再是被动接收信息,而是主动检索信息,甚至自主发送信息,实现互动。患者由被动接受教育转变为主动求知,提高了患者求知的欲望,也提高了健康教育的效果。

6. **个性化及对隐私的保护性**   公众可选择性定制自己需要的信息,提高健康信息获取的准确性,为人们对敏感疾病的健康信息的需求提供了很好的隐私保护。

三、数字化健康教育实施

1. **资料库的建设**   建设健康教育传播资料库及其相应服务系统,同时利用数字网络开展数字化健康教育,逐步形成健康教育服务的立体传播结构,实现了数字化健康教育资源向患者的传达,帮助孕产妇及家庭树立科学的健康意识,从而提高他们的健康素养水平。资料库可以以演示文稿、文字、图片、科普短片、动画、视频等方式进行储存和上传,使患者及家属随时均可在线观看,重点教育内容有提示并可反复观看,从而强化记忆学习内容。同时也可以采用多媒体形式进行健康教育,以视频、动画、图片的形式讲解教育的内容,形象地强化健康教育知识的学习。

2. **三屏**   即移动网站(电脑屏)、IPTV 终端(电视屏)、医院终端(触摸屏),面向社会大众开放共享信息。在公共场合或者医院,三屏均是易于获取且有效的健康教育知识传播途径。

3. **医院网站、社交软件、智慧病房**   以幻灯片、视频、慕课等模式进行知识讲解并录制为视频、插画、漫画等可视化资料,将资料上传至医院电脑信息系统的数字化健康档案中由社交软件平台推送,患者通过手机端即可查阅及观看。数字化健康信息管理可切实有效贯穿于整个产科医生出诊就医健康管理过程。例如,就诊后通过医院官方社交软件账号等网络平台及时更新发送产科医生出诊就医健康管理流程图,推送孕早期、孕中期、孕晚期健康管理教育相关资讯等;在入院后、手术前、分娩前、手术后、阴道分娩后等时机,通过医院官方社交软件账号向手机端推送相关的即时健康教育信息。智慧病房的实施,使数字化健康教育直接推送到床旁,更便捷有效。

4. **IPTV 数字电视**　数字电视又称交互式网络电视,IPTV 电视栏目策划依托较为完整的健康管理知识材料资源传播体系,按照各种健康知识资料体系资源结构中的特点分别组织栏目策划,设计制作多种类型具有一定针对性的健康知识电视节目,如健康专家专题访谈、健康管理知识讲座、科普小品等。

5. **数字化健康教育触摸屏终端**　也叫自助机,将该触摸终端安装于医院门诊、住院部等居民较为集中且能方便使用的地方,使健康信息"触手可及",使科学、权威、及时的健康信息实现共享。目前大部分医院已安装触摸屏终端,甚至还有智能机器人在医院使用,使相关健康信息能更好地传递给需要的人。例如可由医生根据孕产妇的生理特点,分别选择一套适宜的健康护理宣教内容模块版并复制于孕妇电子终端病历中,叮嘱每位孕妇在触摸屏电子终端版上进行阅读学习。模块宣教内容主要包括孕早期保胎健康护理,孕中期和孕晚期孕妇体重的合理控制、相关孕妇保健知识及所需营养素的支持、分娩护理指导、哺乳期护理等。

6. **手机应用**　目前市场上已有非常多的手机应用程序供孕产妇使用,是全孕期知识获取、交流交友非常好的平台。

7. **公共互动平台**　借助社交软件等公共互动平台,进行健康传播。如国内某知名产科专家,开通个人社交软件账号,向大众传播产科相关知识;还有一些医院或个人也纷纷开通社交软件账号,向大众传播健康教育知识。

四、展望

依托云技术、大数据技术、移动网络技术的数字化健康教育,其内涵不仅仅是电子素材,还应该能够实现信息管理、交流互动等功能。目前,各健康教育机构、平台都拥有大量的图片、视频等健康教育信息素材,应充分整合各方资源,实现优质资源的共建共享,互联互通。

利用数字技术发展虚拟现实健康教育。随着计算机技术的飞速发展,虚拟现实(virtual reality,VR)技术成为当前医学健康领域热门的科学技术之一。其开发目的在于利用虚拟环境管理软件实现现实的家庭生活环境,激发用户的视觉、听觉和触觉,产生身临其境的虚拟体验,强化学习行为,提高学习的积极性,更好地达到健康教育的效果。

（刘秀萍   赵冬梅）

第四节   音乐疗法在产科的实践

一、音乐疗法的概述

1. **音乐疗法定义**   又称音乐治疗,是一种系统的干预过程,治疗师在治疗过程中运用各种形式的音乐体验以及治疗中形成的关系以协助被治疗者实现健康的目标。

2. **音乐疗法的好处**   音乐对人体的作用分别有心理和生理两方面。

（1）心理:从心理学的角度来看,音乐疗法主要是通过对情绪的影响而实现的。音乐能促进移情,唤起愉快的记忆,减少人们产生消极情绪,甚至它还有助于一些心理疾病的治疗。比如对产褥期抑郁症,一些心理学家和研究人员发现,使用古典音乐极大地提升人脑的各种声学神经系统敏感性及可塑性,这极有可能与基于音乐本身的各种类型声学网状神经系统结构及其变化过程有关。

（2）生理:从神经系统生理学的研究分析来看,音乐能有效地激活人脑中的各种边缘系统和脑干中的网状神经系统,如杏仁核、海马和伏隔核。那些悦耳动听、符合人体生理节律、能被人所接受的音乐,经感觉通路入脑后可作用于大脑边缘系统和脑干网状系统,调节神经细胞的兴奋性,促进神经递质的分泌转化,起到调整恢复体内平衡状态的作用。

二、音乐疗法在产科各类人群中的应用

1. **音乐疗法在孕期的应用**   研究表明,对于早孕期妊娠剧吐的孕妇,用音乐疗法可以提高他们的治疗效果,改善其负性情感,使他们顺利度过早孕反应期。在孕中、晚期,当孕妇出现阴道出血、早发性宫缩等早产征象时,孕妇会担心胎儿安危,引发压力,主要表现为焦虑,音乐疗法能有效减轻保胎孕妇焦虑的情绪感受,舒缓保胎孕妇不安的心理情绪,使其能够保持愉快的工作情绪,从而促进保胎的成功。

2. **音乐疗法在围生期/围手术期的应用**   研究结果显示在天耳穴进行穴位按压结合一种个性化古典音乐播放疗法可以有效改善剖宫产孕妇手术时、手术1小时及术后3小时的促甲状腺分泌激素、皮质醇、血糖的高水平状态。另一个早期研究结果显示,在术中播放一些孕妇比较熟悉或非常喜爱的古典音乐,可明显降低其离开手术室时的紧张焦虑程度。在分娩期,音乐疗法作为一项辅助分娩的干预措施,能消除分娩恐惧,且它不受时间、地点和人员等

的限制,能够有效降低产妇在分娩中的疼痛程度,特别在潜伏期、活跃期及第二产程中。除此之外,还可以降低镇痛剂的使用量,并且在缩短产程、降低剖宫产率、减少产后出血、降低胎儿窘迫和新生儿窒息发生率等方面与未行音乐治疗者相比,差异均有统计学意义。

3. **音乐疗法在产后的应用** 给产后的母亲进行音乐治疗,联合穴位按摩促进产后泌乳效果明显,能够有效减少患者的焦虑程度,使其分泌更多乳汁,还能缓解产后的疼痛。据报道,音乐疗法能明显降低产褥期产妇的抑郁情绪,但效果的体现需要一定时间的积累,并且随着音乐治疗的持续进行,疗效会愈来愈显著,这提示产科的工作者,在进行音乐治疗时需要有一定时间的积累和观察。

4. **音乐疗法在胎儿及新生儿的应用** 音乐疗法不仅对孕妇有作用,对胎儿同样有效。音乐胎教可促进胎儿神经系统发育,音乐胎教就是通过对胎儿不断地施以适当的乐声刺激,促使其大脑中枢神经元的轴突、树突及突触的健康发育,为不断地优化胎儿发育、促进后天的智力和发展音乐天赋奠定基础。医学研究证明,胎儿在子宫内最适宜听中低频率的声音,音乐胎教可以增加胎儿大脑中枢神经元轴突和树突的数量,还可以促进胎儿大脑神经元的相互连通,为胎儿出生后智力的健康发育奠定生理基础。音乐胎教还能增加心排血量,改善脐 - 胎盘及大脑内部血液的供应。在新生儿沐浴时播放音乐,有利于新生儿的发育,加强新生儿的免疫力和应激力,并能促进消化功能,减少新生儿的哭闹,改善新生儿的睡眠。

5. **其他** 音乐疗法也可应用在产科临床护理中。产科护理工作烦琐、紧张,加之新生儿的哭闹声等,容易让人烦躁。在临床环境中播放优美的音乐旋律,可使产科医护人感到心情放松,减少紧张情绪,从而使产科各病区所有的人员包括孕产妇、家属、新生儿等产生良性的生理反应,提高医护人员的工作效率。

三、研究存在的不足及展望

现有研究更偏向于分析音乐疗法的心理作用,其生理作用还有待深入探索。后续研究方向可在临床随机大样本观察的基础上,结合动物实验探索音乐治疗的作用机制,为音乐治疗提供实验室理论依据。

(刘秀萍)

第五节 三维舒缓疗法在产科的实践

一、三维舒缓疗法概念及原理

三维舒缓疗法是由心理评估、音乐治疗和正念减压构成的一种心理舒缓疗法,在心理评估的基础上,以音乐治疗与正念减压为主要治疗方式,达到缓解患者疼痛、焦虑、紧张等情绪的目的。其原理主要为：一种系统干预过程，治疗师在治疗过程中运用各种形式的音乐体验以及治疗中形成的关系以协助被治疗者实现健康的目标；音乐可积极影响人体的大脑皮质、自主神经系统和内分泌系统。

二、三维舒缓疗法的发展及应用

随着"生物-心理-社会"医学模式的不断发展，医疗护理的健康工作重心已经从"以疾病为中心"向"以健康为中心"不断转变，医疗人员护理健康服务的内涵已经有了极大的方向延伸。改善患者的心理状况将为他们带来更好的照护，可促进患者更好地康复。为此，四川大学华西第二医院罗碧如团队对已经在医院部分科室开展的音乐治疗和心理干预技术进行改良，发展出了"三维舒缓疗法"。主要包括以下3个方面的内容：

1. **心理评估**（psychological assessment） 心理评估已经在妇科、产科各护理单元开展多年，主要用心理测评量表对新入院患者进行测量，或经人工或电脑软件测查。其中，产科高危病房孕妇的焦虑和抑郁得分大于正常者超过50%。

2. **音乐治疗**（music therapy） 使用音乐语言暗示患者，通过声波传导、规律的频率变化作用于人体大脑皮质，起到改善患者消极情绪的作用。音乐本身有节律的声波振动频率，与人体内部的生理节奏会产生共振，使患者产生某些积极的情绪反应，这些情绪反应又能影响机体的自主神经系统和内分泌系统，从而影响人体的生理、心理变化，产生积极的影响。

3. **正念减压疗法**（mindfulness-based stress reduction，MBSR） 是指通过正念呼吸、身体扫描、同理心等的练习，将注意力集中于当下进行自我觉察，并接纳自己的身心，改善自己的认知、情绪和身心感受，从而促进自我的情绪改善和身心康复。正念减压疗法可改善紧张、焦虑、抑郁、愤怒等消极情绪，促进身心放松，减轻心理压力，增强对自我的同理心以及元认知的觉察，减缓身心不适、改善睡眠障碍，提高患者生活满意度、幸福感。有报道指出，正念减压疗法应用于妊娠中期有焦虑、抑郁情绪的孕妇，能很好地缓解其焦虑、抑郁情绪，减轻围生期孕妇负面情绪及恐惧状态。

综上所述，三维舒缓疗法从三维的角度开展舒缓疗法，即通过运用心理评估结合音乐治疗和正念减压，从孕产妇的认知、情绪、行为模式上，关注其身、心、灵，并对他们的知、情、意、行进行系统干预，开展具有针对性的音乐治疗结合正念的舒缓疗法，通过实施三维舒缓疗法，可以达到患者身体和心理同步康复的目标，改善患者住院就医体验，提高患者治疗的满意度，值得临床推广实践。

（刘秀萍）

第二篇

产科护理评估与干预

第六章 健康评估概述

第一节 健康评估的基本概念和基本方法

一、健康评估的基本概念

健康评估（health assessment）是从护理的角度对患者进行诊断,系统地收集和分析现存或潜在健康问题,确定其护理所需。本教材的使用为妇女儿童医院专用,健康评估的对象为孕产妇。健康评估的方法包括访谈法、观察法及体格检查。

1. **访谈法** 通过事先设计好的调查表或问题对孕产妇进行询问而获得主观资料的一种形式。访谈过程中采用封闭式提问和开放式提问。封闭式提问的答案是有严格限制的,如"您有阴道流血吗?"开放式提问往往答案没有限制,如"您有什么不舒服吗?"

2. **观察法** 护士通过视觉、嗅觉、听觉收集资料。观察孕产妇的衣着打扮、面色、神志、体位、呼吸、运动等,还应观察周围环境,以便实施更好的检查和护理。

3. **体格检查** 护士运用视、触、叩、听的方式来收集资料。视诊观察外貌特征是否正常;触诊评估包块、胎儿肢体等;叩诊可评估器官大小、疼痛部位等;听诊可直接或间接评估孕产妇体内产生的声音,比如胎心音。常用的检查工具包括体温计、胎心听诊仪、血压计等。

二、产科健康评估的基本方法

（一）病情评估

我院在借鉴美国国家急救医师协会创伤评估模式的基础上,创立了病情评估框架 "ABCD+OPQRST"。先处理危及生命的 "ABCD" 问题,再对症状进行 "OPQRST" 评估。

1. **气道（airway,A）** 开放气道,清理异物,保持呼吸道通畅。通过与孕产妇交谈,观察口唇和面部颜色、胸廓运动判断气道是否通畅。

2. **呼吸**(breathing,B) 评估呼吸频率、节律和深度;口唇及面部颜色有无发绀。

3. **循环**(circulation,C) 评估的内容包括:面色、血压、心率、四肢温度、尿量、毛细血管充盈时间、末梢颜色。

4. **意识**(disability,D) 采用 AVPU 标准(A 代表清醒、V 代表言语上无应答、P 代表对疼痛刺激无反应、U 代表完全无反应)对患者意识展开评估。通常采用询问孕产妇问题来判断神志。

5. **发生的部位/时间**(onset,O) 相关症状出现的部位/时间。

6. **加剧/缓解的因素**(precipitating/palliative factors,P) 当出现该症状时正在做什么;什么时候症状会加重或者缓解?

7. **症状性质**(quality,Q) 对症状的具体描述是什么?

8. **伴随症状**(region/radiation/related symptoms,R) 该症状出现的部位,有无向其他部位扩散? 还有其他症状吗?

9. **严重程度**(severity,S) 症状是轻度、中度还是重度? 使用疼痛评估量表打分。

10. **持续时间**(timing,T) 症状持续多长时间? 间隔多久出现 1 次?

(二)案例展示

产科一病区 ×× 床孕妇,夜间突然阴道出血。诊断:G2P1 32^{+4} 周宫内孕单活胎先兆早产,中央型前置胎盘。现在对该孕妇使用病情评估框架评估进行评估,具体见表 6-1-1。

表 6-1-1 病情评估框架案例分析

护士	患者情况
A:通过问话的形式评估患者气道是否通畅	对答切题,呼吸道通畅
B:观察患者呼吸次数、型态;口唇颜色	监护仪显示 SPO$_2$ 98%,R 20 次/min,型态正常,口唇无发绀
C:观察患者的面色、皮温、毛细血管充盈时间、数脉搏、测血压、观察阴道流血量、颜色并称重	面色红润,四肢温暖,毛细管充盈时间正常,监护仪显示 HR 78 次/min,BP 113/65mmHg; 阴道流血量大于月经量,浸透卫生巾,色鲜红,称重约 90ml
D:通过患者回答问题的情况进行神志判断	对答切题,神志清楚
O:评估症状出现的开始时间	按呼叫器前开始出血

续表

护士	患者情况
P: 观察有无缓解 / 加剧的因素	宫缩的时候出血增多,宫缩间隙期少许出血
Q: 观察症状性质	血液呈鲜红色伴有血凝块
R: 伴随症状	间断有腹痛症状
S: 严重程度	阴道流血量大于月经量
T: 持续时间	间断流血至今

（严　平）

第二节　护理评估的主要内容

护理评估作为执行护理程序的首要步骤,是作出护理诊断及制订护理计划的重要依据。护理评估的主要内容包括健康史评估、症状和体征评估、心理社会评估及风险评估。

一、健康史评估

健康史评估(history of health)是通过问诊有目的、有计划地获得有关患者健康状况的主观资料的方式,主要目的是获得患者主观感觉的异常或不适,及时发现其现存和潜在的健康问题,明确患者的护理需求。

1. **基本资料**　基本资料包括姓名、年龄、籍贯、职业、民族、婚姻状况、文化程度、家庭地址、入院时间、入院方式、入院诊断等。

2. **主诉**　主诉(chief complaint)是孕产妇所感受到的最主要、最明显的症状或体征,是其就诊的主要原因。孕产妇主诉应包括"停经周数 + 主诉的性质 + 持续时间",如"停经 28 周,阴道流血 1 天"。如当前无明显症状或体征,但诊断资料与入院目的十分明确者,也可以记录为"诊断资料 + 时间",如"停经33^{+1}周,发现胎儿脐血流异常 1 天"。

3. **现病史**　现病史(history of present illness)是围绕主诉详细询问孕产妇疾病或症状的发生、发展以及诊疗和护理的全过程。其内容如下:

（1）疾病或症状的发生:包括发生时间,起病的缓急,相关的病因和诱因。

（2）症状的特点:包括症状出现的部位、性质、频率、持续时间和严重程度,有无加剧或缓解的因素以及有无其他伴随症状。如出现宫缩的孕妇,应重点评估其宫缩频率、强度和持续时间,有无伴随阴道流血、流液等。

（3）疾病或症状的发展:指此过程中主要症状的变化或新症状的出现。

（4）诊疗和护理经过:包括疾病或症状发生后孕产妇的处理方式,曾接受过的诊疗及护理措施,效果如何。详细询问并记录孕产妇曾被作出的医疗诊断,曾服用的药物名称、用药途径、剂量及时间等。

4. 日常生活状况 了解孕产妇的日常生活状况有利于发现其可能存在的不良生活行为,内容包括营养、排泄和睡眠型态、日常生活活动能力、自理能力、个人嗜好等。

5. 既往史 内容包括既往的健康情况,外伤史、手术史、住院经历、过敏史,有无毒物、药物、放射线接触史等。

6. 个人史及家族史 包括月经史、婚育史,以及直系亲属的健康情况、患病及死亡情况。如家族中有无糖尿病、高血压、心脏病等遗传病史,母亲或姐妹有无不良孕产史等。

二、症状和体征评估

（一）分娩疼痛（labor pain）

1. 临床表现 分娩疼痛是产妇都会经历的正常生理现象,主要由宫缩引起,伴随宫口扩张和先露下降而不断增强,应用镇静剂后不影响宫缩和产程进展。疼痛部位主要为下腹部,也可放射至腰骶部、盆腔和大腿根部。第一产程的疼痛是由于子宫收缩和宫口的扩张,为钝痛,范围弥散,无清晰定位。第二和第三产程的疼痛来自于产道持续扩张,导致产道皮肤、筋膜、肌肉的牵拉和撕裂,为锐痛,定位于阴道和会阴部。

2. 评估要点 分娩疼痛的评估应重点关注其特点,包括疼痛部位、性质、规律和程度,以及时了解产程进展。分娩疼痛程度的主要评估方式有以下几种:

（1）视觉模拟评分法（visual analogue scale, VAS）:又称"痛尺",为长10cm的标尺,0分和10分分别代表无痛和剧痛。让产妇在直尺上标出最能代表自己当前瞬时疼痛程度的位置,根据产妇标出的位置确定疼痛分值。

（2）数字分级法（numerical rating scale, NRS）:将疼痛的程度用0至10共11个整数数字表示,0代表无疼痛,10代表最剧烈的疼痛,产妇从这11个数字中选择一个最符合当前自身疼痛程度的数字。

（3）世界卫生组织（WHO）的疼痛分级

0级:无痛。

1级（轻度疼痛）:腰腹部轻微酸胀感,睡眠不受影响。

2级（中度疼痛）:腰腹部疼痛明显,但能忍受,睡眠受干扰。

3级（重度疼痛）:腰腹部强烈疼痛,不能忍受,多伴有喊叫、哭闹。

（二）阴道流血（colporrhagia）

1. 常见病因和临床表现

（1）流产（abortion）：因早期胚胎死亡，底蜕膜坏死出血，胚胎绒毛从蜕膜剥离，血窦开放出血。妊娠8周以前，绒毛与子宫蜕膜联系还未牢固，出血量通常较少；妊娠8~12周后，绒毛深植于蜕膜中，剥离不全导致出血较多。

（2）前置胎盘（placenta praevia）：随着子宫增大，附着于子宫下段及宫颈部位的胎盘不能相应伸展而引起错位分离导致出血。典型的临床表现为无诱因、无痛性阴道流血。产妇可出现贫血症状，贫血程度与出血量成正比。

（3）胎盘早剥（placental abruption）：由于底蜕膜出血，血液在底蜕膜与胎盘之间形成血肿，致使胎盘剥离。如剥离面小，血液易凝固而停止出血，临床多无症状；若继续出血，血液可冲开胎盘边缘及胎膜，经子宫颈管（简称宫颈管）流出，表现为阴道流血；若血液在胎盘后形成血肿，则无阴道流血表现。阴道流血量与剥离面大小及胎盘边缘与子宫壁的附着情况有关，贫血程度与阴道流血量不相符。

（4）胎盘边缘血窦破裂：多在产后检查胎盘时才能确诊。由于子宫收缩、宫颈管的消失和扩张，胎膜被牵拉，导致胎盘边缘脆弱的血窦破裂出血。阴道流血色鲜红，无反复性。

（5）产后出血（postpartum hemorrhage）：是指胎儿娩出后24小时内阴道分娩者失血量超过500ml，剖宫产者超过1 000ml。常见的病因及临床表现如下：

1）子宫收缩乏力：是产后出血最常见的原因。阴道流血特点为阵发性，流血量大。触诊可见宫底升高，子宫质软，轮廓不清。

2）软产道损伤：由于阴道手术助产、巨大胎儿、急产等原因而导致的宫颈裂伤、阴道裂伤和会阴裂伤。表现为胎儿娩出后阴道立即持续不断地流出鲜红色血液。

3）胎盘因素：胎盘粘连、胎盘残留、胎盘植入等。表现为胎儿娩出后胎盘未娩出时，阴道出现大量暗红色血液，伴有血凝块。

4）凝血功能障碍：产妇合并有原发性血小板减少、再生障碍性贫血等血液系统疾病，可因凝血功能障碍引起切口或子宫血窦大量出血。表现为阴道持续流出不凝血，止血困难。

2. 评估要点　主要包括阴道流血的时间、颜色、性质和量，以便明确阴道流血原因。另外，要同时评估孕产妇有无头晕、心悸、乏力、腹痛等不适，密切监测生命体征，追踪血常规检查结果，判断有无休克。

（三）阴道排液（vaginal discharge）

1. 临床表现　主要表现为孕妇自觉有较多液体突然从阴道流出，增加腹压时流液增多。流出液体多为无色、清亮液体；若羊水浑浊，呈黄绿色或棕黄色，则为胎粪污染。胎膜早破是妊娠期阴道流液的主要原因。

2. 评估要点　阴道流液应评估其流液是否为突发性，与腹压增加是否有关，区别羊水和阴道分泌物增多。当 pH 试纸显示 pH≥6.5，涂片检查有羊齿状结晶时即为羊水。观察阴道流液的量、颜色、性状和气味。

（四）胎动（fetal movement）

胎动是指胎儿在子宫内冲击子宫壁的躯体活动。孕妇大多在妊娠 20 周后可感觉到胎动。

1. 临床表现　正常明显胎动为 3~5 次 /h。胎动具有一定规律性，通常清晨胎动较少，上午 7~9 点和晚上 11 点至第二天凌晨 1 点会出现胎动活跃高峰。当孕妇自觉胎动规律和特点发生明显变化时，应警惕出现胎儿宫内窘迫。目前尚缺乏普遍公认的基于孕妇在某一特定时间段内所感觉到的胎儿运动次数和力度的胎动异常定义，临床普遍以孕妇既往同一时间段的胎动次数为基准，若胎动增多或减少 50%，应及时向医生汇报，并配合处理。

2. 评估要点　评估胎动出现的时间、频率、部位及幅度，以此判断是否为正常胎动。同时也应注意孕妇数胎动的方法是否正确，有无体位、情绪、时间段的变化，是否伴随腹痛、阴道流血等症状，以尽早识别异常情况。

（五）水肿（edema）

妊娠期间因激素、体型、体位、生理、病理等因素造成孕妇不同部位的水肿现象，称为妊娠水肿（gestational edema）。

1. 临床表现

（1）生理性水肿：多发生于妊娠晚期，下肢静脉受压是最主要的原因。表现为活动一天后双足或手指肿胀，晨起水肿消退或减轻。随着子宫的增大，水肿可向两侧小腿扩散。

（2）病理性水肿：常见于妊娠期高血压疾病。水肿出现于妊娠中晚期，多呈凹陷性水肿。水肿最初由踝部开始，逐渐蔓延至小腿、大腿、外阴、腹部、全身。可同时伴有血压升高和蛋白尿。

2. 评估要点　包括水肿发生的时间、发展过程、有无凹陷、皮肤是否完好。询问患者有无心脏、肾脏、肝脏等方面的疾病，排除非妊娠原因所致的水肿。

三、心理社会评估

1. 心理与社会评估的方法

（1）观察法（observation）：是一种有目的、有计划地通过被观察者的行为表现直接或间接地进行考察、记录和分析的方法。护士通过观察孕产妇的行为表现,推测其性格特征及心理反应。观察法可收集到较为真实和客观的资料,但仅为推测结果,不能完全代表孕产妇真实的认知方式和内心想法,其有效性取决于护士的观察能力和分析综合能力。

（2）访谈法（interview）：是一种通过面对面的交谈来了解患者心理和行为的评估方法。护士在访谈过程中通过有目的的提问,全面收集孕产妇资料,具有较好的灵活性和适应性,但相对费时且聚焦困难。

（3）心理测量法（psychometrics）：是依据心理学原理和技术,采用心理测量工具,对患者外显行为进行观察或评定,并将结果按数量或类别加以描述的过程,分为心理测验法和评定量表法。

2. 心理评估主要内容

（1）认知功能：认知是对事物认识和知晓的过程。在询问病史的过程中观察和了解孕产妇有无视力和听力障碍,了解孕产妇的记忆能力、思维逻辑和语言表达能力是否正常,对时间、空间和人物的定向能力是否正常。通过交谈和观察初步判断其感知觉功能,必要时结合医学检测验证。

（2）情绪与情感：是个体对客观事物是否满足自身需要的内心体验与反映。可通过交谈让孕产妇主动提供相关资料,也可观察孕产妇的面部表情和肢体动作,推测其情绪变化。另外,量表的测评是评估情绪与情感较为客观的方法,如焦虑、抑郁量表等。

（3）应激与应对：是指当个体面临或察觉到环境变化对机体有威胁或挑战时,做出的适应性和应对性反应。妊娠和分娩过程中,孕产妇本人及家庭会产生一系列的压力性事件,护士应了解孕产妇在此过程中是否有对其造成压力的事件、她的应对措施、是否获得外部支持,以及是否出现头痛、睡眠障碍、焦虑等应激后反应。

（4）健康行为：是指个体为了增强体质、维持与促进身心健康而进行的各种活动。护士可通过询问了解孕产妇是否有抽烟、喝酒等不良习惯,是否保持充足睡眠等。

（5）精神信仰：宗教和文化可影响孕产妇对健康的认知和行为、饮食习惯、家庭角色等。护士可询问孕产妇的信仰、文化习俗,在不影响孕产妇健康的前提下,应充分尊重其当地文化。

3. 社会评估主要内容

（1）角色：妊娠和分娩会引起孕产妇家庭角色、工作角色、社会角色等的变化,护士可通过询问了解孕产妇对各种角色的认知与适应状况,评估其是否有疲劳、焦虑、抑郁等情况。

（2）家庭：家庭是基于一定的婚姻关系、血缘或收养关系组合起来的社会生活基本单位。评估孕产妇的家庭结构应了解家庭中谁是主要的照顾者,有几个孩子等,家庭关系是否融洽,家庭资源是否能够满足家庭需求等。

四、风险评估

(一)营养风险评估

妊娠和分娩是一个复杂的生理过程,全面的营养评估有助于了解孕产妇现存或潜在的营养问题,对护士进行针对性的饮食指导有重要的意义。

1. **饮食状况评估** 了解孕产妇的体重变化、用餐情况、摄入食物的种类和量、食欲有无改变,有无慢性消耗性疾病、口腔疾病等影响进食的因素。

2. **体格检查**

(1)身高和体重:身高和体重是反映生长发育及营养状况的重要指标之一。

我国常用的是 Broca 改良公式,女性的公式为:标准体重(kg)= 身高(cm)-105。实测体重处于标准体重 ±10% 为正常范围,±(10%~20%)为超重或消瘦,±20% 以上为肥胖或极度消瘦。

临床常用的为体重指数(BMI),即体重(kg)/ 身高(m)^2。据中国营养学会的标准,BMI≥28 为肥胖,28>BMI≥24 为超重,BMI<18.5 为消瘦。

(2)皮褶厚度:皮褶厚度是人体一定部位连同皮肤和皮下脂肪在内的皮肤褶皱的厚度。测量时采用特定的皮褶计,连续测量 3 次取平均值。最常用的为肱三头肌,成年女性参考值为 16.5mm。实测值 >90% 为正常,80%~90% 为轻度营养不良,60%~80% 为中度营养不良,<60% 为重度营养不良。

(3)上臂围:上臂围是指上臂中点的周长,反映能量和蛋白质营养状况的指标之一。

3. **实验室检查** 采用生化检验对人体的血液、尿液中的各种营养素或代谢产物进行测定,以早期发现孕产妇的营养状况,及时采取有效防治措施。目前常用的检查包括血清蛋白质水平、氮平衡试验及免疫功能测定。

(二)血栓风险评估

妊娠及产褥期女性由于其特殊的生理性改变,存在高凝状态、静脉淤滞、血管内皮损伤等因素,发生静脉血栓栓塞(VTE)的风险明显增加。VTE 是发达国家孕产妇死亡的主要原因之一,对所有育龄女性进行孕前、孕期及产后风险评估尤为重要。鉴于国内目前尚无指南对孕产妇血栓风险评估表进行推荐与运用,现阶段我院采用 2015 年英国皇家妇产科医师学院 RCOG 发布的《降低妊娠期及产褥期静脉血栓栓塞风险》指南中提出的针对妊娠期和产褥期血栓发生风险因素的评分系统,见表 6-2-1。

表6-2-1 妊娠期和产褥期血栓发生风险因素评分表

项目	危险因素	得分
A. 孕前危险因素	VTE 病史（与手术相关的 VTE 病史除外）	4
	与手术相关的 VTE 病史	3
	已知的高危易栓症：抗凝血酶缺乏、莱顿第 V 因子及凝血酶原 G20210A 双杂合突变或其中之一突变	3
	内科合并症：如癌症、心力衰竭、活动性 SLE、炎症性多关节病变或炎症性肠病、肾病综合征、1 型糖尿病合并肾病、镰状细胞疾病、静脉吸毒者	3
	无明显诱因的家族史或一级亲属患与雌激素相关的 VTE	1
	已知的低危易栓症：莱顿第 V 因子或凝血酶原 G20210A 杂合突变	1
	年龄（>35 岁）	1
	肥胖（BMI≥30 为 1 分、≥40 为 2 分）	1 或 2
	产次≥3 次	1
	吸烟	1
	静脉曲张	1
B. 产科危险因素	本次妊娠发生子痫前期	1
	ART/IVF（仅限于产前阶段）	1
	多胎妊娠	1
C. 新发或一过性因素	孕期或产褥期的手术（除外急性会阴修复），如阑尾炎切除术、绝育术	3
	妊娠剧吐	3
	卵巢过度刺激综合征（仅限于早孕期）	4
	当前系统性感染（需要静脉抗感染或住院治疗）如肺炎、伤口感染	1
	制动、脱水	1
D. 产后危险因素	急诊剖宫产术	2
	择期剖宫产术	1
	内旋转或外倒转术 产程延长（>24h）	1
	产后出血（>1 000ml 或需要输血）	1
	本次妊娠早产（<37 周）	1
	本次妊娠胎死宫内	1

注：总分=A项得分+B项得分+C项得分+D项得分。低风险：≤2分；中风险：3分；高风险：≥4分。

（三）跌倒风险评估

跌倒是指患者突然或非故意地停顿,倒于地面或倒于比初始位置更低的地方,但不包括因暴力、意识丧失、偏瘫或癫痫发作所致的跌倒。按照国际疾病分类(ICD-10)标准,跌倒包括以下两类:①从一个平面至另一个平面的跌落;②同一平面的跌倒。

1. 高危因素

(1) ≥65 岁或 <14 岁。

(2) 半年内有跌倒史。

(3) 第二诊断:关节病变、血压不稳定、高热、心脏病史、糖尿病史、脑卒中史、髋关节置换术后 1 年。

(4) 助步器使用:拐杖、助行器。

(5) 行走步态:下肢无力、步态不稳、活动障碍。

(6) 精神状态:沟通能力障碍、意识改变、老年痴呆、智力低下。

(7) 使用安眠镇静剂、抗精神病药和麻醉镇痛药,麻醉复苏期。

(8) 视力障碍。

(9) 近期有癔症、癫痫、产前子痫发作史。

2. 风险评估

(1) 入院评估:所有成人患者在入院时即使用莫尔斯跌倒风险评估表(Morse fall scale, MFS)进行跌倒风险评估(表 6-2-2)。跌倒风险分级:低危 <25 分;中危 25~44 分;高危≥45 分。儿童患者在入院时使用 Humpty Dumpty fall scale(简称 HDFS)进行跌倒风险评估,跌倒风险分级:高危≥12 分,低危 7~11 分。

(2) 再次评估:患者病情变化时应再次评估,患者在手术后、使用镇静剂、催眠药、巴比妥类、吩噻嗪类药物、抗抑郁药、泻药、利尿剂、麻醉剂等药物后也应再次评估。

表 6-2-2　莫尔斯跌倒风险评估表

评估内容	患者反应	评分		
患者在 6 个月内有无跌倒史	无	☐ 0	☐ 0	☐ 0
	有	☐ 25	☐ 25	☐ 25
超过 1 个医学诊断	无	☐ 0	☐ 0	☐ 0
	有	☐ 15	☐ 15	☐ 15
助步器使用	不需要 / 卧床休息 / 护理人员帮助	☐ 0	☐ 0	☐ 0
	拐杖 / 扶车 / 步行器	☐ 15	☐ 15	☐ 15
	扶靠家具行走	☐ 30	☐ 30	☐ 30

续表

评估内容	患者反应	评分		
静脉输液治疗	无	☐ 0	☐ 0	☐ 0
	有	☐ 10	☐ 10	☐ 10
行走步态	正常/卧床休息/患者不能活动	☐ 0	☐ 0	☐ 0
	双下肢乏力	☐ 10	☐ 10	☐ 10
	残疾或功能障碍	☐ 20	☐ 20	☐ 20
精神状态	认知正常	☐ 0	☐ 0	☐ 0
	认知障碍	☐ 15	☐ 15	☐ 15
评估日期及时间				
总分				
签名				

3. 风险管理 在跌倒高风险的患者床头卡插上"跌倒"高风险标识,并在腕带上粘贴"跌倒"高风险标示,护士在常规预防措施基础上,采取相应的针对性预防措施,并填写《跌倒预防措施记录单》(表6-2-3)。

表6-2-3 跌倒预防措施记录单(成人)

常规措施

低风险患者:①应在床边、就餐区、卫生间、盥洗间等跌倒高危区域放置防跌倒警示标识;②应将日常用物、呼叫铃放在患者方便取用位置;③宜减少跌倒风险的因素,如协助肌力、平衡及步态功能训练改善步态不稳;④使用带轮子的床、轮椅等器具时,静态时应锁定轮锁,转运时应使用安全带或护栏。

中风险患者:①应执行跌倒低风险的预防措施;②应执行 WS/T 431—2013 规定,确定患者需要照护的程度,按实施要求提供护理;③告知患者离床活动时应有他人陪同。

高风险患者:①应执行跌倒低、中风险的预防措施;②应有专人 24h 看护,保持患者在照护者的视线范围内;③应每班床边交接跌倒风险因素及跌倒预防措施的执行情况。

续表

针对性措施

序号	跌倒风险因素	预防跌倒措施	执行时间	执行时间	执行时间
1	头晕、眩晕	应将头晕、眩晕引起跌倒的可能性提前告知患者和 / 或照护者			
		可鼓励患者记录头晕、眩晕病史日记			
		应评估头晕及眩晕感受、诱发因素、持续时间和强度、性质、相关症状、缓解方法			
		应指导患者头晕及眩晕时及时蹲下或扶靠牢固稳定物体			
		宜鼓励患者和 / 或照护者参加由康复医师实施的前庭疗法			
2	视力障碍	如有不同用途的两副以上眼镜,应贴上相应的标签			
		应指导因视力减弱曾有跌倒史或跌倒风险的患者使用单光眼镜			
		护理偏盲患者时,宜站在盲侧,并通过声音等增强患者对空间、位置的感知			
		发现患者存在尚未诊断的视力问题时,应报告医师			
3	肌力、平衡及步态异常	应观察和询问患者在行走或平衡方面遇到的问题			
		宜鼓励患者参加由康复医师制订的肌力、平衡及步态训练计划,并督促实施			
		应指导患者正确使用助行器等保护性器具			
		对严重骨质疏松、髋关节骨折的患者,可协助佩戴髋部保护器			

续表

序号	跌倒风险因素	预防跌倒措施	执行时间	执行时间	执行时间
4	直立性低血压	应指导患者体位转换时速度缓慢,避免弯腰后突然站起,减少弯腰动作及弯腰程度			
		应指导患者卧位转为站位时,遵循"三部曲",即平躺30s、坐起30s、站立30s再行走			
		应指导患者睡眠时抬高床头10°~30°,以舒适为宜			
		应指导患者淋浴时水温以37~40℃为宜			
		宜对患者有计划进行有氧耐力训练,站立时可行间歇踮脚尖或双下肢交替负重训练			
		宜协助下肢静脉曲张或静脉回流差的患者穿弹力袜、紧身裤或使用绷带等			
		指导患者一旦发生直立性低血压,或患者体位改变、外出行走出现头晕、肢体无力等不适症状时,应立即就近坐下或搀扶平躺休息;指导陪同人员按摩四肢并立即呼救			
5	大/小便失禁且紧急和频繁的排泄	宜将患者安置在离厕所较近的区域,或在床旁提供洗漱和如厕的替代设施			
		应观察、识别患者大/小便失禁的原因			
		可对患者进行大/小便自控能力训练			
		宜制订如厕计划,对频繁如厕的患者,可使用大/小便失禁护理裤、护理床等			

续表

序号	跌倒风险因素	预防跌倒措施	执行时间	执行时间	执行时间
6	使用高跌倒风险药物	应识别并明确告知患者和 / 或照护者可能增加跌倒风险的药物			
		指导患者服用高跌倒风险药物时, 在药效期内宜限制活动 应与医师沟通减少使用或及早停用高跌倒风险药物			
7	认知功能受损	宜根据康复医师评定的认知功能受损情况提供帮助			
		当患者出现精神与行为症状时, 应移除周围可能造成伤害的物品			
		对产生幻觉并出现游走或夜间异常行为的患者, 夜间可反锁门窗或实施保护性约束			
签名					
结果	跌倒　　□否　□是 坠床　　□否　□是			护士签名 / 日期	

备注: 1. 常规预防措施适合于所有患者跌倒的预防。

2. "结果" 在患者出院 / 转科 / 死亡时填写。

3. 其他高危因子及措施可在空格中填写。

4. 预防措施

（1）科室应提供安全环境及防跌倒装置：根据患者收治情况配备约束保护装置, 定期检查约束装置及病房设施的安全性能。病区通道要通畅, 禁止堆放各种物品、仪器设备；开水锅炉附近及地面清洁后放置防止跌倒警示标识, 并保持地面干燥, 防止患者跌倒。

（2）对患者进行防跌倒健康教育和风险评估：发现患者有跌倒危险时, 应报告护士长及主管医生。填写跌倒 / 坠床高危风险评估及实施预防措施表, 跌倒评分及跌倒预防措施记录单, 落实预防措施。

（3）高危患者应置放警示标识, 留家属陪伴, 与家属进行有效沟通和告知, 加床挡, 必要时实施保护性约束；患者检查、如厕等专人护送。

（4）急诊、手术、ICU 等患者以平车或轮椅转运时应实施保护/约束，做到无缝对接。

（5）加强巡视，及时发现、消除不安全隐患。

5. 发生跌倒后的处理

（1）医生和护士对患者是否受伤、受伤的程度进行评估。

1）0 级：没有受伤。

2）1 级：轻微伤，包括瘀伤、擦伤、不需要缝合的撕裂伤等。

3）2 级：重伤，包括骨折、需要缝合的撕裂伤、流产、早产。

4）3 级：死亡。

（2）处理措施

1）对患者的伤情进行相应处理。

2）分析患者跌倒的原因，并针对原因制订防范措施。

3）患者跌倒的情况及处理措施记入病历和护理记录。

4）按《医疗安全不良事件与隐患报告制度》规定上报不良事件。

5）按《护理不良事件 PDCA 规定》对整改措施落实情况进行追踪。

6）护理部加强对坠床或跌倒高风险科室的管理。

7）护理部每半年对医院跌倒事件进行总结。

（四）压力性损伤风险评估

1. 定义　压力性损伤是发生在皮肤和/或潜在皮下软组织的局限性损伤，通常发生在骨隆突处或与医疗或其他医疗设备有关的损伤，表现为局部组织受损但表皮完整或开放性溃疡并可能伴有疼痛。剧烈和/或持续存在的压力或压力联合剪切力可导致压力性损伤出现。皮下软组织对压力和剪切力的耐受性可能受微环境、营养、灌注、合并症和软组织情况的影响。

2. 压力性损伤风险评估

（1）病房/ICU：患者入院时，根据科室情况选择风险评估量表进行压力性损伤风险筛查。成人患者入院时使用 Norton 压力性损伤风险量表（表 6-2-4）进行评估。

表6-2-4　Norton 压力性损伤风险量表

评估内容	患者情况	评分		
身体状况	良好	☐ 4	☐ 4	☐ 4
	一般	☐ 3	☐ 3	☐ 3
	不好	☐ 2	☐ 2	☐ 2
	极差	☐ 1	☐ 1	☐ 1

续表

评估内容	患者情况	评分		
精神状态	思维敏捷	☐ 4	☐ 4	☐ 4
	无动于衷	☐ 3	☐ 3	☐ 3
	不合逻辑	☐ 2	☐ 2	☐ 2
	昏迷	☐ 1	☐ 1	☐ 1
活动能力	可以走动	☐ 4	☐ 4	☐ 4
	需协助	☐ 3	☐ 3	☐ 3
	坐轮椅	☐ 2	☐ 2	☐ 2
	卧床	☐ 1	☐ 1	☐ 1
灵活程度	行动自如	☐ 4	☐ 4	☐ 4
	轻微受限	☐ 3	☐ 3	☐ 3
	非常受限	☐ 2	☐ 2	☐ 2
	不能活动	☐ 1	☐ 1	☐ 1
失禁情况	无失禁	☐ 4	☐ 4	☐ 4
	偶有失禁	☐ 3	☐ 3	☐ 3
	经常失禁	☐ 2	☐ 2	☐ 2
	二便失禁	☐ 1	☐ 1	☐ 1

评估日期及时间

总分

签名

结果：

护理人员签名：

日期：

备注：1. 患者入院即使用 Norton 压力性损伤风险评分量表进行评估，病情发生变化时再次评估。

2. 患者评分≤14分，提示患者有发生压力性损伤的高风险，并按规定上报。

3. "结果"在患者出院/转科/死亡时填写。

（2）手术室：入院评估压力性损伤高风险及手术时间≥2小时的手术患者，视为手术期间压力性损伤高风险患者，做好压力性损伤预防护理措施。

（3）当病情发生变化时需再次评估,各护理单元根据患者病情特点制订评估细则。

3. 压力性损伤高危患者的呈报

（1）Norton 评分≤14 分者,外院带入压力性损伤的患者,应及时填写护理部统一的《压力性损伤风险呈报表》,在 24 小时内发至科护士长,科护士长填写意见后上报护理部。

（2）住院期间患者发生压力性损伤,应填写"医疗安全不良事件或隐患报告表",按"医疗安全不良事件及隐患报告制度与报告程序"执行。

4. 压力性损伤患者的会诊 压力性损伤高危患者或压力性损伤患者中高危因素多或病情复杂、有必要进行护理会诊者,由病室在电子会诊系统内填写护理会诊单,邀请相关专家进行护理会诊。

5. 预防 预防是关键,遵循SSKIN原则。

（1）支撑面（surface）

1）在重点部位做好减压保护,选择合适的减压工具,如气垫床、翻身枕,使用人工皮、泡沫敷料、水胶体敷料等。

2）保持被服及床单元的平整、清洁、干燥。

3）做好管路固定,并妥善安置管路及监护导联线等,避免压迫皮肤或压于皮肤下。

（2）皮肤检查（skin inspection）

1）选择合适的压力性损伤风险评估量表,出现病情变化时需再次评估。

2）皮肤评估应包含枕部、耳郭、鼻部等皮下脂肪较少的部位。

3）判断皮肤压红:指压法——将一根手指压在红斑区域 3 秒钟,移开手指后,评估皮肤变白情况。

4）若为高危患者,需加强皮肤评估次数,并在床头卡标注压力性损伤风险标识,腕带上贴压力性损伤标识,交班报告中写明高危压力性损伤患者,并班班交接。

5）已发生压力性损伤的患者,在床头卡上标注压力性损伤风险标识,腕带上贴压力性损伤标识,交班报告中写明压力性损伤患者,每班评估压力性损伤的大小及深度,如覆盖敷料,则需评估敷料是否干燥、清洁,固定是否稳妥,并做好记录。

（3）移动及活动（keep moving）

1）协助患者在床上翻身活动,避免单人翻动患者,避免拖拉患者,翻动时需抬起臀部,减少皮肤与床单之间的摩擦。

2）抬高患者床头时,角度应小于30°,减少剪切力。

3）患者侧卧时,患者身躯与床单元之间角度应小于30°,避免局部压力过大。

4）患者不能翻身时,可采用短时间对受压局部进行抬离支撑面的减压措施——"减压抬起法"。

5）若为压力性损伤高危患者及已发生压力性损伤患者,应制订翻身计划,每2小时翻身1次。

（4）失禁护理

1）保持衣服、被服及床单的清洁、干燥,潮湿时及时更换。

2）患者大小便失禁及阴道流血,应及时更换护理垫,保持局部皮肤的清洁、干燥。

3）保持患者皮肤清洁,清洁皮肤采用温水或温和的清洁剂,动作轻柔。

4）做好皮肤的保护,完整皮肤清洁后可选择涂抹粉剂、乳液、霜及油剂保护皮肤;已发生压力性损伤处皮肤应避免使用。

5）撕除敷料、敷贴时,动作轻柔、缓慢,避免暴力撕扯,减少皮肤受损。

6）若皮肤已破损,为保护皮肤,不能用油剂。

推荐护理方法:(根据皮损情况增加涂抹层数,如三层)液体敷料—造口粉—液体敷料—造口粉—液体敷料—造口粉或水胶体。

（5）营养支持

1）做好营养评估工作,对于BMI指数<19kg/m² 或>24kg/m² 的患者给予饮食指导,关注患者白蛋白检验结果,必要时由医生请营养科会诊。

2）高危或已发生压力性损伤的患者应鼓励进食瘦肉、蛋类及奶制品等优质高蛋白食物,合理膳食。

3）禁食患者遵医嘱做好肠内、肠外营养支持。

（6）健康宣教:对患者及家属加强压力性损伤知识的宣教,鼓励患者及家属参与皮肤护理,配合翻身。

6. 压力性损伤的测量和记录

（1）每次测量时将患者置于同样的自主体位,调整体位充分暴露需要测量的部位,测量时不要拉扯创面的边缘。

（2）长宽:测量最长和最宽处,顺着身体纵轴的方向为长,相对的为宽度。每次使用相同的工具。

（3）深度:生理盐水浸润棉签—垂直于创面—中指放在棉签对应的皮肤位置—取出棉签与直尺对比长度。

（4）孔道:生理盐水浸润棉签—探及伤口底部—用手标记位置并取出,然后与直尺对比长度,并记录方向(时钟法)。

（5）隧道:同孔道,记录伤口最深的点。

（6）体积:注入和回抽无菌生理盐水。

7. 治疗

（1）新发或带入压力性损伤患者:应请会诊,在专家指导下进行治疗。

（2）支持疗法：改善一般状态及营养状况，控制疼痛。

（3）局部减压和治疗：治疗期间彻底去除局部压迫，恢复血供，并根据创面情况进行局部治疗，直至损伤愈合。

8. 压力性损伤风险评估流程见图6-2-1。

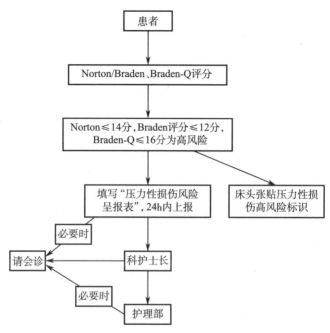

图 6-2-1　压力性损伤风险评估流程

五、自理能力评估

采用 Barthel 指数评定量表对"进食、洗澡、修饰、穿衣、控制大便"等 10 个项目进行评定，将各项得分相加即为总分。根据总分，将自理能力分为重度依赖、中度依赖、轻度依赖和无须依赖 4 个等级。

Barthel 指数评定细则具体如下：

1. **进食**　用合适的餐具将食物由容器送到口中，包括用筷子（勺子、叉子）取食物、对碗（碟）的把持、咀嚼、吞咽等过程。

（1）10分：可独立进食。

（2）5分：需部分帮助。

（3）0分：需极大帮助或完全依赖他人，或留置胃管。

2. **洗澡**

（1）5分：准备好洗澡水后，可自己独立完成洗澡过程。

（2）0分：在洗澡过程中需他人帮助。

3. **修饰**　包括洗脸、刷牙、梳头、刮脸等。

（1）5分：可自己独立完成。

（2）0分：需他人帮助。

4. **穿衣**　包括穿（脱）衣服、系扣子、拉拉链、穿（脱）鞋袜、系鞋带等。

（1）10分：可独立完成。

（2）5分：需部分帮助。

（3）0分：需极大帮助或完全依赖他人。

5. **控制大便**

（1）10分：可控制大便。

（2）5分：偶尔失控，或需他人提示。

（3）0分：完全失控。

6. **控制小便**

（1）10分：可控制小便。

（2）5分：偶尔失控，或需他人提示。

（3）0分：完全失控，或留置导尿管。

7. **如厕**　包括去厕所、解开衣裤、擦净、整理衣裤、冲水等过程。

（1）10分：可独立完成。

（2）5分：需部分帮助。

（3）0分：需极大帮助或完全依赖他人。

8. **床椅转移**

（1）15分：可独立完成。

（2）10分：需部分帮助。

（3）5分：需极大帮助。

（4）0分：完全依赖他人。

9. **平地行走**

（1）15分：可独立在平地上行走45m。

（2）10分：需部分帮助。

（3）5分：需极大帮助。

（4）0分：完全依赖他人。

10. **上下楼梯**

（1）10分：可独立上下楼梯。

（2）5分：需部分帮助。

（3）0分：需极大帮助或完全依赖他人。

六、早期预警评分

早期预警评分（early warning score，EWS）是 Morgan 和 Williams 于 1997 年首先提出的，后由 Subbe 等学者经临床实践后对部分内容进行改良，演变为改良早期预警评分（modified early warning score，MEWS），旨在为临床医护人员提供简便、有效的识别患者病情危重程度的评估方法,以便及时、准确观察患者病情并对病情严重程度进行判断,及早进行干预。

(一)MEWS评分系统

MEWS评分包括心率、收缩压、呼吸、体温、意识5项指标,其中心率以心室率为准;动脉收缩压正常值视为90~140mmHg(1mmHg=0.133kPa),呼吸为自主呼吸频率;体温为腋温;神志评估采用AVPU评估法,包括清醒(alert,A)、对声音有反应(response to voice,V)、对疼痛有反应(response to pain,P)和无反应(unresponsive,U)4项。体温参数0~2分,其余4项参数0~3分,总分0~14分。通过观察5项生理指标评分,获得分值,评分越高,表明患者病情越危重。

(二)MEWS临床应用现状

1. 在门急诊处置中的应用　根据MEWS分值的不同,在门急诊中应用于快速分诊及应对处置。

2. 在住院患者预测、识别危重症中的应用　危重症患者由于存在多器官、多系统的病理生理改变,病情复杂多变,对护士病情观察及判断能力提出更高的要求,应用MEWS评分系统可以快速、准确、客观地识别潜在危重症或者危重症患者。

3. 在院内转运陪检中的应用　患者在疾病救治过程中,常常需要接受进一步的检查和治疗,院内转运成为患者连续救治的一个重要环节。但重症患者的转运存在诸多安全隐患,安全转运是医疗护理质量控制的重要指标。应用MEWS评分系统可以快速评估患者病情,适时启动应对预案,确保患者转运安全。

4. 在预测患者预后中的应用　相关研究表明,MEWS评分系统与急诊潜在危重症患者的预后成正相关。对于重型颅脑外伤的患者,应用MEWS评分系统可准确判断病情,可靠预测患者预后,对降低患者的经济负担、减少医疗纠纷,均具有重要的意义。

七、镇静镇痛评估

1. 目的　制订疼痛评估和处理程序,使疼痛的孕产妇得到及时的诊断及缓解,获得相关疼痛的病因和预防知识。

2. 适用对象　孕妇、产妇。

3. 评分方法　数字评分法(numeric rating scale,NRS)(0~10分:0分为无痛、10分为最痛),见图6-2-2。

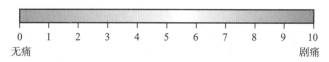

图6-2-2　数字评分法(NRS)

4. **分级方法**　根据世界卫生组织分级标准进行疼痛程度分级,分为 4 级 3 程度:0 分为无痛,1~3 分为轻度疼痛,4~6 分为中度疼痛,7~10 分为重度疼痛。

5. **疼痛评估程序**

(1)住院孕妇入院时,护理人员应对孕妇的疼痛情况进行初筛,如果有疼痛,应进一步评估,分别记录在病历中或"疼痛评估单及记录单"。

(2)孕妇初评存在疼痛,护理人员应及时与医生沟通及处理。

(3)产后会阴伤口疼痛评估

1)会阴伤口缝合完毕并开具疼痛评定医嘱后即刻评分,此次评分应在患者静息状态下进行,停止可能影响疼痛评分的一切刺激因素,如:取阴道纱条、肛门检查、子宫按摩、会阴清洁消毒等。

2)第一次疼痛评分为无痛或轻度疼痛者(0~3 分),产后 2 小时出室前再次进行疼痛评分,此次评分不开医嘱,同样应在患者静息状态下进行,停止可能影响疼痛评分的一切刺激因素,如:过床、翻身、子宫按摩等。

3)第一次疼痛评分为中度疼痛者(4~6 分),产后 2 小时出室前开具疼痛评定医嘱后再次进行疼痛评分,评分同样应在患者静息状态下进行,停止可能影响疼痛评分的一切刺激因素,如:过床、翻身、子宫按摩等。

4)第一次疼痛评分为重度疼痛者(7~10 分),若采用药物干预,则在干预后 30 分钟开具疼痛评定医嘱后再次进行疼痛评分;若无须采取干预措施或采用非药物干预,则间隔 1 小时开具疼痛评定医嘱后再次进行疼痛评分。

(4)巡视和再评估频率见表 6-2-5。

表 6-2-5　巡视和再评估频率

评分	1~3 分	4~6 分	7~10 分	再次评估:
疼痛程度	轻度	中度	重度	1. 患者再次发生疼痛时
间隔时间	8h	4h	1h	2. 药物治疗后 0.5h 左右

(5)疼痛的再评估:持续评估直到孕产妇疼痛消失或出院时为止,护理人员应在"疼痛评估单"记录并签名。

(刘秀萍　文　静　荆文娟)

第七章 妊娠期护理评估与干预

第一节 妊娠期母体变化

一、生殖系统

（一）子宫

1. **子宫体** 大小由非孕时的 7cm×5cm×3cm 增大至足月时的 35cm×25cm×22cm，容积由 5ml 增加至约 5 000ml，重量由 50g 增加至约 1 000g，循环血流量增加 4~6 倍。子宫增大主要是肌细胞的肥大而不是数量增加，细胞内的肌动蛋白和肌球蛋白为临产后子宫收缩提供物质基础。宫体部含肌纤维最多，子宫下段次之，宫颈部最少，以适应临产后子宫阵缩向下递减，利于胎儿娩出。

2. **子宫峡部** 非孕时长约 1cm，逐渐拉长变薄形成子宫下段，临产时长约 7~10cm。

3. **子宫颈** 妊娠早期因充血水肿，外观肥大，呈紫蓝色，质软。宫颈管内腺体增生肥大，黏液分泌增多形成黏液栓，保护宫腔免受感染。

（二）卵巢

卵巢停止排卵。一侧可见妊娠黄体，分泌大量雌、孕激素维持妊娠，妊娠 10 周后黄体功能被胎盘取代，妊娠 3~4 个月时开始萎缩。

（三）输卵管

输卵管伸长，但肌层不增厚，黏膜上皮细胞变扁平，基质中可见蜕膜细胞，有时黏膜可见蜕膜样改变。

（四）阴道

阴道黏膜充血水肿、着色、皱襞增多，结缔组织变疏松，伸展性增加。阴道上皮细胞中糖原增多，乳酸增多，使阴道 pH 降低，可防止感染。

（五）外阴

外阴充血，皮肤增厚，大、小阴唇色素沉着。大阴唇结缔组织松软，伸展性增加。

二、循环系统

（一）心脏

妊娠晚期膈肌升高，心脏向左、向上、向前移位，心尖搏动左移，心浊音界稍扩大，心脏容量增加约 10%，心率每分钟增加约 10~15 次，大多孕妇在心尖及肺动脉区可闻及柔和吹风样收缩期杂音，产后逐渐消失。

（二）心排血量

心排血量自妊娠 10 周开始增加，妊娠 32~34 周达高峰；分娩期第二产程及产褥期最初 3 日心脏负荷较重，易发生心力衰竭。

（三）血压

妊娠早期及中期血压偏低，妊娠 24~26 周后血压轻度升高。脉压增大，一般收缩压无变化，舒张压轻度降低，与外周血管扩张、血液稀释及胎盘形成动静脉通路有关。妊娠晚期子宫压迫下腔静脉使血液回流受阻，导致孕妇下肢、外阴及直肠的静脉压增高，易发生静脉曲张。

三、血液系统

（一）血容量

为适应子宫、胎盘以及各组织器官增加的血流量，妊娠期血容量于妊娠 6~8 周开始增加，至妊娠 32~34 周达到高峰，增加 40%~45%，并维持该水平至分娩，这一变化对维持胎儿的生长发育极为重要。血浆的增加多于红细胞的增加，因此出现生理性血液稀释。

（二）血液成分

1. **红细胞** 妊娠期骨髓造血增加，网织红细胞轻度增多。由于妊娠期血液稀释，红细胞计数约为 3.6×10^{12}/L（妊娠前妇女约为 4.2×10^{12}/L），血红蛋白值约为 110g/L（妊娠前妇女约为 130g/L），血细胞比容 0.31~0.34（非孕期妇女约为 0.38~0.47）。为适应孕妇红细胞增生、各组织器官生理变化以及胎儿生长的需要，孕妇应在妊娠中、晚期适量补充铁剂，以防发生缺铁性贫血。

2. **白细胞** 妊娠期白细胞计数稍增加，一般约为（5~12）$\times 10^9$/L；分娩期和产褥期显著增加，一般约为（14~16）$\times 10^9$/L，主要为中性粒细胞增加，淋巴细胞增加不多，而单核细胞和嗜酸性粒细胞几乎无变化。白细胞水平往往于产后 1~2 周内恢复正常。

3. **血小板** 妊娠期由于血液稀释、血小板破坏增加或免疫因素等，可导致妊娠期血小板数量减少，但血小板功能增强故仍能维持止血。一般在产后 1~2 周恢复正常。

4. **凝血因子** 妊娠期血液处于高凝状态，有利于预防产后出血。凝血因子 II、V、VII、VIII、IX、X 增加，凝血因子 XI、XIII 降低。

5. **血浆蛋白** 由于妊娠期血液稀释，血浆蛋白自妊娠早期开始下降，至妊娠中期达 60~65g/L，主要为白蛋白减少，约为 35g/L，并维持此水平至分娩。

四、呼吸系统

在妊娠早期孕妇的胸廓即发生变化，其前后径及横径加宽使周径加大，膈肌上升使胸腔纵径缩短，但胸腔总体积不变，因而肺活量不受影响。妊娠中期孕妇的肺通气量约增加 40%,而耗氧量约增加 10%~20%,孕妇出现过度通气现象,有利于孕妇和胎儿氧耗的供给以及胎儿血中二氧化碳的排出。妊娠期孕妇呼吸次数变化不大,通常不超过 20 次 /min,但呼吸较深。妊娠后期因膈肌上升,平卧后有呼吸困难感,睡眠时可稍垫高头部减轻症状。受雌激素水平影响,孕妇上呼吸道黏膜充血、水肿,容易发生上呼吸道感染。

五、泌尿系统

妊娠期胎儿和孕妇代谢产物增加,使肾负担加重。肾血浆流量(renal plasma flow, RPF)及肾小球滤过率(glomerular filtration rate, GFR)自妊娠早期均增加,并于整个妊娠期维持高水平状态。与非孕时相比,GFR 约增加 50%,RPF 增加约 35%。GFR 和 RPF 均受体位影响,孕妇仰卧时尿量增加,因而夜尿量多于日尿量。由于 GFR 增加,但肾小管对葡萄糖的再吸收能力未能相应增加,因而约 15% 孕妇于餐后出现糖尿,应注意与糖尿病鉴别。

妊娠早期,增大的子宫压迫膀胱,可出现尿频;妊娠 12 周以后子宫长出盆腔,压迫症状缓解。妊娠末期,胎先露入盆后,膀胱、尿道压力增加,孕妇再次出现尿频甚至尿失禁现象,产后此现象逐渐消失。

妊娠期受孕激素影响,泌尿系统平滑肌张力降低,肾盂及输尿管增粗,输尿管蠕动减弱,使尿流缓慢,且受增大子宫的压迫,输尿管内压力增高,因此自妊娠中期肾盂及输尿管轻度扩张,且右旋子宫压迫右侧输尿管,孕妇易患急性肾盂肾炎,可采取左侧卧位预防。

六、消化系统

(一)口腔

妊娠期受到雌激素的影响,孕妇牙龈易出现充血、水肿,刷牙时可出现牙龈出血,在分娩后可自然消失。

(二)胃肠道

妊娠早期一些孕妇可出现食欲减退、喜酸食、恶心、呕吐。大部分不需要特殊治疗,在妊娠 10~12 周逐渐消失。因肠蠕动减弱和腹内压力增加,孕妇可发生便秘或痔疮。

(三)肝和胆囊

孕妇肝脏的大小、组织结构及血流量在妊娠期无明显改变。妊娠期胆道平滑肌松弛,胆囊收缩减弱,胆汁黏稠,胆囊排空时间延长,容易并发胆囊炎及胆结石。

七、代谢系统

(一)基础代谢率

从妊娠中期开始,为满足孕妇和胎儿生长发育的需要,母体的基础代谢率会逐渐增加,到妊娠晚期可增高 15%~20%。

（二）体重

妊娠期间体重平均约增加 12.5kg。

（三）糖类代谢

妊娠期胎盘合成的一些激素有对抗胰岛素的作用,从而导致胰岛素相对不足,易发生餐后高血糖的现象,以此来满足对孕妇和胎儿葡萄糖的供应。妊娠期糖代谢的特点可导致妊娠糖尿病的发生。

（四）脂肪代谢

妊娠期因能量消耗多,糖原储备少,当能量消耗过多时,脂肪分解会加速,易发生酮血症。

（五）蛋白质代谢与水代谢

妊娠期对蛋白质需求量增加,以满足孕妇和胎儿需求,孕期处于正氮平衡的状态。妊娠期水潴留会增加。

（六）矿物质代谢

由于孕妇和胎儿的生长发育需要大量的钙、磷、铁等,故应补充钙、维生素D和铁等以满足需要。

八、乳房

受垂体催乳素、胎盘催乳素、雌激素、孕激素、生长激素及胰岛素的影响,妊娠期乳腺管、腺泡发生增生,脂肪沉积,乳头增大、变黑,容易勃起,乳晕颜色变深,乳晕上的脂肪腺肥大变成散在的结节状小隆起,称为蒙氏结节（Montgomery's tubercles）。妊娠晚期,轻轻挤压乳头时可有少许淡黄色稀薄液体流出。因妊娠期大量雌激素、孕激素会抑制乳汁的生成,故泌乳正式开始是在分娩以后。

九、其他

（一）皮肤变化

部分孕妇在妊娠晚期,面颊、乳头、乳晕、腋窝、腹白线、外阴等处出现色素沉着,在分娩结束后逐渐消退,但有可能会不全部消失。子宫随着妊娠逐渐增大,孕妇皮肤弹性纤维会过度伸展甚至断裂,部分孕妇腹部、大腿、臀部处皮肤可出现不规则平行裂纹,这些裂纹呈淡红或淡紫色,质地柔软,裂纹会在产褥期退变成白色,称为妊娠纹。

（二）骨骼、关节及韧带变化

孕妇骨骼在妊娠期一般无变化。若多胎、多产、缺钙时可能发生骨质疏松。耻骨联合、骶髂关节、骶尾关节及韧带均变松弛,以利于分娩。严重时可发生耻骨联合分离,导致耻骨联合部位疼痛不适,活动受限。

（侯慧钧　柳焱　卿秀丽）

第二节　妊娠期母体和胎儿的评估与干预

一、妊娠早期生理变化的评估与干预

妊娠未达 14 周称为早期妊娠,也称为早孕,是胚胎形成、胎儿器官分化的重要时期。

（一）症状与体征

1. **停经**　是最早出现的症状,但不是特有症状。

2. **早孕反应**　在停经 6 周左右出现畏寒、头晕、流涎、乏力、嗜睡、恶心、晨吐、食欲减退、喜食酸物或偏食、厌恶油腻等症状,为早孕反应。一般于妊娠 12 周左右自然消失。

3. **尿频**　子宫增大进入腹腔后,尿频可缓解。

4. **乳房**　乳房胀痛,乳头、乳晕处着色加深,乳晕周围皮脂腺增生出现深褐色结节,称为蒙氏结节。

5. **生殖器官**　妊娠 6~8 周时,阴道及宫颈充血,呈紫蓝色。妊娠 8 周时,子宫为非孕时的 2 倍,妊娠 12 周时可达到非孕时的 3 倍,在耻骨联合上方可以触及。

（二）辅助检查

1. **妊娠试验**　测血清或尿液中的 hCG,协助诊断早孕。

2. **超声检查**　B 超检查是目前确定早孕最快、最准的方法。

3. **宫颈黏液检查**　宫颈黏液量少、质稠,拉丝度差,涂片干燥后光镜下仅见排列成行的椭圆体,不见羊齿植物叶状结晶。

4. **基础体温测定**　双相型体温的妇女,体温升高 18 日仍不见下降者,早孕的可能性大。

二、妊娠中、晚期生理变化的评估与干预

妊娠第 $14~27^{+6}$ 周称为中期妊娠,第 28 周及其后称为晚期妊娠。妊娠中、晚期是胎儿生长和各器官发育成熟的重要时期。

（一）症状及体征

1. **子宫增大**　检查时以耻骨联合、脐及剑突等作为标志,用手测量子宫底高度,或以耻骨联合上缘为起点,用软尺测量子宫长度,从而估计胎儿大小及孕周（表 7-2-1）。

表 7-2-1　不同孕周子宫底高度及子宫长度

妊娠周数	手测子宫底高度	尺测子宫长度 /cm
12 周末	耻骨联合上 2~3 横指	
16 周末	脐耻之间	
20 周末	脐下 1 横指	18（15.3~21.4）
24 周末	脐上 1 横指	24（22.0~25.1）
28 周末	脐上 3 横指	26（22.4~29.0）
32 周末	脐与剑突之间	29（25.3~32.0）
36 周末	剑突下 2 横指	32（29.8~34.5）
40 周末	脐与剑突之间或略高	33（30.0~35.3）

2. **胎动**　一般于妊娠 18 周可在 B 超检查时发现，妊娠 20 周后可自觉胎动，妊娠 28 周以后，正常胎动次数为每小时 3~5 次及以上。

3. **胎心音**　听到胎心音能确诊妊娠且为活胎。妊娠 18~20 周起可用胎心听筒经腹壁听到胎心音。胎心音呈双音，似钟表"滴答"声，正常胎心率为每分钟 110~160 次。

4. **胎体**　妊娠 20 周后，在孕妇的腹壁可触到胎体。妊娠 24 周后，用四步触诊法可区分胎头、胎臀、胎背及胎儿四肢，以判断胎产式、胎先露和胎方位。胎头圆而硬，有浮球感；胎臀宽而软，形状不规则；胎背宽而平坦；胎儿肢体小且有不规则活动。

（二）**辅助检查**

1. **超声检查**　B 超检查能显示胎儿数目、胎产式、胎方位、胎先露、胎心搏动和胎盘位置，且能测定胎儿双顶径、头围、腹围、股骨长等多条径线，并可测量羊水量，观察胎儿有无明显体表畸形等。

2. **胎儿心动图**　在胎儿心脏异常的诊断中有较重要价值。在妊娠 12 周以后显示较为规律的图形，妊娠 20 周后图形更为明显。

三、胎产式、胎先露和胎方位

妊娠晚期，胎儿在宫腔内的位置和姿势相对恒定。应尽早明确胎产式、胎先露、胎方位，以便及时纠正异常胎位。

1. **胎产式**　为胎体纵轴与母体纵轴之间的关系（图 7-2-1）。两轴平行称纵产式，两轴垂直称横产式，两轴交叉称斜产式。其中，纵产式占足月分娩总数的 99.75%，而斜产式属暂时性的，可在分娩过程中进行转换。

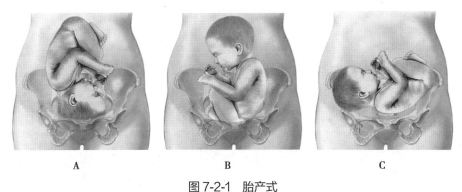

图 7-2-1　胎产式

A. 纵产式 - 头先露；B. 纵产式 - 臀先露；C. 横产式 - 肩先露。

　　2. **胎先露**　为最先进入骨盆入口的胎儿部分。根据胎产式的不同，胎先露分为多种。纵产式分为头先露和臀先露，横产式为肩先露。临床以头先露最多见。

　　（1）头先露：根据胎头屈伸程度不同，分为枕先露、前囟先露、额先露、面先露（图 7-2-2）。

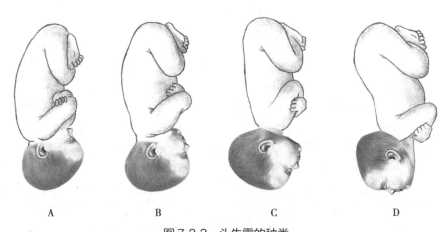

图 7-2-2　头先露的种类

A. 枕先露；B. 前囟先露；C. 额先露；D. 面先露。

　　（2）臀先露：分为单臀先露、完全臀先露和不完全臀先露（图 7-2-3）。

　　（3）复合先露：头先露或臀先露与胎手或胎足同时入盆者。

　　3. **胎方位**　简称胎位，是胎儿先露部的指示点与母体骨盆的关系。关系不同，胎方位也有所不同。相关的指示点：枕先露以枕骨、面先露以颏骨、臀先露以骶骨、肩先露以肩胛骨为指示点。相关方位名词：前、后、左、右、横（表 7-2-2）。

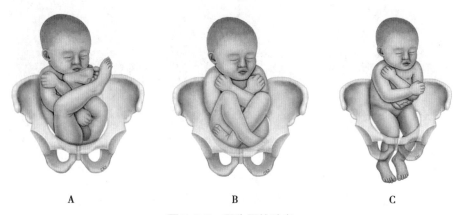

图 7-2-3　臀先露的种类

A. 单臀先露；B. 完全臀先露；C. 不完全臀先露。

表 7-2-2　胎产式、胎先露及胎方位的种类及关系

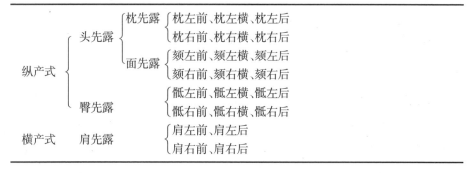

四、胎儿监测与评估

（一）确定是否为高危儿

高危儿包括：①孕龄 <37 周或≥42 周；②出生体重 <2 500g；③大于或小于胎龄儿；④生后 1 分钟内 Apgar 评分为重度窒息者；⑤产时感染；⑥高危孕妇的新生儿；⑦新生儿兄姐有严重新生儿病史或新生儿期死亡等。

（二）胎儿宫内监测

1. **妊娠早期**　可行妇科检查确定子宫大小与孕周是否相符；B 超检查在妊娠第 5 周可见有妊娠囊；多普勒超声早在妊娠第 7 周可探测到胎心音。

2. **妊娠中期**　监测子宫底高度和腹围，估计胎儿大小与孕周是否相符；B 超检查测量胎头双顶径，了解胎儿发育情况；监测胎心，了解有无缺氧。

3. **妊娠晚期**

（1）胎动计数：监测胎儿宫内情况的最安全、最简便的方法。妊娠 28 周以后，正常胎动次数≥10 次 /2h。

（2）听胎心：腹部听诊可监测胎心率是否异常，了解宫内安危。正常胎心音110~160次/min。

（3）电子胎心监护：可连续观察并记录胎心率的动态变化，同时描记子宫收缩和胎动的情况，反映三者之间的关系。

（4）宫内储备能力的预测：无应激试验（non-stress test，NST）用于产前监护；催产素激惹试验（oxytocin challenge test，OCT）用催产素诱导宫缩，同时监测胎心率变化，通过记录的变化观察宫缩对胎心的影响，主要用于产前监护及引产时胎盘功能的评价。

（5）胎儿生物物理评分（biophysical profile，BPP）：包括胎心监护，B超检查监测胎动、胎儿肌张力、呼吸样运动及羊水量，每项2分，评分小于等于7分有缺氧的可能，具有临床参考意义。但评分较为费时，且受主观因素影响较大。

（6）彩色多普勒超声胎儿血流监测：可对高危因素及胎儿状况作出客观判断，为临床选择合适的终止妊娠时机提供有力的证据。

（三）胎肺成熟度检查

1. **孕周**　妊娠满34周胎肺发育基本成熟。
2. **羊水分析**　卵磷脂/鞘磷脂≥2，提示胎肺成熟。
3. **磷脂酰甘油**　磷脂酰甘油阳性，提示胎肺成熟。

（荆文娟　耿娟娟）

第三节　妊娠期用药的评估与干预

一、妊娠期药物代谢特点

妊娠期女性的特殊生理状态以及个人独特的遗传背景，使其在接受药物治疗时对药物治疗的反应差异性较大。如用药不当，对孕妇、胎儿或新生儿都可能产生不良影响。

（一）药物的吸收和生物利用度

随着孕激素水平的逐渐增加，导致胃酸分泌减少，胃排空延迟，胃动力减弱以及胃肠通过时间延长。妊娠期胃肠道的变化，可导致药物的实际摄入剂量减低、吸收延迟；同时，与肠黏膜接触时间增加使药物吸收增加，综合影响药物的吸收。

（二）药物的分布

妊娠期循环血容量持续增加，导致血药浓度降低。体液的增加使亲水性及亲脂性药物表观分布容积增加，负荷剂量起始浓度和多剂量给药后血浆浓度峰值降低。

（三）药物的生物转化

药物的生物转化大致分两步进行，第一步为氧化、还原或水解，第二步为结合。妊娠期药物代谢过程将发生复杂的变化而显著影响药物的稳态浓度。妊娠期女性接受单一药物治疗的清除率比与酶诱导药物合用明显增高，并显著高于非妊娠期的水平。同时局部血流量的改变也会影响药物的分布和清除。妊娠对药物代谢过程的影响并非全是增加药物的清除。妊娠状态会增加某些酶的活性，导致其药物半衰期显著延长。

（四）药物的排泄

肾脏是药物排泄的主要器官。肾小球滤过率（GFR）和肾血浆流量（RPF）自妊娠早期开始持续增加至妊娠晚期，GFR 的增加引起内生肌酐清除率相应增加，并对需要经肾排泄药物的清除率产生显著影响。

（五）胎盘的药物转运与代谢

妊娠期药物代谢有一个特殊场所即胎盘和胎儿，除大分子质量药物外，多数药物都能穿透胎盘屏障到达胎儿循环。胎盘对药物代谢也具有一定作用，一些药物经过其代谢后活性降低并限制通过胎盘屏障，有些药物则活性增加甚至产生胎儿毒性。

二、妊娠期用药原则

胎儿处于发育期，各器官发育未完善，妊娠期用药可直接或间接影响胎儿。临床应遵循"孕期无特殊原因不用药"原则，尤其在孕早期。孕前用药也应慎重，当女性患有急、慢性疾病时，应在孕前进行治疗。如已使用可能致畸的药物，应根据用药种类、胎龄、时长及暴露剂量等因素综合评估危害程度。在相同致畸剂量下，短暂暴露致畸风险相对较小，长期慢性暴露致畸风险显著增加，因此孕期用药尽可能缩短用药时间。

（一）妊娠期用药基本原则

1. 用药必须有明确指征，避免不必要用药。
2. 根据病情在医生指导下选择有效且对胎儿相对安全的药物。
3. 选择单独用药，避免联合用药。
4. 选择疗效较确定的药物，避免选用新的、尚未明确对胎儿是否有不良影响的药物。
5. 严格掌握用药剂量和用药时间，注意及时停药。
6. 孕早期若病情允许，尽量推迟到孕中、晚期再用药。

（二）药物的妊娠分类

美国食品和药品管理局（FDA）于 2008 年根据药物对动物及人类具有不同的致畸危险，提出新的药物妊娠分类法，包括以下内容：

（1）第一部分："胎儿风险总结"。详述药物对胎儿的影响，如存在危险，须说明相关风险的信息来源于动物研究还是人类观察研究。

（2）第二部分："临床考虑"。包括药物作用,特别是不知道自己已处于妊娠状态的女性使用此种药物的信息,还包括剂量、并发症等信息。

（3）第三部分："数据"。更详细地描述相关动物实验或人类实验的数据,也就是第一部分中的证据。

（三）用药时胎龄

用药时胎龄与损害性质有密切关系。

1. 受精后 2 周内,囊胚着床前后,药物对胚胎的影响为 "全" 或 "无"。

2. 受精后 3~8 周为胚胎器官分化发育阶段,受有害药物作用后,可能产生形态上的异常而出现畸形,又称为致畸高度敏感期。

3. 受精后 9 周至足月是胎儿生长、器官发育及功能完善阶段,此阶段受药物作用后易致胎儿受损,可表现为胎儿生长发育受限、低体重儿及功能行为异常。

知识拓展

全球妊娠期用药危险性分级系统的比较

全球现有 3 种妊娠期用药危险性分级,分别为美国食品和药品管理局（FDA）、澳大利亚药品评估委员会（ADEC）和瑞典批准药品目录（FASS）。其定义、收录药物、药物各级分布以及共有药物分级情况均有差异。FDA 采用药物使用的动物研究和人类观察研究说明在妊娠期使用的安全性；ADEC 和 FASS 分级相似,使用人类使用经验和动物研究说明药物在妊娠期使用的安全性。三种目录共收录 3 167 种药物,共有 367 种药物重合。全球现有 3 种妊娠期用药危险性分级差异较大,因此不能仅仅使用分级评估妊娠期用药危险性。

三、妊娠期常用药物的评估与干预

（一）硫酸镁

硫酸镁是治疗子痫以及预防抽搐复发的一线药物,也可以用于重度子痫前期预防子痫发作。

1. 药理作用

（1）镁离子可以抑制运动神经末梢释放乙酰胆碱,阻断神经肌肉接头间的信息传导,从而松弛骨骼肌。

（2）镁离子可以刺激血管内皮细胞合成前列环素,抑制内皮素合成,降低机体对血管紧张素Ⅱ的反应,从而缓解血管的痉挛状态。

（3）阻断谷氨酸通道,阻止钙离子内流,从而解除血管痉挛、减少血管内皮损伤。

（4）高浓度的镁离子可以直接作用于子宫平滑肌细胞，拮抗钙离子对子宫的收缩作用，从而抑制子宫收缩。

（5）提高孕妇和胎儿血红蛋白的亲和力，从而改善氧代谢。

（6）保护胎儿中枢神经系统，可以降低妊娠 32 周前的早产儿脑瘫风险以及严重程度。

2. 适应证　用于妊娠期高血压疾病，预防子痫的发生、控制子痫抽搐以及防止再抽搐；用于重度子痫前期的孕妇临产前，预防发生产时子痫及产后子痫；用于治疗早产。

3. 用法

（1）子痫抽搐：静脉用药负荷剂量为将 4~6g 硫酸镁，溶于 20ml 的 10% 葡萄糖溶液中，静脉推注 15~20 分钟，或者溶于 100ml 的 5% 葡萄糖溶液中快速静脉滴注，然后以每小时 1~2g 持续静脉滴注。也可以在夜间睡眠前停止静脉给药，改为 2% 利多卡因 2ml+25% 硫酸镁 20ml 行臀部肌内注射。硫酸镁用药 24 小时总量为 25~30g。

（2）预防子痫发作：适用于重度子痫前期以及子痫发作后，负荷剂量为 2.5~5.0g，维持剂量同控制子痫的处理。用药时间根据病情需要进行调整，一般每日静脉滴注 6~12 小时，24 小时总量不超过 25g。

（3）子痫复发抽搐：可追加静脉用药负荷剂量 2~4g 硫酸镁，静脉推注 2~3 分钟，继而以每小时 1~2g 持续静脉滴注。

4. 不良反应

（1）孕产妇：烦躁、头晕、面色潮红、发热、口干、恶心、呕吐、便秘，极少数发生低钙血症及肺水肿。

（2）胎儿：镁离子可自由透过胎盘，因此可出现胎动减少、NST 基线变异减少、胎心加速幅度减少、胎儿呼吸运动减少。

5. 使用硫酸镁的必备条件　膝腱反射存在；呼吸≥16 次 /min；尿量≥17ml/h（或≥400ml/d）；准备 10% 葡萄糖酸钙。

6. 注意事项

（1）用药期间应监测血清镁离子浓度，有效的治疗浓度为 1.8~3.0mmol/L，超过 3.5mmol/L 即可出现中毒症状。

（2）一旦中毒，立即停药，并予 10% 葡萄糖酸钙 10ml 缓慢静脉注射 5~10 分钟。

（3）若合并肾功能不全、心肌病、重症肌无力等疾病时，应慎用或减量使用硫酸镁。

（二）利托君

利托君属于 β_2 肾上腺素受体激动剂，能有效抑制宫缩。

1. **药理作用**　与子宫平滑肌细胞膜表面的 β_2 受体结合,激活细胞内腺苷酸环化酶,使三磷酸腺苷合成环磷酸腺苷,从而降低细胞内钙离子浓度,抑制子宫肌收缩蛋白活性,以抑制子宫平滑肌收缩。

2. **适应证**　用于硫酸镁保胎无效时,抑制子宫收缩。

3. **用法**　将利托君 100mg 加入 500ml 溶液中,以 15ml/h 速度静脉泵入,根据宫缩情况调整用量,每 10~15 分钟增加 15ml/h,最大剂量不超过 105ml/h。

4. **不良反应**　孕妇及胎儿心率增快、血糖升高、血钾降低、水钠潴留、腹痛、恶心、头痛、出汗、震颤、心肌耗氧量增加等,严重时可出现肺水肿、心力衰竭。

5. **注意事项**

（1）初次使用时应安置心电监护,密切监测孕妇心率情况。

（2）密切关注孕妇自觉症状,一旦出现不适,立即减少用药量或停药,并在监护下进行对症处理。

（3）用药过程中心率 >120 次 /min 时,应减慢滴速;心率 >140 次 /min 时,应立即停药。

（4）用药期间须密切监测心率、血压和血糖情况。

（5）合并高血压、心脏病、未控制的糖尿病以及明显产前出血的孕妇应慎用或禁用。

（三）地塞米松

地塞米松属于糖皮质激素,可促进胎肺成熟,降低新生儿呼吸窘迫综合征的发生率。

1. **药理作用**　诱导胎儿肺上皮细胞分化成为Ⅱ型肺泡细胞,促进磷脂合成,促使肺表面活性物质分泌增加。

2. **适应证**　用于促进胎儿肺成熟。

3. **用法**　地塞米松 5mg 或 6mg 肌内注射,每 12 小时 1 次,连续使用 4 次。若在较早期初次促胎肺成熟后,又经过一段时间的保守治疗(2 周左右),但终止妊娠的孕周仍小于 34 周时,可考虑再次予相同剂量的地塞米松,促胎肺成熟治疗。

4. **注意事项**　地塞米松用药期间血糖可升高,合并糖尿病者应注意监测血糖情况。

知识拓展

硫酸镁保护胎儿脑神经

产前应用糖皮质激素和出生后使用表面活性物质可改善早产儿结局,但出生后神经系统障碍是影响其健康的另一个重要问题。脑性瘫痪是与早产相关的临床严重神经系统不良结局,妊娠23~27周出生的早产儿中脑性瘫痪的发病率为 9.1%,比足月妊娠的新生儿高 79 倍。产前使用硫酸镁可降低因任何原因导致的早产儿脑性瘫痪的发病率,也可以降低胎儿/婴儿死亡或脑性瘫痪的综合风险。镁离子在许多细胞内过程中发挥作用,包括抑制钙流入细胞、减少炎性细胞因子和/或氧自由基、舒张脑血管,这或许是硫酸镁神经保护的机制。

四、产科专科抢救药物的评估与干预

(一)缩宫素

缩宫素(oxytocin)是预防和治疗产后出血的一线药物。

1. **药理作用**　刺激子宫平滑肌收缩。

2. **适应证**　用于预防和治疗产后出血。

3. **用法**　10U 缩宫素肌内注射、子宫肌层或宫颈注射;10~20U 缩宫素加入 500ml 晶体溶液中静脉滴注;40U 缩宫素加入 500ml 晶体溶液中静脉泵入。

4. **不良反应**　大剂量应用时可引起高血压、水中毒和心血管系统副作用;快速静脉注射未稀释的缩宫素,可导致心动过速和心律失常。

5. **注意事项**　24 小时内缩宫素用量不应超过 60U。

(二)卡前列素氨丁三醇

属于前列腺素的衍生物,是一种强效的宫缩剂,性质稳定、半衰期长。

1. **药理作用**　为前列腺素 $F_{2\alpha}$ 衍生物,可引起全子宫规律且强有力的收缩。

2. **适应证**　用于常规处理方法无效的子宫收缩乏力引起的产后出血,也可用于预防有产后出血高危因素者发生产后出血。

3. **用法**　250μg 肌内注射或子宫肌层注射,3 分钟即可起效,30 分钟血药浓度达高峰,可维持 2 小时;必要时可重复使用,但总量不应超过 2 000μg。

4. **不良反应**　暂时性的呕吐、腹泻,也可使血压升高。

5. **注意事项**　合并哮喘、心脏病和青光眼者禁用,合并高血压者慎用。

(三)麦角新碱

1. **药理作用**　直接作用于子宫平滑肌,作用强且持久;使胎盘附着处子宫肌内血管受到压迫而起止血效果。

2. **适应证**　用于产后预防和治疗由于子宫收缩乏力或子宫缩复不良所致的子宫出血。

3. **用法**　0.2mg 麦角新碱肌内注射或静脉注射,必要时可 2~4 小时重复使用 1 次,最多 5 次。静脉注射时须稀释后缓慢注入,至少 1 分钟。

4. 不良反应 头晕、头痛、耳鸣、腹痛、恶心、呕吐、胸痛、心悸、呼吸困难、心率过缓；血压升高，也可能突然发生严重高血压。

5. 注意事项 合并高血压、心脏病者禁用；胎儿娩出前禁用，因为可使子宫强直收缩，导致胎儿缺氧或颅内出血。

知识拓展

联合使用宫缩剂预防产后出血

缩宫素是预防产后出血最常用的药物，也是多国临床指南中推荐的产后出血一线预防药物。长效缩宫素（卡贝缩宫素）起效快，100μg 静脉注射能够使剖宫产术中使用治疗性宫缩剂的比例降低 38%，并且安全性较好，可用来预防剖宫产产后出血。麦角新碱可以明显减少产后出血量，多国指南中也推荐其作为预防产后出血的一线药物。与单独使用缩宫素相比，缩宫素和麦角新碱联合使用能够显著降低产后出血的风险。因此可联合使用缩宫素＋麦角新碱预防有产后出血高危因素的孕产妇发生产后出血。一旦确定产后出血的原因为宫缩乏力，应尽快使用多种宫缩剂，例如麦角新碱、卡前列素氨丁三醇等，以加强子宫收缩，达到止血目的，防止进一步发展为致命性大出血。

（刘 兰 张 婷）

第八章　正常分娩的评估与干预

第一节　概　　述

妊娠满 28 周及以后,胎儿及其附属物从临产开始到全部从母体娩出至体外的过程称为分娩。妊娠满 28 周至不足 37 足周期间分娩称早产;妊娠满 37 周至不足 42 足周期间分娩称足月产;妊娠达到及超过 42 周分娩称过期产。

一、分娩的发动

现认为分娩发动是多种因素综合作用产生的结果。

(一)子宫张力理论

妊娠晚期,随着羊水量的减少和胎儿的生长,胎儿与宫壁,尤其是子宫下段和宫颈发生密切的接触,胎儿先露部下降压迫宫颈部的 Frankenhauser 神经丛,可诱发宫缩。

(二)内分泌控制理论

1. **前列腺素**　能诱发宫缩、增加子宫敏感性,还能促进宫颈成熟。

2. **雌激素**　能刺激羊膜和蜕膜释放前列腺素,从而软化宫颈和促进宫缩;能增加缩宫素受体的合成,促进子宫功能的转变;能促进钙离子内流以诱发宫缩。

3. **缩宫素**　能促使蜕膜合成和释放前列腺素;增强子宫肌层对缩宫素的敏感性;还能促进宫颈成熟和子宫下段形成。

(三)子宫功能性改变

子宫在内分泌激素的作用下,特别是缩宫素与子宫肌细胞上的缩宫素受体结合后,启动细胞膜上的离子通道,增加了细胞内游离的钙离子,诱发子宫收缩。

二、影响分娩的因素

影响分娩的因素包括产力、产道、胎儿及精神心理因素。四个因素均正常并能相互适应,胎儿顺利经阴道自然娩出,为正常分娩。

(一)产力

将胎儿及其附属物从宫腔内逼出的力量称作产力。产力包括子宫收缩力(简称宫缩)、腹肌及膈肌收缩力(统称腹压)和肛提肌收缩力。

1. **子宫收缩力**　是临产后的主要产力,贯穿于整个分娩过程中。临产后正常宫缩有以下特点:

(1)节律性:子宫节律性收缩是临产的标志。每次宫缩都是由弱至强(进行期),维持一定时间(极期),一般持续 30~40 秒,随后从强逐渐减弱(退行期),直至消失进入间歇期,一般为 5~6 分钟。随着产程的进展,宫缩间歇期逐渐缩短,持续时间逐渐延长。当宫口开全时,宫缩间歇期仅 1~2 分钟,可持续达 60 秒。宫缩极期时宫腔压力在第一产程末可达 40~60mmHg,在第二产程中增至 100~150mmHg,间歇期仅为 6~12mmHg。

（2）对称性和极性:正常宫缩起始于两侧子宫角部,迅速向子宫底中线集中,左右对称,再以 2cm/s 的速度向子宫下段扩散,约 15 秒可均匀协调地扩散至整个子宫,此为宫缩的对称性。位于子宫底部的宫缩最强最持久,向下逐渐减弱,子宫底部的宫缩强度约为子宫下段的 2 倍,此为宫缩的极性。

（3）缩复作用:宫缩时子宫体部肌纤维缩短变宽,间歇期肌纤维虽然松弛,但不能恢复到原来的长度,如此反复,肌纤维越来越短,称为缩复作用。

2. 腹肌及膈肌收缩力 是第二产程时娩出胎儿的重要辅助力量,第三产程也可促使已剥离的胎盘娩出。

3. 肛提肌收缩力 能协助胎先露部在骨盆腔进行俯屈和内旋转。当胎头枕部位于耻骨弓下方时,能协助胎头仰伸和娩出。第三产程胎盘降至阴道时,有助于胎盘娩出。

（二）产道

产道是胎儿娩出的通道,包括骨产道和软产道两部分。

1. 骨产道 指真骨盆,其大小、形状与分娩密切相关。骨盆腔分为 3 个假想平面,每个平面由多条径线组成。

（1）骨盆入口平面:呈横椭圆形,前方为耻骨联合上缘,两侧为髂耻线,后方为骶岬上缘。骨盆入口平面有 4 条径线:

1）入口前后径:指耻骨联合上缘中点到骶岬前缘正中的距离,正常值约为 11cm。

2）入口横径:两侧髂耻线间的最大距离,正常值约为 13cm。

3）入口斜径:左右各一。左斜径指左骶髂关节至右髂耻隆突间的距离,右斜径为右骶髂关节至左髂耻隆突间的距离,正常值约为 12.75cm。

（2）中骨盆平面:呈纵椭圆形,前方为耻骨联合下缘,两侧为坐骨棘,后方为骶骨下端,是骨盆的最小平面,与分娩关系最为密切。中骨盆平面有 2 条径线:

1）中骨盆横径:也称坐骨棘间径,指两侧坐骨棘间的距离,正常值约为 10cm。

2）中骨盆前后径:指耻骨联合下缘中点通过两侧坐骨棘连线中点到骶骨下端间的距离,正常值约为 11.5cm。

（3）骨盆出口平面:由两个不在同一平面的三角形组成。前三角平面的顶端为耻骨联合下缘,两侧为耻骨降支;后三角平面的顶端为骶尾关节,两侧为骶结节韧带。骨盆出口平面有 4 条径线:

1）出口前后径:指耻骨联合下缘至骶尾关节间的距离,正常值约为 11.5cm。

2）出口横径:也称坐骨结节间径,指两侧坐骨结节内侧缘间的距离,正常值约为9cm。出口横径是胎先露部通过骨盆出口的径线,与分娩关系极为密切。

3)出口前矢状径:指耻骨联合下缘至坐骨结节连线中点的距离,正常值约为6cm。

4)出口后矢状径:指骶尾关节至坐骨结节连线中点间的距离,正常值约为8.5cm。

(4)骨盆轴与骨盆倾斜度:骨盆轴为连接骨盆各平面中点的假想曲线。骨盆轴上段向下向后,中段向下,下段向下向前,分娩或助产时,胎儿沿着此轴娩出。骨盆倾斜度是指妇女直立时,骨盆入口平面与地平面所成的角度,一般为60°。

2. **软产道** 指由子宫下段、宫颈、阴道及盆底软组织共同组成的弯曲管道。

(1)子宫下段的形成:由未孕时长约1cm的子宫峡部伸展形成。子宫峡部在妊娠12周后逐渐伸展成为宫腔的一部分,随着妊娠的进展被逐渐拉长,妊娠晚期形成子宫下段。临产后的规律宫缩将子宫下段进一步拉长达7~10cm,成为软产道的一部分。

(2)宫颈的变化:临产后宫颈发生两个变化,即宫颈管消失和宫口扩张。初产妇多是宫颈管先消失,宫口后扩张;经产妇通常是宫颈管消失与宫口扩张同时进行。

(3)盆底组织、阴道及会阴的变化:临产后前羊膜囊及胎先露部先扩张阴道上部,破膜后胎先露部下降直接压迫盆底组织,使软产道下段形成一个向前向上弯曲的筒状通道,阴道黏膜皱襞展平,阴道扩张。同时肛提肌向下及向两侧扩展,肌纤维拉长,使会阴厚度由5cm变薄为2~4mm,以利于胎儿通过。

(三)胎儿

胎儿的大小、胎方位以及有无造成分娩困难的胎儿畸形是影响分娩及决定分娩难易程度的重要因素。

1. **胎头各径线及囟门**

(1)胎头各径线:胎头主要有4条径线,包括双顶径、枕额径、枕颏径及枕下前囟径。双顶径指两顶骨隆突间的距离,为胎头的最大横径,孕足月时平均约为9.3cm;临床上常用于判断胎儿大小。枕额径指鼻根上方至枕骨隆突间的距离,孕足月时平均约为11.3cm,胎头多以此径线衔接。枕颏径指颏骨下方中央至后囟顶部间的距离,孕足月时平均约为13.3cm。枕下前囟径指前囟中央至枕骨隆突下方的距离,孕足月时平均约为9.5cm,枕下前囟径是胎头侧面观的最小径线。

(2)囟门:胎头两颅缝交界空隙较大处称囟门。大囟又称前囟,由两侧额骨、两侧顶骨及额缝、冠状缝、矢状缝形成的呈菱形的骨质缺如部位。小囟又称后囟,由两侧顶骨、枕骨及人字缝、矢状缝形成的呈三角形的骨质缺如部位。囟门是确定胎方位的重要标志。

2. **胎方位** 产道为一纵行管道。纵产式时,胎体纵轴与骨盆轴相一致,容易通过产道；头先露时，胎头先通过产道，其余胎体较易娩出。头先露中枕前位更利于完成分娩机转，其他胎位会不同程度地增加分娩困难。

知识拓展

临产后评估胎方位的新进展

目前临产后胎方位的判定大多依靠助产人员对产妇进行阴道检查，但频繁的阴道检查不仅增加宫腔感染的风险，还会给产妇造成不良的分娩体验。同时由于胎儿头颅塑形、产瘤等原因，阴道检查的准确性依赖于检查者的经验。近年的研究表明使用超声监测胎方位的准确性高于阴道检查。枕前位时，超声主要依靠胎儿脊柱的位置和方向判断胎方位；枕横位时超声的典型标志是胎儿的大脑中线；枕后位时典型标志是胎儿的眼眶。颅内结构，如丘脑，若能清晰成像，也可以作为判断胎方位的重要标志。但产程后期胎头位置低，仅通过腹部超声较难清晰显示胎儿大脑中线和颅内结构，可考虑经会阴和经腹超声联合判断。产时超声判断胎方位主要以枕骨为标识，将其位置标记在假想的钟表表盘上，如果枕骨位于表盘8∶30至9∶30位置，则为右枕横位。

---

3. 胎儿畸形　体现为某一部分发育异常，例如脑积水、连体双胎等，因为胎头或胎体过大，通过产道困难，造成难产。

（四）精神心理因素

产妇的精神心理因素可影响机体内部的平衡和适应力，在分娩过程中产妇对分娩疼痛的恐惧和紧张可导致宫缩乏力、胎先露部下降受阻、产程延长，同时也导致产妇的神经内分泌系统发生变化，交感神经兴奋，释放儿茶酚胺，导致心率增快、血压升高、呼吸急促和肺内气体交换不足，严重者可导致胎儿宫内窘迫。因此，对孕产妇进行系统的心理干预十分重要。干预包括在孕期进行分娩门诊咨询、产房环境介绍、分娩过程讲解，并在分娩时告知产程进展，尽量消除孕产妇的焦虑和恐惧心理，使孕产妇掌握分娩时必要的呼吸和躯体放松技术，允许丈夫或有经验的人陪伴分娩，增强产妇对分娩的信心，提高阴道分娩率。

三、枕先露分娩机制

分娩机制指胎儿先露部通过产道时，为适应骨盆各平面的不同形态，被动地进行一系列适应性转动，以其最小径线通过产道的全过程。临床上枕先露占95.55%~97.55%，以枕左前位为例，分娩机制包括衔接、下降、俯屈、内旋转、仰伸、复位、外旋转、胎肩及胎儿娩出等动作。

1. 衔接 胎头双顶径进入骨盆入口平面,颅骨的最低点接近或达到坐骨棘水平,称为衔接。胎头多呈半俯屈状态进入骨盆入口,以枕额径衔接。由于枕额径大于骨盆入口前后径,胎头矢状缝多在骨盆入口平面右斜径上,胎儿枕骨位于骨盆入口的左前方。

2. 下降 胎头沿骨盆轴前进的动作称为下降。下降贯穿于整个分娩过程,呈间歇性,当宫缩时胎头下降,宫缩间歇期胎头又稍退缩。促使胎头下降的因素有:宫缩时宫底直接压迫胎臀;宫缩时通过羊水传导的压力;宫缩时胎体伸直伸长;腹肌膈肌的收缩压力。

3. 俯屈 当胎头继续下降至骨盆底时,处于半俯屈状态的胎头遇到肛提肌的阻力而进一步俯屈,使胎儿颏部更加贴近胸部,使胎头衔接时的枕额径改变为枕下前囟径,有利于胎头进一步下降。

4. 内旋转 枕先露时胎头枕部最低,当胎头下降至骨盆底时遇到肛提肌的阻力,肛提肌收缩将胎儿枕部推向阻力小、部位宽的前方,胎头为适应中骨盆平面前后径长、横径短的特点,枕部向母体中线方向旋转45°到达耻骨联合后方,使胎头矢状缝与中骨盆前后径相一致,这个动作称为内旋转,多于第一产程末完成。

5. 仰伸 当胎头完成内旋转后,宫缩、腹压和肛提肌收缩使胎头沿骨盆轴下段向下向前的方向继续前进。宫口开全后,胎头枕骨下部达耻骨联合下缘时,即以耻骨弓为支点,胎头逐渐仰伸,胎头的顶、额、鼻、口、颏相继娩出。

6. 复位及外旋转 胎头娩出时,胎儿双肩径沿骨盆入口平面的左斜径下降。胎头娩出后,为使胎头与胎肩恢复正常解剖关系,胎头枕部向母体左外旋转45°,称复位。胎肩在骨盆腔内继续下降至中骨盆平面时,为适应中骨盆平面前后径长、横径短的特点,前肩向前向母体中线方向旋转45°,将胎儿双肩径转成与骨盆出口前后径相一致的方向,胎儿枕部为保持胎头与胎肩的正常解剖关系,继续向母体左外侧旋转45°,称外旋转。

7. 胎肩及胎儿娩出 外旋转后,胎儿前肩在耻骨弓下先娩出,后肩从会阴体前缘娩出,胎体及下肢随之娩出,完成分娩全部过程。

(钱黎明　丁玉兰)

第二节　正常分娩各产程的评估与干预

分娩全过程即总产程,指从规律宫缩开始至胎儿、胎盘娩出的全过程。

一、第一产程的评估与干预

第一产程又称宫颈扩张期,指规律宫缩到宫口开全。第一产程分为潜伏期和活跃期,潜伏期为宫口缓慢扩张的阶段,初产妇不超过 20 小时,经产妇不超过 14 小时;活跃期为宫口加速扩张的阶段,在宫口扩张至 4~5cm 即进入活跃期,最迟扩张至 6cm 进入活跃期。

（一）临床表现

第一产程表现为规律宫缩、宫口扩张、胎先露下降和胎膜破裂。

1. 规律宫缩　第一产程刚开始时,子宫收缩力弱,间歇期较长,约 5~6 分钟,持续时间约 30 秒。随着产程进展,宫缩间歇期逐渐缩短,持续时间逐渐延长,强度逐渐增加。

2. 宫口扩张　当宫缩不断增强时,宫颈管逐渐变软、变短至消失,宫颈展平并逐渐扩大。

3. 胎先露下降　胎头下降程度是评估胎儿能否经阴道分娩的重要指标。随着产程进展,先露部逐渐下降直至达到外阴及阴道口。

4. 胎膜破裂　胎儿先露部衔接后,将羊水分隔为前、后两部分,随着宫缩不断增强,胎膜自然破裂,前羊水流出。阴道分娩时胎膜多在宫口近开全时自然破裂。

（二）产程观察及处理

在分娩过程中,需要观察产程进展,监测产妇及胎儿情况,尽早发现异常并及时处理。

1. 产程观察及处理

（1）观察宫缩:产程中需要观察子宫收缩的频率、持续时间、间歇时间和强度。常用的观察宫缩的方法包括腹部触诊法和仪器监测。腹部触诊法指助产人员将手掌放于产妇的腹壁上,宫缩时感到宫体部隆起变硬、间歇期松弛变软。最常用的仪器监测是宫外监护,将电子监护仪测量宫缩强度的压力探头置于宫体接近宫底部,可显示子宫收缩的开始、高峰、结束时间及相对强度。

（2）宫口扩张及胎先露下降:通过阴道检查可了解宫口扩张和胎先露下降情况。消毒外阴后,通过中指和示指直接触摸,了解骨盆及产道情况、宫颈管消退和宫口扩张情况、胎先露高低,确定胎方位以及胎先露下方有无脐带,同时还可进行 Bishop 宫颈成熟度评分。胎头下降情况可通过胎儿颅骨最低点与坐骨棘平面的关系来评估。阴道检查可触及坐骨棘,胎头颅骨最低点与坐骨棘平面平行时,用 "0" 来表示;在坐骨棘平面上 1cm 时,用 "–1" 来表示;在坐骨棘平面下 1cm 时,用 "+1" 来表示,依此类推。

（3）胎膜破裂:一旦胎膜破裂,应立即监测胎心,同时观察羊水性状、颜色及量,并记录破膜时间。胎膜破裂超过 12 小时尚未分娩者可给予抗生素预防感染。

2. 胎心监测　听诊胎心应在宫缩间歇期进行,每次听诊 1 分钟。潜伏期每隔 30~60 分钟听诊 1 次胎心,活跃期每 30 分钟听诊 1 次。间断胎心听诊发现异常、高危妊娠，怀疑胎儿宫内受累或羊水异常时建议行连续电子胎心监护。

3. **母体观察及处理**

（1）监测生命体征：一般每隔 4~6 小时测量产妇的生命体征。宫缩时血压可升高 5~10mmHg，间歇期恢复。

（2）观察阴道流血情况：如有异常流血，须警惕胎盘早剥、前置胎盘、前置血管破裂出血等情况。

（3）饮食：建议产妇少量多次摄入无渣饮食，这样既可保证充沛的体力，又可在需要急诊剖宫产时保证麻醉安全。

知识拓展

正常产程中入量管理

孕妇在分娩过程中及时得到液体和能量的补充，可有效降低剖宫产率。世界卫生组织明确指出：不应干扰没有高危因素的孕妇在产程中的饮食，不赞成产程中禁食。产程中应鼓励孕产妇根据自己的意愿进食，助产人员可以建议其吃易于消化的食物，在活跃期最好食用流质或半流质饮食。分娩过程中可口服各种运动型饮料、果汁等，以保证产妇摄入足够的能量。另外，不建议产程中对所有孕产妇进行常规静脉补液，补充入量必须充分考虑产妇在妊娠期心血管负担增加这一生理特点。如必须静脉补液，建议糖、盐交替，既可维持能量，也不易引起高胰岛素血症，静脉滴注速度以 200ml/h 最为适宜。

（4）活动与休息：产程中鼓励产妇采取自由体位，利于缓解疼痛，促进产程进展。如胎膜已破但胎头高浮、臀位发生先兆临产征象、并发重度妊娠期高血压疾病、有异常出血、合并心脏病者，则不适合自由体位活动。

（5）排尿：鼓励产妇每 2~4 小时排尿 1 次，以免膀胱充盈影响胎头下降和子宫收缩。

（6）清洁护理：临产后产妇出汗较多，外阴部的分泌物逐渐增多，协助产妇及家属做好生活护理，提高产妇的舒适感。

4. **母体疼痛的评估与干预** 母体疼痛的管理包括非药物和药物镇痛的管理，临床上常将两者联合使用，虽然分娩镇痛能够极大地缓解分娩疼痛，但或多或少都会对母儿产生一些影响，因此，在母体疼痛的管理中，评估与干预非常重要。

（1）分娩镇痛的机制与影响

1）非药物镇痛的机制与影响：①作用机制。精神方面镇痛主要通过呼吸放松、转移注意力或利用音乐刺激,作用于大脑的边缘系统、下丘脑、网状系统以及大脑皮层,从而产生调节产妇精神状态的引导作用,缓解产妇的焦虑和忧郁,同时还可以促进体内具有镇痛作用的内啡肽的分泌,从而减轻疼痛。水疗通过温水让产妇放松、镇静,改善子宫的血液灌注、促进子宫收缩,从而缓解宫缩疼痛。目前,中医在针刺镇痛方面认为合谷与三阴交两个穴位相配,产生的冲动经上行传导,传入脊髓,激活脊髓和中脑导水管周围灰质以及下丘脑,并且整合双侧苍白球内侧的功能区,从而激活脑内的痛觉调节系统而达到镇痛的效果。②对母儿的影响。非药物镇痛的优点是对母体和胎儿的影响比较轻微,因此,几乎每一位在产程中的产妇都可以使用非药物镇痛;当非药物镇痛与药物镇痛联合使用时,还可以减少药物镇痛的使用量以及使用时程。

2)药物镇痛的机制与影响:①椎管内麻醉的作用机制。椎管内神经阻滞就是把局部麻醉药物注入椎管内的不同腔隙,可逆性地阻断或减弱相应脊神经传导功能的一种麻醉方式。关于局部麻醉药物产生神经阻滞的确切原理尚需要进一步的探讨,但受到重视的主要有受体部位学说、表面电荷学说以及膜膨胀学说。②对母儿的影响。对母体而言,可能会出现低血压、瘙痒、发热、寒战、尿潴留、感染等情况,以及可能导致子宫持续过度活跃的状态或对宫缩产生抑制作用。而对胎儿来说,局部麻醉药的全身吸收可能会通过药物的胎盘转移,对胎儿产生直接的影响;麻醉药物对母体的影响也可能会间接影响胎儿,最常见的是镇痛开始后出现的胎儿心率过缓,这可能与镇痛的迅速起效,从而导致母体血浆儿茶酚胺浓度的下降有关。

(2)分娩镇痛的常用方法

1)非药物镇痛的常用方法:①心理支持治疗,包括产前教育、照顾与支持、呼吸训练、音乐疗法、导乐式分娩以及催眠分娩等。这些都是通过心理暗示、呼吸调节和想象的方法来让产妇相信自己可以顺利完成分娩,减轻焦虑、恐惧和疼痛感,若联合使用药物镇痛时,可以使用药达到最短时程和最少剂量。其中,导乐式分娩主要是由专业的导乐人员运用各种呼吸放松技术、导乐仪、导乐球等来减轻疼痛、缓解产妇的焦虑和恐惧,以达到身体放松、促进产程进展的效果。②水中分娩,将产妇置于恒温水中,主要依靠水的浮力和水温缓解产痛。③针刺镇痛,是中国传统医学的重要组成部分,针刺的穴位主要包括三阴交、合谷和足三里等。④经皮神经电刺激仪,即利用体表电极,将低电压电流传递到皮肤表面从而减轻产痛。

2)药物镇痛的常用方法:①全身应用镇静药,主要分为苯二氮䓬类和巴比妥类。②全身应用阿片类药物,可用于产程的早期或不能使用椎管内麻醉的产妇,常用哌替啶、芬太尼等。③全身吸入麻醉,包括卤化吸入麻醉剂和氧化亚氮(笑气)。④局部麻醉镇痛,包括局部神经阻滞和椎管内阻滞。

（3）非药物镇痛产妇的评估与干预：在临床上，非药物镇痛的方法运用较多的是心理支持治疗，其中又以导乐式分娩结合呼吸训练运用最多。因此，以下的护理评估和措施主要针对导乐式分娩展开。

1）护理评估：所有产妇在自愿的前提下，都可以使用非药物镇痛，无绝对的禁忌证。

2）护理措施：①基础护理，协助产妇保持个人和床单元清洁卫生，并协助产妇进食、进饮及排便。②健康宣教，通过与产妇进行有效沟通，帮助其建立正确对待宫缩疼痛的态度，对分娩过程中出现的生理变化进行解释，缓解产妇焦虑紧张的情绪，以达到放松的目的。③专科护理，根据产程需要，进行胎心听诊和胎儿电子监护，监测胎儿宫内情况和产妇宫缩情况，如有异常，立即向医生汇报并进行相应的处理；适时地进行阴道检查，评估宫口开大情况、胎先露下降情况、胎方位、羊水性状等；在待产过程中实施自由体位待产，协助产妇取舒适体位，并结合导乐球、导乐凳、导乐车等进行活动。④治疗用药，根据产妇自身疾病和具体待产情况遵医嘱进行用药。⑤心理护理，临产后使用分娩恐惧调查问卷对产妇心理状况进行评估，对得分较高条目进行针对性疏导；鼓励伴侣参与陪伴，融入"家庭为中心"的分娩理念，增强家庭凝聚力。⑥病情观察，严密监测产妇生命体征和胎儿的情况，发现异常及时通知医生并进行相应的急救处理。⑦患者安全，加强监护及巡视，预防意外发生。⑧人文关怀，采用艺术或音乐治疗舒缓产妇焦虑、紧张的情绪，在操作过程中保护孕产妇的隐私，动作轻柔。

（4）药物镇痛产妇的评估与干预：临床上，药物镇痛以椎管内麻醉最为常见。因此，以下的护理评估和措施主要针对椎管内麻醉展开。

1）护理评估：自愿原则是实施麻醉分娩镇痛的首要条件，除此之外，在实施麻醉分娩镇痛之前，还须评估母儿情况，排除麻醉分娩镇痛的禁忌证。

2）护理措施：①基础护理，建立有效的静脉通道，指导产妇保持背部麻醉穿刺处敷料的清洁干燥，避免管道打折、脱出，影响麻醉效果。②健康宣教，建议产妇进食无渣流质饮食，或提供顺产营养制剂，保证产妇能量的摄入。③专科护理，实施完椎管内操作后应进行胎儿电子监护并进行阴道检查，及时评估宫口扩张及胎先露下降情况，持续心电监护，严密监测生命体征，如有异常，及时向医生汇报。④治疗用药，在实施椎管内麻醉镇痛后，如发生麻醉方面的问题，由麻醉医生进行相应的用药处理。⑤心理护理，关注产妇心理变化，联合导乐式分娩镇痛，效果更佳。⑥病情观察，持续关注产妇下肢肌力的变化，如有异常，及时通知医生，进行相应的处理。⑦患者安全，对椎管内麻醉镇痛后的产妇实施预防跌倒的措施并预防其他麻醉意外的发生。⑧人文关怀，加强与产妇之间的沟通交流，对于行动不便的产妇，应多关心其生理上的需求，尽量协助或指导家属满足产妇需求。

知识拓展

美国妇产科医师学会关于"产科镇痛和麻醉"的部分推荐意见

在 2019 年美国妇产科医师学会实践简报《产科镇痛和麻醉》（No.209）的临时更新当中，证据等级较高的推荐意见如下：

A 类：椎管内麻醉镇痛并不会增加剖宫产率，不应因噎废食；鉴于阿片类药物与母体、胎儿以及新生儿的不良结局（特别是呼吸抑制）有关，因此使用该类药物后应特别注意呼吸状态。

B 类：行紧急剖宫产时，如未置硬膜外导管，则腰硬联合麻醉、蛛网膜下腔麻醉或者全身麻醉均可；血小板减少属于椎管内神经阻滞的相对禁忌证，但是目前尚未确定血小板计数的安全下限。

二、第二产程的评估与干预

第二产程又称胎儿娩出期，指从宫口开全到胎儿娩出的过程。没有实施硬膜外麻醉镇痛的初产妇最长不超过 3 小时，经产妇不超过 2 小时；实施硬膜外麻醉镇痛的初产妇最长不超过 4 小时，经产妇不超过 3 小时。但临床上不应盲目等待第二产程超过上述标准才进行评估，第二产程超过 1 小时就应密切关注产程进展，超过 2 小时必须进行母胎情况的全面评估，决定产程处理方案。

（一）临床表现

随着产程的进展，会阴膨隆和变薄，肛门括约肌开始松弛。胎头于宫缩时暴露于阴道口，宫缩间歇期又缩回阴道内，称胎头拨露。随着产程的进展，当胎头双顶径越过骨盆出口，宫缩间歇期胎头不再回缩，称胎头着冠。产程继续进展，耻骨弓下露出胎头枕骨，额、鼻、口和颏部相继娩出，接着出现胎头复位及外旋转，随后前肩和后肩相继娩出。

（二）产程观察及处理

1. **监测胎心** 有条件者行连续电子胎心监护，如发现异常，应综合评估产程进展情况，尽快结束分娩。

2. **密切监测宫缩** 第二产程宫缩间隔 1~2 分钟，持续可达 60 秒。

3. **阴道检查** 有异常情况时或每隔 1 小时应行阴道检查，综合评估胎方位、胎头下降程度、胎头产瘤以及羊水性状等。

4. **指导产妇屏气用力** 助产人员须评估产妇用力的方法是否有效，同时给予正确指导：让产妇两手握住产床的把手，双足蹬在产床上，宫缩时深吸气后屏气，像排大便样向下屏气用力，宫缩间歇期让产妇放松全身肌肉。

（三）接产

1. 接产准备　初产妇宫口开全、经产妇宫口扩张 6cm 且宫缩规律有力时，做好接产准备。

2. 接产要领　接生者在产妇分娩时协助胎头俯屈，控制胎头娩出速度，适度保护会阴，让胎头以最小径线（枕下前囟径）缓慢通过阴道口。

3. 接产步骤　接生者在接产前综合评估产妇的会阴条件、骨盆情况以及胎儿情况。接生时正确指导产妇屏气用力，并用手控制胎头娩出速度，同时左手轻压胎头枕部，协助胎头俯屈，使胎头双顶径缓慢越过骨盆出口。当胎头枕部暴露于耻骨弓下时，指导产妇在宫缩间歇时稍向下屏气，使胎头缓慢娩出。胎头娩出后，不用急于娩肩，等待宫缩使胎头自然完成复位和外旋转，再次宫缩时接生者右手保护会阴，左手向下牵拉胎儿颈部，使前肩从耻骨弓下顺势娩出，然后左手托胎颈向上，使后肩从会阴前缘缓慢娩出。胎肩娩出后，保护会阴的右手放松，双手协助胎体娩出。

4. 限制性会阴切开　不提倡对初产妇常规会阴切开，当出现下列情况时可考虑：①胎儿过大或会阴过紧，估计分娩时会阴撕裂不可避免者；②母儿有病理情况急须结束分娩者。

5. 延迟脐带结扎　推荐新生儿娩出后延迟脐带结扎至少 60 秒，有利于增加新生儿血红蛋白含量和血容量，维持循环的稳定性，并可降低脑室内出血的风险。

三、第三产程的评估与干预

第三产程又称胎盘娩出期，是指从胎儿娩出后到胎盘娩出的过程。一般约需 5~15 分钟，最长不超过 30 分钟。

（一）临床表现

胎儿娩出后，宫腔容积明显缩小，胎盘与宫壁发生错位剥离，胎盘剥离面出血形成积血。随着子宫继续收缩，胎盘完全剥离而娩出。胎盘剥离征象包括：①宫体变硬呈球形，宫底升高达脐上，剥离的胎盘降至子宫下段，子宫下段被扩张；②阴道口外露的脐带自行延长；③阴道有少量流血；④接生者用手掌尺侧在产妇耻骨联合上方轻压子宫下段，子宫体部上升，外露的脐带不再回缩。

（二）产程观察及处理

1. 新生儿处理

（1）一般处理：新生儿出生后立即行擦干保暖。

（2）清理呼吸道：不推荐常规使用吸球清理新生儿呼吸道。

（3）新生儿 Apgar 评分和脐动脉血气 pH 测定的意义：Apgar 评分用于快速评估新生儿出生后的一般情况，评分细则见表 8-2-1。脐动脉血气代表新生儿在产程中血气变化的结局，提示有无缺氧、酸中毒及其严重程度，反映窒息的病理生理本质，较 Apgar 评分更为客观、更具有特异性。我国新生儿窒息标准：①1分钟或5分钟Apgar评分≤7，且仍未建立有效呼吸；②脐动脉血气pH<7.15；③排除其他引起低Apgar评分的病因；④产前具有可能导致窒息的高危因素。前3点为必要条件，最后1点为参考指标。

表8-2-1 新生儿Apgar评分法

体征	评分标准		
	0分	1分	2分
每分钟心率	0	<100次	≥100次
呼吸	0	浅慢，不规则	佳，哭声响亮
肌张力	松弛	四肢稍屈曲	四肢屈曲活动好
喉反射	无反射	有些动作	咳嗽、恶心
皮肤颜色	全身苍白	身体红，四肢青紫	全身粉红

（4）处理脐带：断脐后在距脐带根部上方0.5cm处用气门芯、丝线或脐带夹结扎。

（5）其他处理：将新生儿足底印留于新生儿病历上，系好新生儿腕带，标明新生儿性别、体重、出生时间、母亲姓名和登记号。做详细的体格检查，帮助新生儿早吸吮。

2. **协助胎盘娩出** 接生者确认胎盘已完全剥离后，以左手握住宫底，拇指置于子宫前壁，其余4指放于子宫后壁并按压，同时右手轻拉脐带，当胎盘娩至阴道口时，接生者双手捧起胎盘，向一个方向旋转并缓慢向外牵拉，协助胎盘胎膜完整剥离并排出。

3. **检查胎盘胎膜** 将胎盘铺平，先检查胎盘母体面小叶有无缺损，测量胎盘的直径和厚度，然后将脐带提起，检查胎膜是否完整，测量胎膜破口离胎盘边缘的距离，再检查胎盘胎儿面，查看脐带根部附着位置、有无脐带打结，测量脐带长度，注意胎儿面边缘有无断裂的血管，及时发现副胎盘。

4. **检查软产道** 胎盘娩出后，仔细检查宫颈、阴道、会阴、小阴唇内侧以及尿道口周围有无裂伤，如有裂伤，应立即缝合。

5. **预防产后出血** 为减少产后失血量，胎儿娩出后使用缩宫素等宫缩剂结合按摩子宫加强子宫收缩，准确测量出血量。

6. **产后观察** 胎儿娩出后2小时内是产后出血的高峰期，助产人员应观察产妇一般情况，包括面色、眼睑和甲床色泽，测量脉搏、血压和阴道出血量。密切关注子宫质地及轮廓、宫底高度、膀胱是否充盈、会阴及阴道有无血肿等。

（钱黎明 谯利萍）

第九章　正常产褥的评估与干预

第一节　产褥期妇女的生理和心理变化

一、产褥期妇女的生理变化

产褥期母体全身各个系统发生变化,其中变化最为显著的是生殖系统。

（一）生殖系统的变化

1. **子宫**　产褥期生殖系统中变化最大的器官是子宫,子宫复旧(involution of uterus)是其中最主要的变化。子宫复旧时间一般为 6 周,是指妊娠期子宫自胎盘娩出后逐渐恢复至非孕状态的过程。

（1）子宫体肌纤维缩复:子宫复旧是指蛋白质从肌细胞胞浆中分解排出,从而使细胞质减少,导致肌细胞缩小。被分解的蛋白质及其代谢产物由肾脏排出体外。

（2）子宫内膜再生:胎盘、胎膜娩出母体后,遗留在母体宫腔内的蜕膜分为两层,表层蜕膜逐渐变性、坏死、脱落,随恶露自阴道排出;接近肌层的子宫内膜基底层逐渐再生,由新的功能层将子宫内膜修复。

（3）子宫血管变化:自胎盘娩出母体后,胎盘附着面缩小为原来的一半,使螺旋动脉及静脉窦压缩变窄,数小时后于血管形成血栓,出血量慢慢减少直至最后停止,最终被身体机化吸收。

（4）子宫下段变化及子宫颈复原:由于产后子宫下段肌纤维缩复,子宫下段逐渐恢复到非孕时的子宫峡部。由于分娩时子宫颈外口会产生轻度裂伤（多在子宫颈 3 点、9 点处）,初产妇的子宫颈外口会由产前的圆形（未产型）变为产后的"一"字形横裂（已产型）。胎盘娩出后产妇子宫颈外口呈环状如袖口。

2. **阴道**　产妇分娩后的阴道腔扩大,阴道周围组织及黏膜水肿,黏膜皱襞减少甚至消失,阴道壁肌张力低下从而导致阴道松弛。在产褥期阴道壁肌张力会逐渐恢复,但并不能完全恢复至妊娠前状态。

3. **外阴**　产妇分娩后的外阴呈轻度水肿,于产后 2~3 日逐渐消退。因会阴部血液循环较丰富,如有轻度会阴撕裂或会阴侧切缝合,均能在产后 3~4 日愈合。

4. **盆底组织**　产妇分娩过程中,由于胎先露部位的长时间压迫,盆底组织过度延伸从而导致弹性降低,且分娩时常常伴有盆底肌纤维部分断裂,所以,产褥期应该避免过早进行较强的体能训练或体力劳动。

（二）乳房

1. **泌乳**　泌乳是乳房在产褥期的主要变化。妊娠期孕妇体内孕激素、雌激素、胎盘催乳素升高，使乳腺发育以及初乳形成。分娩后血液中的孕激素、雌激素以及胎盘催乳素水平急剧下降，抑制了下丘脑分泌的催乳素抑制因子（prolactin inhibiting factor，PIF）的释放，在催乳素的作用之下，乳房腺细胞开始慢慢分泌乳汁。

2. **喷乳反射**　吸吮乳头会反射性地使神经垂体释放缩宫素。缩宫素能引起乳腺腺泡周围的肌上皮收缩，让乳汁通过腺泡、小导管进入输乳导管与输乳窦从而喷出乳汁，此过程名为喷乳反射。

（三）血液及循环系统

产褥早期血液依旧处于高凝状态，有利于胎盘剥离创面形成血栓，减少产后出血量。

1. 凝血酶、凝血酶原、纤维蛋白原在产后 2~4 周内降到正常水平，血红蛋白水平在产后 1 周左右回升至正常。

2. 由于分娩后子宫缩复及胎盘血液循环终止，产妇的血液循环中汇入大量来自子宫的血液；另外，由于妊娠期潴留的组织液会回吸收，产妇的血液循环会在产后 72 小时内增加 15%~25%，须注意预防心力衰竭的发生。产后 2~3 周循环血量恢复至非孕状态。

（四）消化系统

胃肠肌张力及蠕动力会在妊娠期减弱，胃液中盐酸分泌量减少，产后需 1~2 周逐渐恢复。

（五）泌尿系统

产褥早期，妊娠期体内潴留的大量液体主要经肾脏排出，因此产后 1 周内尿量增多。妊娠期发生的输尿管及肾盂生理性扩张，于产后 2~8 周恢复正常。

（六）内分泌系统

产后孕激素、雌激素水平急剧下降，生产 1 周后降至未孕时水平。哺乳会影响催乳素水平，产妇哺乳则催乳素水平于产后下降，但仍高于非孕时标准；若产妇不哺乳则催乳素于产后 2 周降至非孕时水平。

（七）腹壁的变化

腹部皮肤由于受到妊娠子宫增大的影响，部分弹力纤维断裂，腹直肌表现为不同程度分离，产妇产后腹壁明显松弛，于产后 6~8 周恢复其紧张度。下腹正中线色素沉着为妊娠期特有，产褥期后逐渐消退。初产妇腹部紫红色妊娠纹会变为银白色。

二、产褥期妇女的心理变化

（一）产褥期妇女的心理变化

产褥期妇女的心理变化与分娩经历、伤口愈合情况、哺乳情况、体态恢复和健康问题等有关,情绪表现为希望、高兴、幸福感、乐观、满足感、焦虑及压抑等。

（二）影响产褥期妇女心理变化的因素

影响产褥期妇女心理变化的原因有很多,包括产妇对分娩的感受、年龄、是否胜任母亲角色、身体恢复情况、家庭成员的支持以及家庭环境等。

（三）产褥期妇女心理调适

产褥期妇女的心理调适主要表现在以下两个方面:一是确立家长与孩子的关系;二是承担母亲角色的责任。根据心理学家鲁宾(Rubin)的研究发现,产褥期妇女一般要经历3个心理调适时期。

1. **依赖期**　产后前3日。表现为产妇要通过别人来满足自己的很多需求,如给孩子喂奶、沐浴、关心等,同时产妇喜欢通过语言表达自己对孩子的关心。

2. **依赖-独立期**　产后3~14日。产妇一般会表现出较为独立的行为,开始主动参与活动,注意周围人际关系,尝试学习护理孩子。

3. **独立期**　产后2周后至1个月。该时期新家庭形成,产妇、婴儿和家人已构成一个完整的系统,形成新的生活模式,夫妻两人共同分享责任和欢乐,分娩前的家庭生活开始逐渐恢复。

（王　敏）

第二节　产褥期妇女的评估与干预

一、产褥期妇女的评估

产褥期内,伴随着新生命的诞生,每位产妇都会经历生理和心理的变化。产褥期护理的目的是帮助产妇尽快适应新生命降临后的角色转换,以保证母婴的健康安全。

（一）健康史

除了解产妇的年龄、职业、文化程度、经济情况和家庭支持系统外,还应了解分娩的方式、分娩过程是否顺利、产后出血量、会阴撕裂程度、有无妊娠并发症、新生儿的状况及是否接受过产前教育等。

（二）身体状况

1. **一般情况**　血压在产褥期平稳;大多数产妇产后的体温在正常范围内,少数产妇体温在产后24小时内会升高,一般不超过38℃,可能与产程过长致疲劳、脱水有关;产后3~4日,乳房因充血增大、淋巴结肿大,乳头水肿,可发热,称为泌乳热,体温可达37.8~39℃;产后脉搏一般在正常范围内,因子宫胎盘循环停止及卧床休息,脉搏可缓慢,60~70 次 /min; 呼吸深慢,14~16 次 / min, 以腹式呼吸为主。

2. **子宫复旧**　每日应在同一时间评估宫底的高度。产后当日宫底平脐或脐下一横指,以后每日下降 1~2cm, 至产后第 10 日子宫降入骨盆腔内,腹部扪不到宫底。

3. **宫缩痛**　产后 1~2 日因子宫收缩引起下腹部阵发性疼痛,称为宫缩痛,经产妇常见,持续 2~3 日自然消失。

4. **恶露**　产后随着子宫蜕膜脱落,含有坏死蜕膜组织、血液及宫颈黏液的液体经阴道排出,称为恶露。总量约为 250~500ml, 有血腥味,无臭味,持续 4~6 周。根据恶露的颜色和性状分为 3 种,具体见表 9-2-1。

表 9-2-1　正常恶露的特点

特点	恶露类型		
	血性恶露	浆液性恶露	白色恶露
持续时间	产后 3d 内	产后 4~14d	产后 14d 后
颜色	红色	淡红色	白色
内容物	大量血液、少量胎膜、坏死蜕膜组织	少量血液、坏死蜕膜组织、宫颈黏液、细菌	坏死蜕膜组织、表皮细胞、大量白细胞、细菌

5. **外阴**　评估外阴是否有红、肿、热、痛等,如果外阴有切口,还应评估有无渗血、分泌物,疼痛是否加重等。

6. **排尿困难和便秘**　分娩过程中,胎儿对膀胱,特别对膀胱三角区的压迫,造成黏膜水肿,同时产后盆底肌肉松弛,麻醉或会阴部伤口疼痛等,容易发生尿潴留,须认真评估膀胱充盈状况。产妇在产后 1~2 日多不排大便,可能与分娩过程进食少,肠蠕动减弱有关,但要注意预防产后便秘。

7. **乳房胀痛和乳头皲裂**　评估乳房胀痛的原因,触摸乳房时有坚硬感,并有明显触痛,与产后哺乳延迟或没有及时排空乳房,导致乳腺导管不通形成硬结有关。导致乳头皲裂的原因有不正确的哺乳姿势、用肥皂清洗乳头、使用吸奶器时间过长或吸引力过大等。

（三）**心理 - 社会状况**

1. **产妇的感受**　由于产妇的性格差异及分娩的经历不同,产妇的感受也不一样,妊娠、分娩过程是舒适还是痛苦会直接影响产妇母亲角色的转换与适应。

2. **产妇的自我形象**　包括产妇自己形体的恢复、孕期不适的恢复等,关系到是否接纳孩子。

3. **母亲的行为适应状况**　母亲满足孩子的需要、学习护理孩子为适应性行为。相反,母亲表现为不悦、不愿意接触孩子、不亲自护理孩子为不适应性行为。

4. **对孩子行为的看法**　评估母亲对孩子行为的看法。母亲能包容、理解孩子的行为有利于建立良好的亲子关系。

二、产褥期妇女的干预

产褥期是产妇全身器官恢复到非孕期状态的关键时期,护理干预的目的是为产妇提供支持和帮助,预防产后出血、感染等并发症,促进母乳喂养成功。

(一)一般护理

1. **观察生命体征**　密切观察产妇生命体征的变化,每日测体温、脉搏、呼吸2次,如体温超过38℃,应向医生汇报,并间隔4小时测1次。

2. **饮食**　指导产妇进食流质或清淡半流质饮食,应多进食蛋白质丰富、含足够水分和热量的食物,并适当补充维生素和铁剂。

3. **活动**　分娩后鼓励产妇早期活动可以促进血液循环,预防深静脉血栓;行剖宫产或会阴切开的产妇,活动时间可适当延后。由于产妇产后盆底肌肉松弛,不宜过早参加重体力劳动,避免长时间蹲位或站立,防止子宫脱垂的发生。

4. **保持大、小便通畅**　产后4小时内应鼓励产妇及时排尿,以免膀胱充盈影响子宫收缩,如出现排尿困难,可选用以下方法及时干预:①协助产妇到卫生间排尿。②让产妇听流水声,用温水冲洗尿道口诱导排尿。③热敷下腹部膀胱区,或进行针灸等理疗。④遵医嘱予甲硫酸新斯的明1mg肌内注射。如以上方法都无效时,给予导尿,注意无菌操作。另外,保持大便通畅的方法有:①鼓励产妇早日下床活动。②适量饮水,进食蔬菜和富含纤维素的食物。③养成规律排便的习惯。④减轻外阴切口的疼痛,如坐浴、冷敷或热敷。⑤如排便困难,可以使用润滑剂帮助排便。

5. **其他**　为产妇提供舒适、安静、通风良好的环境;保持床单元的整洁,指导产妇及时更换衣服和产褥垫;保证充足的营养和睡眠。

(二)子宫复旧的护理

产后评估子宫底的高度,观察恶露的量、颜色及气味。护士应向产妇讲解关于子宫复旧的相关知识,指导扪及子宫底的方法。如出现子宫有压痛,恶露量多、有臭味,血性恶露持续时间长等,要及时就诊。

(三)会阴护理

保持会阴部清洁,大便后及时清洗会阴。对会阴部水肿者,局部用50%的硫酸镁湿热敷;会阴部有切口者,要密切观察切口有无红、肿、热、痛、渗血等现象;采取切口在上的侧卧位;会阴切口剧烈疼痛或者产妇有肛门坠胀感,应立即报告医生,以排除阴道壁血肿及会阴部血肿。

（四）乳房护理

哺乳应尽早进行。乳房应保持清洁。另外,哺乳期建议产妇穿戴棉质乳罩,大小应合适,避免过松或过紧。具体见本节"三、泌乳与母乳喂养"。

（五）促进母亲角色适应

1. 促进产妇精神放松　为产妇提供温暖、舒适的环境;耐心倾听产妇的分娩过程或不快,对提出的问题及时、热情地回答。

2. 母婴同室　在产妇获得充分休息的基础上,鼓励产妇积极参与护理孩子的日常活动。

3. 提供帮助　主动为产妇和新生儿提供日常生活护理,鼓励产妇的丈夫及家人参与新生儿护理活动。为产妇提供常见问题如乳房胀痛、宫缩痛等的处理方法。

（六）出院指导

1. 计划生育指导　产后 42 日内禁止性生活。恢复性生活后应采取避孕措施。避孕措施的选择根据产妇的不同情况而不同,原则是哺乳者选用工具避孕为主,不哺乳者可选用药物避孕。

2. 产后随访　产后 6 周,产妇应到医院进行 1 次全面检查,以了解产妇各器官的恢复状况。

三、泌乳与母乳喂养

（一）泌乳的机制

乳腺泌乳功能是分娩后约 2~3 日,在神经系统和内分泌系统协调作用下,正式启动实现的。是由乳汁分泌和排空两部分活动组成,两者互相交替、协同作用、共同完成。

（二）母乳喂养

1. 一般护理指导

（1）环境与精神支持:加强对产妇的关心、帮助与鼓励,提供舒适温馨的环境,指导家属帮助产妇完成日常生活护理及参与新生儿护理,使产妇保持愉悦的心情,树立母乳喂养的信心。

（2）休息:产妇与新生儿休息时间同步,保证睡眠质量。

（3）营养

1）热量:每日宜比非哺乳期多摄入 2 100kJ（500kcal）,但总量不超过 8 370kJ/d。

2）蛋白质:每日蛋白质摄入量在妊娠前基础上增加 20g。

3）脂肪:摄入量不高于总热量的 25%,胆固醇的摄入总量应低于 300mg/d。

4）无机盐类:每日补充足够的钙、铁、硒、碘等必需无机盐。

5）保证摄入足够的蔬菜、水果及谷类。

6）运动：营养过剩可造成产后肥胖，适当的运动可维持合理体重。

2. **喂养方法指导**

（1）哺乳时间：按需哺乳，早吸吮，早期母婴皮肤接触。若新生儿状况良好，自然分娩新生儿应立即与产妇进行持续母婴皮肤接触。剖宫产新生儿，待母婴同室，若母婴情况良好即可行母婴皮肤接触和早吸吮。

（2）哺乳姿势

1）摇篮式：最常用的姿势。

2）交叉式：相比于摇篮式的姿势，适用于低体重新生儿。

3）环抱式：适用于双胎、婴儿含接困难，便于吸吮乳房下半部的乳汁。

4）侧卧式：适合剖宫产术后或夜间哺乳的母亲。

（3）哺乳技巧：哺乳前可轻柔地按摩乳房，挤出少量乳汁以刺激新生儿吸吮，用乳头刺激新生儿口唇周围皮肤，趁其嘴巴张大，将乳头及大部分乳晕放在新生儿口中，然后用一只手托住乳房，拇指轻轻下压乳房，以防堵住新生儿鼻孔。哺乳结束后，轻轻按压新生儿下颌，乳头自行脱出，切忌强行用力将乳头拉出。哺乳后，挤出少许乳汁涂在乳头和乳晕上防止乳头皲裂。

3. **乳房护理**

（1）一般护理：保持乳房清洁干燥，穿大小合适的棉质乳罩，避免过紧或过松。当乳头处有痂垢，可先用油脂浸湿软化后再用清水清洗。禁用肥皂及乙醇擦洗。

（2）乳头皲裂护理：轻者可继续哺乳，哺乳前湿热敷乳房 3~5 分钟，先吸吮皲裂程度较轻侧乳房；哺乳后挤出少量乳汁涂抹在乳头及乳晕上，短暂暴露待其干燥。疼痛严重者挤出乳汁哺喂新生儿或使用乳盾间接哺乳，在皲裂处涂敷羊脂膏保护乳头。

（3）胀痛处理：应尽早哺乳，每次哺乳前可热敷和按摩乳房，促进乳腺管畅通。两次哺乳间冷敷乳房，可减轻局部充血肿胀。

（4）催乳护理：对乳汁分泌不足的产妇，指导其正确哺乳方法，按需哺乳，坚持夜间哺乳，调整饮食等方式促进泌乳，鼓励产妇树立母乳喂养信心。

（5）回乳护理：不能进行母乳喂养者需要回乳，回乳时不刺激乳房，少进汤汁，必要时可辅以药物。目前不推荐雌激素和溴隐亭回乳。常用的回乳方法有：

1）生麦芽 60~90g，水煎服，每日 1 剂，连服 3~5 日。

2）芒硝 250g 分装于两布袋，敷于两侧乳房并包扎固定，芒硝袋湿硬后及时更换，直至乳房不胀为止。

3）维生素 B_6 200mg 口服，每日 3 次，连续 5~7 日。

（郭 娟　崔浏阳）

第三节　正常新生儿的评估与干预

一、正常新生儿的生理特点

正常足月新生儿是指胎龄≥37周并<42周出生,出生时体重≥2 500g并<4 000g,无畸形或疾病的活产婴儿。

（一）外观特征

正常新生儿出生时哭声响亮;四肢肌张力高而成屈曲状态,皮肤红润,毳毛少,皮下脂肪丰富,覆盖着胎脂;耳郭软骨发育好,耳舟成形;乳晕明显,乳房可摸到结节;指、趾甲达到或超过指、趾端,足纹遍及整个足底;男婴睾丸已降至阴囊处,女婴大阴唇可以完全遮盖小阴唇。

（二）体温调节

新生儿体温调节中枢功能尚未完全发育,体表面积大,皮下脂肪薄,皮肤表皮角化层差,散热快。环境温度过高易引起脱水热,温度过低可发生寒冷损伤综合征。

（三）呼吸系统

新生儿呼吸中枢不成熟,呈腹式呼吸,呼吸浅而快。呼吸道管腔狭窄,纤毛运动差,易导致气道阻塞、感染、呼吸困难及拒乳。

（四）循环系统

新生儿受哭闹、吸乳等因素影响,心率波动范围较大,通常为90~160次/min。

（五）消化系统

新生儿胃呈水平位,食管下部括约肌松弛,幽门括约肌发育较好,易发生溢乳甚至呕吐。新生儿出生后24小时未排胎便,应及时排除其是否有肛门闭锁或其他消化道畸形。

（六）泌尿生殖系统

大多数新生儿在出生后24小时内排尿,少数在48小时内排尿,平均尿量为40~60ml/（kg·d）。新生儿出生后阴囊或阴阜常有不同程度的水肿,数日后可自行消退。

（七）神经系统

正常新生儿出生时已具备觅食反射、吸吮反射、握持反射、拥抱反射等。

（八）免疫系统

来自母体的IgG、IgM、IgA,可保护新生儿,减少感染机会。

二、正常新生儿的评估与干预

（一）保温及皮肤护理

新生儿出生后立即予保暖,室温24~26℃,相对湿度50%~60%为宜。保持皮肤清洁干燥,出生 24 小时后,体温稳定后可行沐浴。

（二）喂养

提倡母乳喂养,行"三早":早接触、早吸吮、早开奶。按需哺乳,有医学指征不能行母乳喂养者可予配方奶喂养。

（三）呼吸管理

清理新生儿呼吸道,保持呼吸道通畅,可予轻弹或拍打足底、摩擦背部及躯干刺激哭声。

（四）预防感染

严格遵守消毒隔离制度,接触新生儿前消毒双手,指导人工喂养做好奶具消毒。

（五）维生素

新生儿出生后应肌内注射维生素 K_1 1mg,以预防新生儿出血症。

（六）预防接种

1. **乙肝疫苗**　新生儿出生后 24 小时内接种第一针乙肝疫苗 $10\mu g$。若母亲为 HBsAg 阳性,新生儿应于出生后 12 小时内(越早越好)注射乙型肝炎免疫球蛋白(HBIG)100IU,同时在不同部位接种乙肝疫苗。若家庭其他成员 HBsAg 阳性,可根据家属意愿予新生儿注射乙型肝炎免疫球蛋白(HBIG)100IU。

2. **卡介苗**　由儿科医生评估后遵医嘱执行。

（七）新生儿疾病筛查和听力筛查

新生儿疾病筛查和听力筛查在出生后 3~20 日内完成。

知识拓展

新生儿脐部护理

《中国新生儿早期基本保健技术专家共识（2020）》建议:脐带残端应暴露在空气中,并保持清洁、干燥,如无脐带残端感染征象,则不需要使用任何药物或消毒剂。因此,推荐保持新生儿脐部清洁、干燥,不常规使用消毒剂,仅在脐部有感染征象时使用。

（崔浏阳）

第十章 异常妊娠的评估与干预

第一节 妊娠期出血性疾病的评估与干预

一、前置胎盘的评估与干预

胎盘的正常附着处在子宫体部的前壁、后壁或侧壁。如果妊娠 28 周以后,胎盘附着于子宫下段,甚至胎盘下缘毗邻或覆盖宫颈内口,其位置低于胎儿先露部,称为前置胎盘(placenta praevia)。前置胎盘是妊娠期的严重并发症,也是妊娠晚期出血和早产的重要原因,若不及时处理或处理不当,可危及母儿生命。其发病率国外报道是 0.3%~0.5%,国内报道是 0.24%~1.57%。

(一)病因

病因目前尚未明确,可能与以下因素有关。

1. **子宫内膜病变或损伤** 多次刮宫、流产、多产、宫腔操作史、产褥感染等可导致子宫内膜损伤,引起子宫内膜炎或子宫内膜萎缩性病变。受精卵植入后,子宫蜕膜血管形成不良,胎盘血供不足,为摄取足够的营养,胎盘面积逐渐增大而延伸到子宫下段。有子宫手术史者,手术瘢痕可妨碍胎盘在妊娠晚期向上移行,发生前置胎盘的风险可增加 3 倍。

2. **胎盘异常** 胎盘形态或大小异常。多胎妊娠时,胎盘面积过大而达到子宫下段形成前置胎盘,双胎妊娠的前置胎盘发生率较单胎妊娠高 1 倍;有副胎盘者,主胎盘位置正常,而副胎盘位于子宫下段近宫颈内口处,易发生前置胎盘;膜状胎盘大而薄,可延伸到子宫下段,形成前置胎盘。

3. **受精卵发育迟缓** 受精卵到达宫腔时,其滋养层尚未发育到可以着床的阶段,因此受精卵继续游走而到达子宫下段,并在该处着床发育,形成前置胎盘。

4. **辅助生殖技术** 使用各种促排卵药物,导致体内性激素水平发生变化;由于体外培养受精卵以及人工植入受精卵,导致子宫内膜发育与胚胎发育不同步;人工植入受精卵时可能引起宫缩,导致受精卵着床于子宫下段,以上均可能导致前置胎盘的发生。

(二)分类

根据胎盘下缘与宫颈内口的关系,可将前置胎盘分为 4 类(图 10-1-1)。

1. **完全性前置胎盘(total placenta praevia)** 又称为中央性前置胎盘(central placenta praevia),其宫颈内口全部被胎盘组织所覆盖。

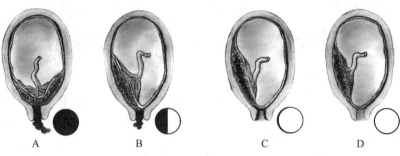

图 10-1-1   前置胎盘的类型

A. 完全性前置胎盘；B. 部分性前置胎盘；C. 边缘性前置胎盘；D. 低置胎盘。

2. 部分性前置胎盘（partial placenta praevia）   宫颈内口部分被胎盘组织所覆盖。

3. 边缘性前置胎盘（marginal placenta praevia）   胎盘附着于子宫下段，其下缘达到宫颈内口，但尚未超越宫颈内口。

4. 低置胎盘（low-lying placenta）   胎盘附着于子宫下段，但胎盘下缘未达到宫颈内口，且距宫颈内口的距离 <20mm。

既往有子宫手术史者，包括剖宫产史、子宫肌瘤剔除手术史，若此次妊娠为前置胎盘，且胎盘附着于既往手术瘢痕处，发生胎盘粘连、胎盘植入及大出血的风险增高，称为凶险性前置胎盘（pernicious placenta praevia）。

胎盘边缘与宫颈内口的关系可因宫颈管消失、宫口扩张、子宫下段形成等因素而改变，因此胎盘下缘与宫颈内口的距离可因诊断时期不同而改变。临床上，前置胎盘类型的确定以处理前最后一次检查的结果为准。

（三）对母儿的影响

1. 胎盘植入   子宫下段蜕膜发育不良，胎盘绒毛易穿透底蜕膜而侵入子宫肌层，发生胎盘植入，且产后常因胎盘剥离不全而发生产后出血。

2. 产后出血   剖宫产手术时，若子宫切口无法避开附着于前壁的胎盘，将导致出血量明显增多。前置胎盘子宫下段肌肉组织较薄，收缩力较弱，难以使附着于此处的胎盘完全剥离，且不能有效地收缩压迫血窦而止血，容易发生产后出血，且难以控制。

3. 产褥感染   前置胎盘的剥离面靠近宫颈外口，病原体易经阴道上行导致感染，加之多数产妇反复多次阴道出血而致贫血，抵抗力较弱，易发生产褥感染。

4. 围产儿死亡率及早产率高   大量出血可致胎儿宫内窘迫，甚至缺氧死亡；临床上常因挽救孕妇或胎儿生命而终止妊娠，导致早产率较高。

（四）临床表现

1. 症状   前置胎盘的典型症状是妊娠晚期或临产后突然发生无诱因、无痛性、反复阴道流血。妊娠晚期子宫下段逐渐伸展，从而牵拉宫颈内口，使宫颈管缩短；临产后规律宫缩使宫颈管消失，宫口扩张，附着于子宫下段及宫颈内口的胎盘前置部分不能随之伸展而与其附着处分离，使血窦破裂，从而导致出血。由于子宫下段不断伸展，前置胎盘出血常反复发生，出血量也越来越多。前置胎盘出血常常发生于妊娠32周以后，出血前无明显诱因，初次出血量一般不多，剥离处血液凝固后，出血自然停止；也有初次即发生大出血而致休克者。阴道流血发生时间的早晚、反复发生的次数、出血量的多少与前置胎盘的类型有关：①完全性前置胎盘初次出血时间早，多在妊娠28周左右，反复出血的次数频繁，出血量较多；②边缘性前置胎盘初次出血时间较晚，多发生在妊娠37~40周或临产后，出血量较少；③部分性前置胎盘的初次出血时间、出血量及反复出血的次数均介于前两者之间；④低置胎盘出血多发生于妊娠36周以后，出血量中等或较少。

2. **体征**　患者一般情况与出血量有关，反复多次或一次大量出血者可发生贫血，贫血程度与出血量成正比，严重者可发生休克；胎儿发生宫内缺氧、窒迫，甚至胎死宫内。腹部检查子宫软，无压痛，大小与妊娠周数相符。由于胎盘位于子宫下段，占据了正常的胎位空间，影响胎先露下降，故胎先露高浮，易并发胎位异常。临产后，宫缩呈阵发性，间歇期子宫完全松弛。若前置胎盘附着于子宫前壁，可在耻骨联合上方听到胎盘杂音。

（五）辅助检查

1. **超声检查**　可清楚地显示子宫壁、胎盘、胎先露及宫颈的位置，并可根据胎盘下缘与宫颈内口的关系，确定前置胎盘的类型，可反复检查，是目前最安全、有效的首选检查方法。经阴道超声检查能更好地发现胎盘与宫颈内口的关系，其准确性明显高于腹部超声检查。

2. **磁共振检查**　对可疑胎盘植入者，可采用磁共振检查，评估胎盘植入的深度、宫旁侵犯、与周围器官的关系等。

（六）处理原则

前置胎盘的处理原则是抑制宫缩、纠正贫血、预防感染及适时终止妊娠。应根据孕妇的一般情况、阴道流血量、有无休克、妊娠周数、胎儿是否存活、是否临产、产道条件以及前置胎盘的类型等进行综合分析而采取期待疗法或终止妊娠。

（七）护理评估

1. **健康史**　了解孕妇有无人工流产史、子宫手术史、子宫内膜炎症等相关疾病史；妊娠过程中，特别是妊娠晚期是否出现过无诱因、无痛性、反复阴道流血。

2. **身体状况**　注意阴道流血情况，评估出血量；在大出血时，监测孕产妇的生命体征尤其重要。监测胎心率和胎动变化，有条件时应进行电子胎心监护以评估胎儿宫内情况。

3. 辅助检查　通过 B 超检查确定胎盘位置,判断前置胎盘类型,明确诊断。动态评估血常规和出凝血时间,了解孕妇有无贫血、感染等情况。

4. 心理 - 社会状况　孕妇及家属可因突然的阴道出血而感到紧张、恐惧、手足无措,既担心自身安危,又担心胎儿的健康状况和生命安全。

(八)护理措施

1. 基础护理

(1)生活护理:提供安静、舒适的环境,保证孕产妇休息及充足睡眠;鼓励并协助孕产妇坚持自我照顾的行为,协助如厕、穿衣、进食等日常生活。

(2)卫生指导:有阴道流血者,及时更换会阴垫,每日行会阴擦洗 2~3 次;指导孕产妇如厕后及时清洁会阴部,保持会阴局部清洁、干燥。

(3)减少刺激:卧床休息,以左侧卧位为宜;禁止性生活,禁止阴道检查及肛门检查,腹部检查动作轻柔。

2. 健康宣教

(1)饮食指导:指导孕妇进食高蛋白、高热量、高维生素的食物,以增加母体储备,保证母儿基本能量需求。指导孕妇多进食含铁丰富的食物,如动物肝脏、豆类、绿叶蔬菜等,预防贫血。指导孕妇多进食粗纤维食物,保证大便通畅,避免用力排便引起出血。注意饮食卫生,不吃冰凉饮食,以免引起腹泻,诱发宫缩。

(2)疾病知识宣教:做好计划生育,宣传积极有效的避孕知识,避免多产、多次刮宫或引产,预防宫腔感染;计划妊娠者应戒烟、戒酒、戒毒;加强孕期管理,定期产检,做到早发现、早干预;对妊娠期出血,无论量多少,均应及时就医,做到早期诊断、正确处理。

3. 专科护理

(1)胎儿监测:监测胎儿宫内情况,包括胎心率、胎动计数、胎儿电子监护、胎儿脐血流监测,必要时行胎儿生物物理评分。

(2)须立即终止妊娠者的护理:因阴道大量流血需要立即终止妊娠者,应迅速安排孕妇左侧卧位,吸氧,建立静脉通道,协助配血,做好输血、输液准备;严密监测生命体征,在抢救休克的同时做好剖宫产术前准备,并做好处理产后出血和抢救新生儿的准备。

(3)产科血管介入(髂内动脉球囊置入)治疗的护理:术前行心理疏导,以缓解患者紧张、恐惧情绪,禁食、禁饮 4 小时。术晨予备皮、留置导尿管,备皮范围为上平剑突,下至大腿上 1/3,两侧至腋中线包括会阴部。必要时使用苯巴比妥 100mg 行术前镇静,术前 30 分钟肌内注射。遵医嘱予 0.9% 生理盐水 500ml+ 地塞米松 5mg,术前 30 分钟静脉滴注并保留静脉通道。备齐介入手术用物,包括利多卡因 5ml×2 支,肝素 1.25 万 U×1 支,0.9% 生理盐水

500ml×4袋、明胶海绵2包等。术后腹股沟穿刺点予指压20分钟,力度适当,再用重约500g沙袋压迫6小时以压迫止血;观察穿刺部位敷料是否干燥、下肢皮肤温度和足背动脉搏动情况;禁食、禁饮4小时,平卧12小时,穿刺侧下肢制动12小时,留置导尿管12小时;遵医嘱给予镇痛、抗感染或止血等对症支持治疗。

(4)子宫填塞球囊导管压迫护理:妥善固定球囊引流管及负压吸引器(高举平台法),避免局部皮肤长时间受压。24小时内严密观察子宫收缩和阴道流血量(必要时行B超检查并追踪抽血项目结果),注意观察宫底位置,必要时宫底画线标记;观察子宫质地、轮廓,切忌大力按压子宫;观察阴道出血情况,包括引流管及负压吸引器。动态监测阴道引流量,观察引流液的颜色、量及性质,做好记录。保持引流管及负压吸引器通畅,如有堵塞可用生理盐水冲洗,每日更换负压吸引器。严密观察生命体征的变化并关注产妇的主诉,防止失血性休克发生。球囊放置期间产妇应卧床休息,协助翻身,加强受压部位皮肤观察及护理;指导产妇翻身活动时动作宜慢。遵医嘱准确用药并观察用药后有无副作用。取球囊后严密观察生命体征、子宫收缩及阴道流血情况,如有异常立即向医生汇报。保持会阴清洁,预防感染。做好管道标识,防止脱管。

4. 治疗用药及措施

(1)吸氧:遵医嘱按时吸氧,以提高胎儿血供。

(2)抑制宫缩:遵医嘱使用宫缩抑制剂,如硫酸镁、盐酸利托君、阿托西班、钙通道阻滞剂等;保持心态平静,必要时遵医嘱给予镇静剂。

(3)预防贫血:遵医嘱口服铁剂或输血,目标血红蛋白≥110g/L。

(4)促进胎儿肺成熟:估计近日需终止妊娠,但孕周小于35周,有早产风险者,遵医嘱肌内注射糖皮质激素,以促进胎肺成熟。

(5)预防感染:有感染征象者遵医嘱行药物过敏试验,予抗生素预防感染。

5. 心理护理

(1)心理筛查:对孕妇进行焦虑、抑郁筛查,筛查结果为中重度焦虑、抑郁者及时给予心理疏导,必要时请心理治疗师协助干预,鼓励其采取积极的应对方式,以利于母婴的健康发展。

(2)协助进行决策:对于难以选定治疗方案者,护士可为其讲解各种治疗方案的指征,综合分析利弊,协助孕妇及家属选择适合自己的治疗方案,并指导其配合治疗护理工作。

(3)相关知识讲解:护士应向孕产妇及家属讲解前置胎盘相关知识,耐心解答其提出的问题,使其感受到温暖和亲切。同时,让家属尽量多陪伴在床旁,为孕产妇提供社会支持。

6. 病情观察

密切观察有无阴道流血,监测孕妇生命体征;加强巡视,夜间须揭开被子观察阴道流血情况;定时测血压,并随时做好抢救及手术准备;

胎儿娩出后,遵医嘱及时使用宫缩剂,以防产后出血;密切观察产妇生命体征,注意阴道流血情况,加强子宫按摩,发现异常及时通知医生进行处理;严密观察与感染有关的征象,如体温升高、脉搏增快等,发现异常及时通知医生。

7. 患者安全

(1)风险评估:对孕产妇进行出血、血栓、跌倒、压力性损伤等风险评估,对评估结果为高风险者张贴相应风险标识,同时积极予相关健康知识宣教,避免意外伤害。

(2)新生儿安全:新生儿放置位置安全,母乳喂养过程中加强巡视。

8. 人文关怀　采用艺术/音乐治疗舒缓孕产妇焦虑、紧张的情绪;护理操作过程中注重孕产妇隐私保护;加强语言沟通交流,鼓励孕产妇表达自身感受,以同理心对待孕产妇。

知识拓展

B 超检查诊断前置胎盘的注意事项

超声检查必须明确"四要素",包括:①胎盘附着位置,如前壁、后壁或侧壁等;②胎盘边缘距宫颈内口的距离或超出宫颈内口的距离,精确到毫米;③覆盖宫颈内口处胎盘的厚度;④宫颈管的长度。妊娠中期发现胎盘前置须超声随访胎盘的变化情况,应根据孕妇的孕周、胎盘边缘距宫颈内口的距离及临床症状增加超声随访的次数。无症状者建议妊娠32周经阴道超声检查随访。妊娠32周仍为前置胎盘且无症状者,推荐于妊娠36周左右经阴道超声复查,以确定最佳的分娩方式和时机。

二、胎盘早剥的评估与干预

胎盘早剥(placental abruption)指妊娠20周后,正常位置的胎盘在胎儿娩出前,部分或全部从子宫壁剥离;发病率约为1%,为妊娠晚期严重并发症,该疾病发展迅猛,如果处理不及时或不合理,会对母儿生命造成严重威胁。

(一)病因

1. 血管病变　患有妊娠期高血压疾病(如重度子痫前期等)、慢性肾脏疾病或全身血管病变的孕妇,底蜕膜螺旋小动脉痉挛或硬化,从而引起远端毛细血管变性、坏死甚至破裂出血,使血液在底蜕膜与胎盘之间形成血肿,致使胎盘剥离。此外,妊娠中、晚期或临产以后,妊娠子宫压迫下腔静脉,回心血量减少,子宫静脉淤血,静脉压突然升高,也可形成胎盘后血肿,致使胎盘剥离。

2. 机械性因素　孕妇外伤尤其是腹部钝性创伤,会导致子宫突然拉伸或收缩,从而诱发胎盘早剥,一般发生于外伤后 24 小时内。此外,脐带过短或绕颈时,分娩过程中胎儿下降牵拉脐带亦可造成胎盘早剥。

3. 宫腔内压力骤降　多胎妊娠、羊水过多等情况发生胎膜早破,或在破膜时羊水流出太快,或多胎妊娠的产妇在分娩第一个胎儿后,均可使宫腔内压力骤减而发生胎盘早剥。

4. 其他因素　如高龄、多产、有胎盘早剥史的孕妇,再次发生胎盘早剥的风险会增高。此外,吸烟、吸毒、绒毛膜羊膜炎、接受辅助生殖技术、有血栓形成倾向、子宫肌瘤等均可能导致胎盘早剥。

（二）病理及病理生理变化

主要为底蜕膜出血而形成血肿,使该处胎盘自子宫壁剥离。胎盘早剥分为 2 种类型,如图 10-1-2。

1. 显性剥离或外出血　剥离面积较小,血液易凝固而出血停止,临床大多无症状。若继续出血,胎盘剥离面积也随之增大,形成胎盘后血肿,血液可冲开胎盘边缘及胎膜流出阴道口。

2. 隐性剥离或内出血　若胎盘边缘或胎膜与子宫壁未剥离,或者胎头进入骨盆入口后压迫胎盘下缘,均使血液积聚而不能外流,故无阴道流血表现。

3. 混合性出血　当内出血持续增多,血液亦可冲开胎盘边缘,从宫颈口流出,即形成混合性出血。

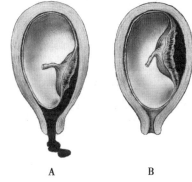

图 10-1-2　胎盘早剥的分类
A. 显性剥离;B. 隐性剥离。

当内出血急剧增多时,胎盘后血液积聚在胎盘与子宫壁间,压力不断增加,血液浸入子宫肌层,进而引起肌纤维分离、断裂甚至变性。当血液浸入浆膜层,子宫表面呈现紫蓝色瘀斑,以胎盘附着处更为明显,称子宫胎盘卒中（uteroplacental apoplexy）。

（三）对母儿的影响

1. 对孕产妇的影响

（1）凝血功能障碍:从剥离处的胎盘绒毛和蜕膜中可以释放大量组织凝血活酶进入孕妇血液循环,从而激活凝血系统而发生弥散性血管内凝血（disseminated intravascular coagulation,DIC）。

（2）羊水栓塞:羊水经剥离面开放的子宫血管进入孕妇血液循环,羊水中的有形成分栓塞血管,导致肺动脉高压。

（3）急性肾衰竭:大量出血使肾脏灌注严重受损,甚至出现急性肾衰竭。

（4）产后出血:子宫胎盘卒中容易导致产后出血,如并发 DIC,产后出血则难以纠正,易引起休克、多器官功能衰竭等,甚至引发希恩综合征。

2. **对胎儿／新生儿的影响**　早产、胎儿窘迫、新生儿窒息或死亡的发生率高。

（四）临床表现及分级

胎盘早剥典型临床表现是阴道流血、腹痛,同时可伴有子宫张力增高和子宫压痛,以胎盘剥离处最明显。阴道流血以陈旧性不凝血为特征,但其出血量往往与疼痛程度、胎盘剥离程度不符合,尤其是后壁胎盘的隐性剥离。早期胎盘剥离首发表现通常是胎心率异常,宫缩间歇期子宫张力高,胎位触诊不清。严重时子宫可呈板状,明显压痛,胎心率改变甚至消失,产妇可出现恶心、呕吐、面色苍白、脉搏细弱、血压降低等休克表现。出现胎儿宫内死亡的患者胎盘剥离面积常超过 50%,约 30% 的胎盘早剥会出现凝血功能障碍。

在临床上推荐按照胎盘早剥的 Page 分级标准评估病情的严重程度,见表 10-1-1。

表 10-1-1　胎盘早剥的 Page 分级标准

分级	标准
0 级	分娩后回顾性产后诊断
I 级	外出血,子宫软,无胎儿窘迫
II 级	胎儿宫内窘迫或胎死宫内
III 级	产妇出现休克症状,伴或不伴弥散性血管内凝血

（五）辅助检查

1. **实验室检查**　包括血常规、血电解质、凝血功能、血气分析、肝肾功能、DIC 筛选试验等检查。

2. **B 超检查**　可协助了解胎盘的位置及胎盘早剥的类型,也可明确胎儿大小及存活的情况。

知识拓展

胎盘早剥的 B 超检查注意事项

需要注意的是,B 超检查不是诊断胎盘早剥的敏感手段,其准确率仅在 25% 左右。超声阴性并不能够完全排除胎盘早剥,尤其是位于子宫后壁的胎盘。但 B 超检查可用于前置胎盘鉴别诊断及胎盘早剥保守治疗的病情监测。

3. **胎儿电子监护**　可出现胎心基线变异消失、胎心率过缓、变异减速、正弦波形、晚期减速等。

（六）处理原则

胎盘早剥的治疗原则是早期识别、纠正休克、及时终止妊娠同时防治并发症。

（七）护理评估

1. **健康史**　了解孕妇有无妊娠期高血压疾病、肾脏及血管疾病史；妊娠期尤其妊娠晚期有无外伤史、跌倒史。

2. **身体状况**　注意腹痛及宫缩情况，出现血尿、血性羊水等情况时，注意孕妇生命体征变化，加强对出血情况的评估。

3. **辅助检查**　胎心监护可以了解胎儿存活情况，动态监测胎儿存活情况；通过 B 超检查判断胎盘早剥的类型，明确诊断。

4. **心理 - 社会状况**　胎盘早剥的发生通常为突发状况，孕产妇及家属可能会因为情况紧急感到害怕、焦虑，担心胎儿生命安全。

（八）护理措施

1. **基础护理**　为孕产妇提供安静、舒适的病房环境，保证充足的休息及睡眠。对临产的孕妇做好生活护理，协助穿衣、进食、如厕等日常活动。

2. **健康宣教**

（1）活动指导：指导孕妇孕期适当活动，促进血液循环，增加胎盘血供，预防血栓形成。根据孕妇个体情况选择强度恰当的运动方式，但妊娠晚期、多胎孕妇或出现羊水过多等并发症时，要减少运动量，减轻运动强度。避免跑步、游泳、爬山等高强度运动，以防腹压增加造成胎盘早剥。

（2）疾病知识宣教：对有计划生育的妇女应嘱其戒烟、戒毒，降低胎盘早剥风险。加强孕期管理，多胎、羊水过多以及患妊娠期高血压疾病的孕妇，应指导其识别胎盘早剥早期症状，发生外伤、出现剧烈腹痛或阴道流血等症状时立即就医，及时处理。

3. **专科护理**

（1）纠正休克：孕妇因失血过多发生失血性休克时，应迅速开放静脉通道并专人管理，以保障抢救过程中补液及时。

（2）胎儿监测：动态监测胎儿在宫内存活情况，包括胎心率、孕妇自觉胎动情况、胎儿电子监护、B 超检查等。

（3）及时终止妊娠：根据孕妇病情严重程度、胎儿宫内情况、产程进展等决定分娩方式。

1）阴道分娩：适用于一般情况良好、以外出血为主且已临产，评估短时间内可结束分娩的孕妇，必要时可静脉滴注缩宫素加快第二产程，产程中须密切关注病情变化。

2）剖宫产：适用于任何危及孕妇或胎儿生命健康的情况。严密监测孕妇生命体征，抢救的同时协助配血、输血等，并做好剖宫产术前准备以及抢救新生儿的准备。

4. 治疗用药及措施

（1）吸氧：遵医嘱予吸氧，以提高胎儿存活率。

（2）扩容：遵医嘱使用红细胞、血浆、血小板等以补充血容量，改善血液循环。

5. 心理护理　向孕妇及家属提供相关信息，包括医疗护理措施的目的、预期结果、操作过程以及配合。同时，向其说明积极配合治疗与护理的重要性，对其疑虑给予适当解释，帮助其合理应对压力。

6. 病情观察

（1）产前：密切监测孕妇生命体征、阴道流血情况、凝血功能、肝肾功能等。一旦发现少尿、无尿、血尿、呼吸困难、剧烈腹痛等情况，立即向医生汇报并配合处理。

（2）产时：密切观察产妇心率、血压、宫底高度、阴道流血量以及胎儿宫内状况。一旦病情加重或出现宫内胎儿窘迫征象，应立即协助医生行剖宫产手术结束分娩。

（3）产后/术后：密切观察产妇生命体征、子宫收缩、阴道流血以及伤口愈合等情况。保持外阴清洁干燥，预防感染。若母婴分离，为使产妇保持泌乳功能，护士应指导并协助产妇挤乳，及时将母乳送至 NICU，夜间也应坚持挤乳，及时发现和处理乳房肿块。

7. 患者安全

（1）孕产妇安全：对孕产妇进行血栓、跌倒、压力性损伤等风险评估，对评估结果为高风险者张贴相应风险标识，同时积极予相关健康知识宣教，避免意外伤害。

（2）新生儿安全：向产妇和家属交代母婴同室的安全注意事项，告知家属24小时看护新生儿，避免陌生人接触。新生儿放置位置安全，母乳喂养时上床挡保护，过程中加强巡视。

8. 人文关怀　评估孕产妇焦虑情况，鼓励孕产妇说出心中的担忧，给予恰当的反馈，教会其自我放松的方法。鼓励家属及朋友给予孕产妇关心和支持，减轻其紧张和悲伤的情绪。

三、前置血管的评估与干预

前置血管（vasa previa，VP）或血管前置，是指胎膜上的血管跨过或接近子宫颈内口，位于胎儿先露部的前方。前置血管发病率低，虽然较为罕见，但危险性极高，一旦支持该条血管的胎膜破裂，可导致胎儿急性失血性休克，甚至死亡。

（一）病因

前置血管的确切病因目前尚不清楚，推测与绒毛发育异常有关。前置血管一般都伴随有脐带帆状入口（帆状胎盘）、副胎盘或双叶状胎盘等可能使绒毛异常发育的情况。

前置血管的危险因素与胎盘异常的关系较多，在前置胎盘、双叶胎盘、副胎盘、多胎妊娠中易发生前置血管，特别是在双胎中脐带帆状附着者约占10%，故易伴发前置血管。

（二）病理及病理生理变化

目前前置血管发病机制尚不清楚。在胚胎发育过程中，体蒂是脐带的始基，正常情况下，体蒂从与血供最丰富的蜕膜接触至绒毛膜伸向胎儿。有可能血供最丰富的蜕膜是包蜕膜而体蒂即起源于此。随妊娠进展，血供丰富区移至底蜕膜（未来的胎盘部位），而体蒂留在原位，该处绒毛膜萎缩变为平滑绒毛膜，结果脐带帆状附着而脐血管伸至胎盘边缘，简言之，脐带发生在囊胚着床处的对面。也有学者认为，开始时，脐带附着正常，随后叶状绒毛为寻找血供较好的蜕膜部位，以摄取更多的营养单向生长伸展，脐带发育迟缓，其附着处的绒毛因营养不良而萎缩，变为平滑绒毛膜。脐带的帆状附着发生于子宫下段，并在胎儿先露前，分散血管越过子宫颈颈内口，形成前置血管。

（三）对母儿的影响

1. 对孕产妇的影响　发生前置血管时出现的阴道流血主要为胎儿血，一般不会危及孕产妇生命。

2. 对胎儿/新生儿的影响

（1）早产：部分早产儿存在胎肺发育不成熟所致的支气管肺发育不良、呼吸窘迫综合征、透明膜病等疾病，以及输血后的一系列并发症。

（2）宫内胎儿窘迫：胎先露压迫前置血管可导致胎儿短暂性缺血、缺氧，出现宫内胎儿窘迫。

（3）胎死宫内：前置血管如果不能及时诊断和处理，胎儿死亡率极高。发生前置血管时，孕产妇阴道流血很可能直接来自胎儿血，而胎儿血总量在250ml左右，一旦出血，胎儿往往在数分钟内死亡。

（四）临床表现及分型

前置血管主要表现为妊娠中晚期的无痛性阴道流血，伴或不伴有胎心异常；胎心监测可表现为无加速的变异减速，甚至呈现正弦波的宫内胎儿窘迫征象。

根据前置的血管与胎盘之间的关系，将前置血管分为两型：Ⅰ型为前置血管连接胎盘小叶，常有脐带附着异常，如球拍状胎盘、帆状胎盘等，较为多见，占前置血管的80%以上；Ⅱ型为前置血管连接多个胎盘小叶，如分叶状胎盘、副胎盘等。

（五）辅助检查

1. B超检查　超声检查是前置血管产前诊断最常用、最简单可靠的方法，也是产前诊断前置血管的特征性依据。因此在妊娠期超声检查提示脐带附着部位异常、帆状胎盘和低置胎盘状态等高危因素的孕妇，均应加强超声检查，以提高对前置血管的检出率。

知识拓展

B超检查诊断前置血管的注意事项

超声检查是依赖于技术人员的影像学检查，可能存在漏诊情况。医疗水平较差区域或依从性差的患者，在孕期产检中往往未能明确诊断。因此，分娩时阴道少量流血即出现胎心异常的患者，应警惕前置血管的可能。此外，实验室检查确定阴道出血来源存在时间滞后性，而胎儿的急性失血会迅速导致胎儿窘迫，故临床需要快速和准确判断出血来源的检测方式。

---

2. 磁共振检查（MRI）　亦为前置血管的诊断方法，准确率高。

3. 羊膜镜检查　通过羊膜镜直接看到帆状血管经过宫颈内口是十分可靠的办法。

4. 实验室检查　要确定孕期阴道出血来源于母亲或胎儿是相当困难的。显微镜下观测红细胞的来源，一般通过观察有核红细胞区别出血的来源，如有较多的有核红细胞，提示血液来自胎儿的可能性很大，但这并非十分具有特征性的方法。

（六）处理原则

对于孕期已确诊前置血管的患者，剖宫产是较为安全的终止妊娠方式，在分娩发作、胎膜早破或阴道流血的情况下应立即行剖宫产手术以挽救胎儿生命。

（七）护理评估

1. 健康史　孕妇在孕期随时可突发阴道流血，胎儿数分钟内即可发生严重贫血甚至死亡，护理人员应全面评估孕妇既往史及产前检查记录。

2. 身体状况　关注孕妇生命体征变化及有无阴道流血情况，准确评估和记录出血量，同时应检测胎儿心率及胎动变化。

3. 辅助检查　通过B超、MRI等检查及血常规等实验室检查结果，动态了解孕妇前置血管的情况。

4. 心理 - 社会状况 前置血管孕妇分娩发作或发生胎膜自然破裂即行剖宫产终止妊娠,早产的可能性大,孕妇及家属可能因担心新生儿预后情况感到高度紧张而产生焦虑情绪。

(八)护理措施

1. 基础护理 为孕妇提供空气清新、通风良好、舒适安静的病室环境,保持床单元清洁整齐。保证足够的营养和睡眠。护理活动尽量不打扰孕妇休息。

2. 健康宣教

(1)饮食指导:指导孕妇进食高蛋白、富含维生素及铁的食物,保证足够热量,以增加胎儿及母体储备。指导孕妇多食蔬菜、水果,防止便秘以及用力解便引起出血。

(2)增加舒适度:孕晚期应减少下床活动,活动应尽量轻柔。指导孕妇采取左侧卧位、半坐卧位,加强巡视以及时发现病情变化。

3. 专科护理

(1)胎儿监测:密切监测胎儿宫内情况,加强胎心率监测,关注胎儿脐血流情况。指导孕妇自数胎动,遵医嘱每日行胎儿电子监护,必要时行胎儿生物物理评分。

(2)终止妊娠:一旦发生胎膜早破、临产以及阴道流血应立即终止妊娠,护理人员应立即建立静脉通道、补液,协助孕妇取左侧卧位、吸氧,以提高胎儿存活率。做好孕妇生命体征监测,抢救同时做好剖宫产术前准备。

(3)术后护理:观察产妇生命体征、宫缩、恶露、伤口愈合等情况。遵医嘱使用宫缩剂,注意阴道流血及子宫按摩,发现异常及时通知医生进行处理。保持外阴清洁干燥,预防产褥感染。密切观察早产儿的生命体征,及时发现异常并配合新生儿科医生进行处理。若因新生儿早产发生了母婴分离,为了保持泌乳功能,护士应指导并协助产妇挤乳。

4. 治疗用药及措施

(1)吸氧:遵医嘱予吸氧,每日 2 次,每次 30 分钟,以提高胎儿血供。

(2)抑制宫缩:评估孕妇宫缩情况,遵医嘱使用宫缩抑制剂,如硫酸镁、盐酸利托君等。当宫缩不能抑制,发生临产,应做终止妊娠准备。保持心态平静,必要时遵医嘱使用镇静剂。

(3)预防贫血:动态监测孕妇血常规,遵医嘱予口服铁剂,保障胎儿营养。

(4)促进胎儿肺成熟:估计近日须终止妊娠,但有早产风险者,应遵医嘱肌内注射糖皮质激素,以促进胎肺成熟,改善早产儿结局。

5. 心理护理 确诊前置血管的孕妇及家属不可避免地存在担忧胎儿安危的焦虑情绪,护理人员可向孕妇及家属提供疾病相关信息,包括医疗检查措施的目的及配合事项,对其疑虑给予适当解释,帮助他们使用合理的压力应对技巧和方法以减缓焦虑。

6. 病情观察　前置血管孕妇阴道出血风险高,应密切监测孕妇生命体征,加强巡视。可在床旁放置醒目标识,一旦出血可帮助医护人员迅速判断病情,以及时针对出血情况进行处置。做好抢救新生儿和急诊剖宫产的准备。胎儿娩出后,遵医嘱立即给予缩宫素预防产后出血。

7. 患者安全

(1)风险评估:对孕产妇进行血栓形成、跌倒、压力性损伤等风险评估,对评估结果为高风险者张贴相应风险标识,同时积极予相关健康知识宣教,指导家属参与安全护理。

(2)身份识别:严格进行"三查八对",准确识别患者身份,杜绝错误执行医嘱。

8. 人文关怀　采用倾听等方法帮助孕妇疏导紧张、焦虑情绪,加强护患沟通,增强对孕妇信息的了解,明确其需求,给予帮助。

(田　倩　赖　薇　唐　英)

第二节　妊娠并发症的评估与干预

一、妊娠期高血压疾病的评估与干预

(一)妊娠期高血压疾病的概述

妊娠期高血压疾病是妊娠与血压升高同时存在的一组疾病,该组疾病包括妊娠期高血压、子痫前期 - 子痫、慢性高血压并发子痫前期以及妊娠合并慢性高血压,发生率 5%~12%。妊娠期高血压包括妊娠前诊断为高血压、妊娠20 周前新发现的高血压以及妊娠 20 周后发生的高血压,是产科常见的并发症,也是孕产妇及围产儿病死率升高的主要原因。

(二)妊娠期高血压疾病的分类及临床表现

1. 妊娠期高血压疾病为多因素、多机制、多通路综合致病,可基于孕妇的各种基础病理因素,也可受妊娠期间环境因素的影响,根据妊娠期病情的缓急,可发生进展性变化甚至迅速恶化。各类高血压疾病的诊断之间也存在转换性和进展性:若高血压伴有子痫前期的其他临床表现时即诊断为子痫前期;妊娠 20 周后发生的高血压,可能是子痫前期的首发症状之一,也可能是妊娠期高血压;重度妊娠期高血压同严重子痫前期一样对待。因此不同类型的妊娠期高血压疾病的诊断标准及临床表现也存在差异,其分类及临床表现见表 10-2-1 及表 10-2-2。

表 10-2-1　妊娠期高血压疾病分类与临床表现

分类	临床表现
妊娠期高血压	妊娠 20 周后首次出现高血压，收缩压≥140mmHg 和 / 或舒张压≥90mmHg，产后 12 周内恢复正常；尿蛋白（-）；产后才能确诊
子痫前期	妊娠 20 周后出现收缩压≥140mmHg 和 / 或舒张压≥90mmHg，同时伴有尿蛋白≥0.3g/24h，或随机尿蛋白（+）；或无蛋白尿，但合并下列任意一项者： ● 肝功能损害（血清转氨酶水平达正常值 2 倍以上） ● 肾功能损害（血肌酐水平 >97.2μmol/L 或为正常值 2 倍以上） ● 血小板减少（血小板 <100×10^9/L） ● 肺水肿 ● 新发生的视觉障碍或中枢神经系统异常
子痫	子痫前期基础上发生不能用其他原因解释的强直性抽搐
慢性高血压并发子痫前期	慢性高血压妇女妊娠前无蛋白尿，在妊娠 20 周后出现蛋白尿；或妊娠前虽有蛋白尿，但妊娠后蛋白尿明显增加；或出现血压进一步升高；或出现血小板减少（<100×10^9/L）；或出现其他如肺水肿、肝功能损害、肾功能损害、视觉障碍或神经系统异常等严重表现
妊娠合并慢性高血压	妊娠 20 周前发现收缩压≥140mmHg 和 / 或舒张压≥90mmHg（滋养细胞疾病除外），妊娠期无明显加重；或妊娠 20 周以后首次诊断高血压且持续到产后 12 周以后

注：（1）普遍认为小于 34 周发病者为早发型子痫前期（early onset preeclampsia）；

（2）大量蛋白尿（蛋白尿≥5g/24h）既不是评判子痫前期严重程度的指标，亦不能作为终止妊娠的指征，但需严密监测。

2. 子痫前期 - 子痫是妊娠期特有的一种动态性疾病，在妊娠 20 周之后发生，血压和 / 或尿蛋白水平持续升高，或出现胎盘 - 胎儿并发症或孕妇器官功能受累，均是病情进展的表现，可呈持续性进展。任何程度的子痫前期都可能导致严重的不良预后，因此不再诊断"轻度"子痫前期，而诊断为子痫前期。为了引起临床重视，将伴有严重临床表现的子痫前期诊断为"重度"子痫前期（表 10-2-2）。

表10-2-2　重度子痫前期的诊断标准

子痫前期伴随有下述任一表现
● 收缩压≥160mmHg 和 / 或舒张压≥110mmHg（卧床休息且两次测量间隔至少 4h）
● 血小板减少（血小板 $<100\times10^9$/L）
● 肝功能损害：出现严重持续性右上腹或上腹部疼痛且不能用其他疾病解释，或血清转氨酶水平达正常值 2 倍以上，或二者均存在
● 肾功能损害：血肌酐水平 >97.2μmol/L 或无其他肾脏疾病时肌酐浓度是正常值 2 倍以上
● 肺水肿
● 新发生的视觉障碍或中枢神经系统异常

（三）妊娠期高血压疾病的病因、发病机制及病理生理变化

妊娠期高血压疾病的病因及发病机制至今尚未完全阐明。目前主要有以下几种学说：

1. 子宫螺旋小动脉重铸不足。

2. 炎性免疫过度激活。

3. 血管内皮细胞受损。

4. 遗传因素。

5. 营养缺乏。

其基本病理生理变化是全身小血管痉挛及血管内皮受损，导致全身各脏器、各系统灌注减少。

（四）评估发生子痫前期的风险因素

子痫前期的预测有利于早期预防和早期治疗，对降低母婴死亡率具有重要意义。主张首次产前检查联合多项指标进行综合评估预测，尤其联合高危因素。

1. **子痫前期中度危险**　包括以下 1 种以上因素：①初次妊娠；②年龄≥40 岁；③妊娠间隔时间≥10 年；④初次产检时体重指数≥35kg/m²；⑤子痫前期家族史（母亲或姐妹）；⑥多胎妊娠。

2. **子痫前期高度危险**　包括以下任何 1 种因素：①既往有子痫前期病史；②1 型或 2 型糖尿病；③自身免疫性疾病，如抗磷脂综合征或系统性红斑狼疮；④慢性肾病；⑤慢性高血压。

虽然这些因素与子痫前期密切相关，但不是每例子痫前期孕妇都会存在所有的风险因素，子痫前期发病的风险因素见表10-2-3。

表 10-2-3　子痫前期发病的风险因素

类别	风险因素
病史及家族遗传史	既往子痫前期病史,子痫前期家族史(母亲或姐妹),高血压遗传因素等
一般情况	年龄≥35 岁,妊娠前 BMI≥28kg/m²
有内科疾病史或隐匿存在(潜在)的基础病理因素或疾病	高血压病、肾脏疾病、糖尿病或自身免疫性疾病如系统性红斑狼疮、抗磷脂综合征等,存在高血压危险因素如阻塞性睡眠呼吸暂停
本次妊娠的情况	初次妊娠、妊娠间隔时间≥10 年;收缩压≥130mmHg 或舒张压≥80mmHg(首次产前检查时、妊娠早期或妊娠任何时期检查时)、妊娠早期尿蛋白定量≥0.3g/24h 或持续存在随机尿蛋白不低于(+)、多胎妊娠
本次妊娠的产前检查情况	不规律的产前检查或产前检查不适当(包括产前检查质量的问题),饮食、环境等因素

(五)妊娠期高血压疾病的诊断

可根据孕妇病史、临床表现以及辅助检查结果进行诊断。

1. **病史**　询问孕妇显现或隐匿的基础疾病;有无妊娠期高血压疾病史、家族史或遗传史;了解孕妇的既往病理妊娠史;了解此次妊娠后孕妇的高血压、蛋白尿等症状出现的时间和严重程度等。

2. **高血压**　同一手臂至少 2 次测量,收缩压≥140mmHg 和 / 或舒张压≥90mmHg 定义为高血压。若血压较基础血压升高 30/15mmHg,但低于140/90mmHg 时,不作为诊断依据,但需严密观察。对首次发现血压升高者,则间隔 4 小时或以上复测血压。对于收缩压≥160mmHg 和 / 或舒张压≥110mmHg 的严重高血压,应指导治疗并密切观察血压及病情变化。为确保测量准确性,应选择型号合适的袖带(袖带长度应该是上臂围的 1.5 倍)。

3. **尿蛋白**　每次产检时所有孕妇均应检测尿蛋白或尿常规,用于妊娠后期筛查子痫前期,并可发现潜在的肾脏疾病。尿常规检查宜选取清洁中段尿。尿蛋白≥0.3g/24h 或尿蛋白 / 肌酐≥0.3,或随机尿蛋白≥(+)定义为蛋白尿。若尿蛋白 /肌酐 <0.3,可排除妊娠期蛋白尿。若尿蛋白 / 肌酐≥0.3 时,考虑为子痫前期,应收集 24 小时尿蛋白定量,尿蛋白 >2g/24h,则应密切监测病情。而严重贫血、泌尿系统感染、心力衰竭及难产时,也可导致蛋白尿。

4. **辅助检查**

(1)血液检查:包括血常规、血细胞比容、血脂、凝血功能等检查。

(2)尿液检查:包括尿常规、24 小时尿蛋白定量、尿培养等。

（3）肝、肾功能检查：肝功能受损可致转氨酶升高。白蛋白缺乏引起低蛋白血症，白 / 球蛋白比例倒置。肾功能异常可致血肌酐、尿素氮、尿酸升高等。

（4）眼底检查：视网膜小动脉的痉挛程度可反映妊娠期高血压疾病的严重程度，正常眼底动静脉比例为 2：3，应注意眼底改变，发生病理改变时可变为 1：2 甚至 1：4，严重者出现视网膜水肿、剥离，表现为视盘水肿、视力模糊或突然失明。

（5）其他检查：头颅 CT；心脏彩超及心功能检查；超声等影像学检查；脐动脉血流、子宫动脉等多普勒血流监测。

5. **早期识别**　子痫前期 - 子痫存在多因素发病，其临床表现呈现复杂性及多样性，首发症状表现不一。子痫前期的首发症状可能是单项血压升高或单项蛋白尿、血小板下降或胎儿生长受限，也可能发病时并无高血压或蛋白尿。子痫发作前期，有仅表现为上腹部疼痛者或首发表现为头痛或视力障碍者，也有表现反射亢进者，还有仅存在实验室检查指标异常者，如血小板计数 $<100 \times 10^9$/L、转氨酶水平异常（如 ALT≥70U/L）、血肌酐水平 >106μmol/L、低蛋白血症等。临床表现存在渐进性或迅速发展，2~3日内可迅速恶化，因此应早期识别预警信息，尽早作出诊断。

（六）妊娠期高血压疾病的鉴别诊断

妊娠 20 周前出现子痫前期的类似表现或早发型子痫前期，应及时与自身免疫性疾病、肾脏疾病、血栓性血小板减少性紫癜、溶血性尿毒症综合征、妊娠滋养细胞疾病鉴别。妊娠期高血压不伴有蛋白尿者更容易表现为肝功能受损和血小板减少；伴有蛋白尿的妊娠期高血压应与自身免疫性疾病、肾脏疾病鉴别；如产后病情不缓解，应考虑是否有溶血性尿毒症综合征；注意子痫与癫痫、其他原因的脑动脉缺血、颅内出血或梗死等情况相鉴别。

（七）妊娠期高血压疾病的管理

1. **妊娠期高血压疾病的治疗原则**

（1）治疗目的：预防发生心脑血管意外及胎盘早剥等严重并发症，最终目的是预防重度子痫前期与子痫发生，降低围生期母儿的发病率和死亡率。治疗手段取决于孕产妇的年龄、高血压的严重程度、合并症及胎儿的危险因素，并根据具体情况及时调整方案，进行个性化治疗。

（2）治疗的基本原则：①正确评估母儿整体情况；②给予休息、镇静；③积极降压以预防抽搐或抽搐复发；④有指征地利尿和纠正低蛋白血症；⑤密切监测母儿情况，预防和治疗严重并发症，适时终止妊娠；⑥治疗基础疾病并积极做好产后处置和管理。

2. **妊娠期高血压疾病孕妇分层、分类个性化管理**

（1）妊娠期高血压者：休息、镇静，密切监测母儿情况，酌情予降压治疗，重度妊娠期高血压应按重度子痫前期处理。

（2）子痫前期者：有指征地降压、利尿,纠正低蛋白血症,预防抽搐,镇静,监测母儿情况,治疗和预防严重并发症的发生,适时终止妊娠。

（3）子痫者：治疗抽搐,预防并发症的发生,预防抽搐复发,病情稳定后终止妊娠。

（4）妊娠合并慢性高血压者：应动态监测血压变化,以降压治疗为主,预防子痫前期的发生。

3. 一般治疗

（1）治疗地点的抉择：轻度妊娠期高血压孕妇可以在门诊或住院监测与治疗;非重度子痫前期孕妇,应评估后决定是否住院治疗;重度妊娠期高血压、重度子痫前期以及子痫孕妇,均应急诊收住院监测和治疗。

（2）非药物管理：建议妊娠期规律运动,适度锻炼,科学饮食,控制体重。

（八）护理措施

1. **基础护理**

（1）休息镇静,减少刺激：妊娠期高血压孕妇注意多休息,建议左侧卧位休息,可减轻子宫对下腔静脉与腹主动脉的压迫而改善子宫和胎盘的血供。精神紧张、焦虑或睡眠欠佳者,可给予心理疏导,帮助患者合理安排工作和生活,保持心情愉快,必要时遵医嘱给予镇静剂,如睡前口服地西泮 2.5~5mg。子痫前期孕妇妊娠期可指导适度锻炼,不宜剧烈运动,合理安排休息,保证充足睡眠。保持环境安静、舒适,床单元整洁,每天定时开窗通风;尽量置单间,上床挡保护,限制陪伴,所有护理操作尽量集中进行,避声、光,减少刺激,避免子痫的发生。

（2）卫生指导：指导做好日常洗漱等清洁卫生活动,产前有胎膜早破者,每天行会阴擦洗,产后每天行会阴冲洗 2~3 次,勤换会阴垫,保持床单元整洁,保持会阴部清洁、干燥。

（3）乳房护理：产后指导乳房清洁、挤乳及母乳喂养方法,保持泌乳通畅,预防乳腺炎的发生,因病情需要回乳者,指导回乳。

2. **健康宣教**

（1）合理饮食：饮食营养是贯穿妊娠期的影响发病的重要因素,应进行营养管理,调节饮食,保证充足的蛋白质摄入。不推荐妊娠期严格限制盐的摄入,也不推荐限制肥胖孕妇的热量摄入。

（2）提高就医依从性：有妊娠期高血压疾病的孕妇一般门诊治疗,须做好有关妊娠期高血压疾病的自我监测,宣教异常情况的早期识别及紧急处理方法,督促孕妇按时产检,积极配合治疗,一旦有异常情况及时就诊。

（3）指导运动：孕产妇血液处于高凝状态。孕期应指导孕妇适量运动,必要时穿弹力袜;鼓励产妇早期床上或下床活动,每日可行气压治疗进行被动按摩以促进血液循环,预防深静脉血栓的发生。

3. 专科护理

（1）评估基本情况：重视有妊娠期高血压疾病孕产妇产前、产时、产后的评估和监测。如意识、自诉症状及临床表现，检查下肢和 / 或外阴有无明显水肿、四肢活动能力，密切监测体重及血压的动态变化、尿量变化、血常规、尿常规，注意监测胎心、胎动、阴道流血和胎儿生长趋势等。

（2）胎儿监测：了解产前胎儿有无特殊检查项目，如可疑或存在胎儿生长受限趋势，应严密动态监测；妊娠期督促孕妇每天自数胎动 3 次，每次 1 小时，每天监测胎心 6 次并准确记录；遵医嘱进行胎儿电子监护，密切监测孕妇有无宫缩、阴道有无流血或流液等异常情况，如有异常，及时通知医生处理。

（3）分娩时机和方式：经积极治疗后，子痫前期孕妇及胎儿状况无改善，或病情持续进展，或达到一定孕周，应考虑终止妊娠。终止妊娠的时机，应考虑孕周、孕妇病情及胎儿情况等多方面的因素。妊娠期高血压疾病孕妇如无产科剖宫产术指征，分娩方式原则上可考虑阴道试产；如短时间内不能完成阴道分娩，且病情有可能加重者，可考虑放宽剖宫产术的指征；如已经存在严重并发症者，剖宫产术是迅速终止妊娠的分娩手段。

（4）分娩期间的注意事项及产后处理

1）分娩期间应注意：①密切观察孕妇自觉症状；②监测血压并继续降压治疗，控制血压在 160/110mmHg 以下；③继续使用或启用硫酸镁；④监测胎心率的变化；⑤积极预防产后出血；⑥产时及产后不可应用麦角新碱类药物；⑦无症状的子痫前期孕妇，建议在孕 37 周进行分娩，子痫前期孕妇分娩时出现视力障碍或头痛等症状，须尽快结束分娩。

2）重度子痫前期孕妇分娩后须注意：①预防产后子痫的发生，应继续使用硫酸镁 24~48 小时，密切观察硫酸镁的副作用；②产后 48 小时后应预防产后迟发型子痫前期及子痫的发生，产后 1 周内是子痫前期产妇产褥期血压波动的高峰期，仍可能反复出现高血压、蛋白尿等症状甚至加重，因此该期间仍应每天监测血压，遵医嘱留取 24 小时尿蛋白；③产后如血压升高≥150/100mmHg，应继续给予降压治疗；④产后血压若持续升高，应评估和排查产妇其他系统疾病的存在；⑤监测并记录产后出血量；⑥监测产妇的重要器官功能稳定后方可出院。

（5）须立即终止妊娠者的护理：因病情严重、发生宫内胎儿窘迫或子痫抽搐控制后需要立即终止妊娠者，应协助孕妇取左侧卧位，吸氧，立即完善剖宫产术前准备，建立静脉通道，协助配血；严密监测生命体征，避免声、光刺激，并根据孕周情况做好抢救新生儿的准备。

（6）喂养指导：母乳喂养不会使哺乳母亲的血压升高，产后能否母乳喂养须根据产妇血压波动情况、病情变化及药物使用情况决定。重症产妇不宜哺乳，病情稳定后方可母乳喂养。所有抗高血压药物均会分泌到乳汁中，但大部分进入乳汁的药物浓度非常低,普萘洛尔和硝苯地平(nifedipine)除外(其乳汁浓度与母体血药浓度相似)。因此哺乳期可继续使用产前应用的抗高血压药物,但禁用血管紧张素Ⅱ受体阻滞剂(卡托普利、依那普利除外)和血管紧张素转换酶抑制剂类降压药物。甲基多巴会增加产后抑郁的风险,应避免使用。

4. 治疗用药及措施

(1)吸氧:遵医嘱按时吸氧,以提高胎儿及胎盘血氧含量。

(2)降压治疗

1)降压治疗的目的:预防心脑血管意外、胎盘早剥、子痫等严重母儿并发症。收缩压≥160mmHg和/或舒张压≥110mmHg的高血压孕妇必须进行降压治疗;收缩压≥140mmHg和/或舒张压≥90mmHg的高血压孕妇则建议降压治疗。

2)目标血压值:未并发脏器功能损伤者,应酌情将收缩压控制在130~155mmHg,舒张压控制在80~105mmHg;若并发脏器功能损伤者,收缩压应控制在130~139mmHg,舒张压控制在80~89mmHg;血压不可低于130/80mmHg,以保证子宫胎盘血流灌注。

3)降压注意事项:降压应注意个体情况,选择降压药物治疗时要考虑药物的有效性与胎儿的安全性。血压波动不可过大,降压过程力求平稳、维持在较稳定的目标血压;即使需要紧急降压到目标血压范围,如出现严重高血压或发生脏器功能损害(如急性左心衰竭)时,仍须注意降压幅度不能太大,以维持在平均动脉压(mean arterial pressure,MAP)的10%~25%为宜,力求24~48小时达到稳定;降压手段包括生活干预及药物降压。

4)药物降压管理:常用的口服降压药物有拉贝洛尔、硝苯地平控释片或硝苯地平缓释片等。口服降压药物血压控制不理想者,可静脉用药(一般使用静脉泵入方法)。一般妊娠期不使用利尿剂降压,以防有效循环血量减少、血液浓缩和高凝倾向。硫酸镁不作为降压药物使用。不推荐使用阿替洛尔和哌唑嗪。妊娠期禁止使用血管紧张素Ⅱ受体阻滞剂和血管紧张素转换酶抑制剂。

常用的降压药物有:①拉贝洛尔,是α、β肾上腺素受体拮抗药;静脉用法为50~100mg加入5%葡萄糖注射液250~500ml静脉滴注,滴速根据血压调整,血压稳定后改口服;口服用法为50~150mg,3~4次/d。②硝苯地平,为钙通道阻滞剂;口服用法为5~10mg,3~4次/d,24小时总量≤60mg;硝苯地平缓释片30mg口服,1~2次/d。③尼莫地平,为钙通道阻滞剂,可选择性扩张脑血管;口服用法为20~60mg,2~3次/d;静脉用法为20~40mg加入5%葡萄糖注射液250ml静脉滴注,每天总量≤360mg。④酚妥拉明,为α肾上腺素受体拮抗药;静脉用法为10~20ml加入5%葡萄糖注射液100~200ml静脉滴注，以 10μg/min 的速度开始静脉泵入，根据降压效果调整滴注速度。⑤硝酸甘油，可同时扩张静脉和动脉，使心脏前、后负荷降低，主要用于合并急性冠脉综合征和急性心力衰竭时的高血压急症的降压治疗；起始剂量 5~10μg/min 静脉滴注，每 5~10 分钟增加滴速，至维持剂量 20~50μg/min，须避光输注。⑥硝普钠，为强效血管扩张剂；静脉用法为 50mg 加入 5% 葡萄糖注射液 500ml，按 0.5~0.8μg/（kg·min）缓慢静脉滴注；硝普钠溶液具有光敏感性，因此须避光且每 24 小时更换 1 次；该药物代谢产物能迅速通过胎盘进入胎儿体内，对胎儿有氰化物毒性，妊娠期不宜使用，仅适用于高血压危象孕妇，或分娩期及产后血压过高且其他降压药物无效者；用药前必须纠正低血容量，用药过程中应严密监测血压和心率，产前应用时间不宜超过 4 小时。⑦甲基多巴，兴奋血管运动中枢的 α 受体，从而抑制外周交感神经而降低血压；口服用法为 250mg，3~4 次 /d；根据病情酌情增减剂量，每日用量不超过 2g。

（3）镇静解痉治疗：硫酸镁是重度子痫前期预防子痫发作的常用解痉药物，也是治疗子痫和预防抽搐复发的首选药物，控制子痫再次发作效果优于地西泮、苯巴比妥及冬眠合剂等镇静药物，因此一般不推荐苯二氮䓬类药物（如地西泮）和苯巴比妥用于子痫的预防或治疗。除硫酸镁治疗效果不佳或存在硫酸镁应用禁忌证外，非重度子痫前期孕妇可酌情考虑应用硫酸镁。

1）硫酸镁用法：①子痫抽搐。负荷剂量为硫酸镁 4~6g，溶于 10% 葡萄糖注射液 20ml 静脉注射，推注时间为 15~20 分钟，也可溶于 5% 葡萄糖注射液 100ml 快速静脉滴注，以后以 1~2g/h 静脉滴注维持；或者静脉用药与肌内注射联合应用，即夜间睡眠前停用静脉给药改为肌内注射，方法为 25% 硫酸镁 20ml+2% 利多卡因 2ml 臀部深部肌内注射。24 小时硫酸镁使用总量为 25~30g，用药时限一般不超过 5 日。②预防子痫发作。负荷剂量为 2.5~5g，维持剂量与控制子痫抽搐处理相同，适用于重度子痫前期和子痫发作后。用药时间根据病情需要调整，通常每天静脉滴注 6~12 小时，总量不超过 25g/24h。③子痫复发抽搐。可追加静脉负荷剂量用药 2~4g，2~3 分钟静脉推注完毕，继而 1~2g/h 静脉滴注维持。④若为产后新发现高血压伴有头痛或视力模糊，建议启用硫酸镁，预防产后子痫前期 - 子痫。⑤控制子痫抽搐 24 小时后，需要再次评估病情，病情不稳定者须继续使用硫酸镁，预防抽搐复发。

2）用药原则：用药期间应每天评估病情变化以决定是否继续用药；引产及产时，尤其是重度子痫前期须持续使用硫酸镁；产后使用硫酸镁 24~48 小时后注意再评估病情。

3）注意事项：血清镁离子的有效治疗浓度为 1.8~3.0mmol/L，大于 3.5mmol/L 可能出现中毒症状。硫酸镁使用的必备条件为：①膝腱反射存在；②呼吸≥16 次 /min；③尿量≥17ml/h（或≥400ml/d）；④准备 10% 葡萄糖酸钙。一旦镁离子中毒立即停用硫酸镁，并缓慢（5~10 分钟）静脉推注 10% 葡萄糖酸钙 10ml。如合并肾功能障碍、心肌病或心功能受损、重症肌无力等，或体重较轻者，硫酸镁应慎用或减量使用。如条件允许，用药期间可定期监测孕妇的血清镁离子浓度。硫酸镁与钙通道阻滞剂有潜在的协同作用，可能有低血压风险，应避免与钙通道阻滞剂联合用药。

（4）扩容治疗：扩容治疗通常会增加血管外液体量，导致严重并发症如心力衰竭、肺水肿等。因此，子痫前期孕妇为避免肺水肿需要限制补液量。一般不推荐扩容治疗，除非有严重的液体丢失（如分娩失血、呕吐、腹泻）使血容量相对不足、血液明显浓缩或高凝状态者。子痫前期孕妇出现少尿但无血肌酐水平升高者，不建议常规补液，出现持续性少尿时不推荐应用多巴胺或呋塞米。

（5）促胎肺成熟治疗：预计在 1 周内分娩且妊娠 <34 周的子痫前期孕妇，均应进行糖皮质激素促胎肺成熟治疗。用法为地塞米松 5mg 或 6mg 肌内注射，每 12 小时 1 次，连续 4 次；或倍他米松 12mg 肌内注射，每日 1 次，连续 2 日。不推荐产前反复、多疗程给药。如果初次促胎肺成熟在妊娠较早期，继而保守治疗一段时间（2 周左右），但终止妊娠的孕周仍 <34 周时，可考虑再次给同样剂量的促胎肺成熟治疗。

（6）利尿剂的应用：一般不主张常规应用利尿剂，当子痫前期孕妇出现肺水肿、脑水肿、全身性水肿、急性心力衰竭、肾功能不全时，可酌情使用呋塞米等利尿剂。甘露醇适用于脑水肿孕妇，甘油果糖主要用于有肾功能损害的孕妇。使用利尿剂时要定期检查电解质情况。

（7）纠正低蛋白血症：严重的低蛋白血症伴胸腔积液、腹水或心包积液者，遵医嘱静脉补充白蛋白或血浆，同时联合应用利尿剂，用药过程中须严密监测病情变化、用药后效果及有无心脏负荷过重等不良反应。指导孕产妇多进食高蛋白饮食。出现全身性水肿表现者，注意皮肤护理，避免皮肤完整性受损。

（8）抗凝治疗：主要针对有特定子痫前期高危因素者。中国指南推荐使用阿司匹林，可从妊娠 11~13^{+6} 周开始使用，最晚不超过妊娠 20 周，每晚睡前口服低剂量阿司匹林 100~150mg，口服至 36 周或者至终止妊娠前 5~10 日停用，可预防子痫前期的发生。在抗凝治疗期间，定期监测凝血功能，注意观察牙龈有无出血，全身皮肤有无瘀点、瘀斑等出血倾向的发生。

5. **心理护理**

（1）心理筛查：对孕妇进行焦虑、抑郁筛查，筛查结果为轻中度焦虑、抑郁者，及时给予心理疏导，对重度焦虑、抑郁者，请心理治疗师协助干预。

（2）协助进行决策：对于孕周小于 35 周且病情严重须抉择治疗方案者，医护人员可综合分析讲解利弊，协助孕妇及家属选择适合自己的治疗方案，并指导其配合治疗护理工作。

（3）相关知识讲解：责任护士应主动向孕产妇及家属讲解妊娠期高血压疾病的发病原因、临床表现、高危因素及预防措施，提高孕产妇及家属的认知水平，积极配合治疗以保障母婴安全。

6. 病情观察

（1）妊娠期高血压孕产妇的观察：询问孕妇有无头晕、头痛、眼花、胸闷、上腹部不适等症状，监测胎心、胎动、阴道流血或流液等专科情况，每日监测血压及体重，定期监测血液及胎盘功能等，全面监测母儿状况。

（2）子痫前期孕产妇的观察：定时测量生命体征、听胎心或行胎儿电子监护，密切监测血压波动情况及全身有无水肿、出血点等情况发生，询问自诉症状，教会孕妇自数胎动、留取 24 小时尿蛋白的方法等并详细记录；根据病情准确记录出入量。评估并判断孕产妇的护理需求并给予相应的照护和健康宣教，尽可能地满足需求。

（3）子痫孕产妇的护理：子痫前期 - 子痫在临床上可呈跳跃式发展，子痫可以发生在重症者，也可在临床尚未发现高血压和蛋白尿时或子痫前期临床表现的基础上发生。子痫发生时间不固定，可发生在产前、产时或产后任何时期，甚至可能在产后 48~72 小时或更晚发生，使用硫酸镁时也可能发生子痫。子痫孕妇 78%~83% 会有不同的前驱症状，如持续性前额或枕部的疼痛、畏光、视物模糊、精神状态改变等。头痛可以反映脑水肿、颅内压升高和高血压脑病等。子痫发作时的紧急处理如下：

1）一般急诊处理：子痫发作时首先应呼救、上床挡，将患者头偏向一侧，在上下臼齿间放入开口器或口咽通气管，面罩吸氧，预防孕产妇发生坠地外伤、唇舌咬伤，保持呼吸道通畅，必要时吸痰，维持呼吸、循环功能稳定；记录抽搐开始时间及持续时间；密切观察意识、生命体征，留置导尿管监测尿量等。子痫发作后宜将孕产妇置单间，所有治疗、护理操作应集中进行，避免声、光等一切不良刺激。床旁应备齐急救车、吸痰装置、开口器、气管插管、电筒等急救器材。

2）控制抽搐：硫酸镁是子痫发作和预防抽搐复发的首选药物。子痫抽搐后或产后须继续应用硫酸镁 24~48 小时，并根据再评估结果决定是否继续应用。当硫酸镁治疗无效或存在硫酸镁应用禁忌证时，可考虑应用镇静药物如地西泮、冬眠合剂或苯巴比妥控制抽搐。

3）降低颅内压：可予 20% 甘露醇 250ml 快速静脉滴注以降低颅内压。

4）控制血压和预防并发症：脑血管意外是子痫并发症中导致孕产妇死亡的最常见原因。当收缩压持续≥160mmHg、舒张压≥110mmHg 时，应积极降压以预防脑血管意外等并发症。

5）适时终止妊娠：抽搐一旦控制，即可考虑终止妊娠。

（4）并发症的观察护理：子痫前期的严重并发症包括高血压脑病和脑

血管意外、重度高血压不可控制、子痫、可逆性后部白质脑病综合征、肺水肿、心力衰竭、完全性和部分性溶血肝功能异常血小板减少综合征（hemolysis；elevated liver function and low platelet count syndrome，HELLP综合征）、胎盘早剥、弥散性血管内凝血和胎死宫内，其中HELLP综合征是妊娠期高血压疾病的严重并发症。因此，应严密观察子痫前期孕产妇的意识状态、自诉症状、生命体征、尿量、辅助检查阳性结果，有无腹痛、宫缩及阴道流血等症状，尽早预防胎盘早剥、肾功能衰竭、HELLP综合征等并发症的发生。

7. 患者安全

（1）风险评估：对孕产妇进行基本状况及血栓、跌倒、压力性损伤等风险评估，对高风险者张贴风险标识并进行交接，加强相关健康知识宣教，做好日常健康照护，避免不良事件发生。

（2）用药安全：妊娠期和分娩期以及产后任何时期，一旦出现重度高血压，都需要给予抗高血压药物治疗；抗高血压药物的选择及给药途径应优先于其他药物。通常未使用过抗高血压药物者，可首选口服抗高血压药物，每10~20分钟监测血压，发现血压仍高者重复给药2~3次，如效果仍不明显应立即改为静脉给药；口服抗高血压药物过程中如发现持续性重度高血压，应使用静脉降压方法；降压达标后，应继续严密监测血压变化，必要时根据病情予持续心电监护。抗高血压药物静脉给药一般选择微量泵泵入并根据血压情况调整药物泵入速度，同时注意密切监测输液泵的正常使用情况。遵医嘱及时准确用药并观察药物效果及药物不良反应，掌握常用镇静、解痉、降压、利尿、抗凝等药物的药理作用、用药方法、剂量、配伍禁忌及用药注意事项等。常用药物的药理作用及使用方法参见前文，用药过程中应严格遵医嘱，执行"三查八对"。使用硫酸镁时应密切观察用药后的反应，预防硫酸镁中毒。

8. 人文关怀

采用音乐疗法可缓解孕产妇紧张、焦虑情绪，并可降低剖宫产后产妇的疼痛；所有护理操作集中进行，实施集束化护理，护理操作中注意孕产妇隐私保护；加强妊娠期高血压疾病知识的健康宣教以提高孕产妇自我照护的能力。

（九）分级管理及转诊机制

1. 危重孕产妇的转诊

（1）不同级别医疗机构均应进行分级管理，制订重度子痫前期和子痫孕产妇的抢救预案，同时建立急救绿色通道，组织模拟多学科联合急救演练，完善危重孕产妇的救治体系。

（2）建议重度子痫前期（包括重度妊娠期高血压）与子痫孕产妇（控制平稳后）选择在三级医疗机构治疗，可获得更好的安全保障和应急保障。

（3）接受转诊的医疗机构应具备多学科联合救治能力，须配备合理、齐全的急救设备和物品，并设有急救绿色通道、重症抢救人员。转出的医疗机构在与上级医疗机构联系的同时必须积极给予治疗,由医务人员护送,有硫酸镁和抗高血压药物的处置,在保证孕产妇转运安全的情况下转诊,且必须做好病情资料的交接。

（4）转诊医疗机构如未联系妥当或估计孕产妇短期内产程有变化或有生命体征不稳定等情况,应就地组织积极抢救,同时积极组织请会诊。

2. 产后随访　建立健全三级妇幼保健网,产后及时将保健卡转送至产妇所在社区,方便社区工作者定期开展围生期保健随访工作。如产后 6 周产妇的血压仍未恢复正常,产后 12 周应再次复查血压以排除慢性高血压,必要时建议到内科诊治。

3. 生活健康指导　妊娠期高血压疾病尤其是重度子痫前期孕产妇,远期罹患心脏病、高血压、血栓形成和肾脏疾病的风险增加,而且在子痫前期之前就存在许多发病危险因素,应及时告知孕妇上述风险,重视预警信息,加强筛查与自我健康管理,应进行包括尿液分析、血糖、血脂水平、血肌酐及心电图在内的检查。鼓励健康规律的饮食和生活习惯,如控制食盐摄入（<6g/d）、戒烟、规律的体育锻炼等。鼓励超重孕妇 BMI 控制在 18.5~25.0kg/m^2,腹围<80cm,以降低再次妊娠时的发病风险,并有利于远期健康。

知识拓展

HELLP 综合征的临床表现

HELLP 综合征是妊娠期高血压疾病的严重并发症,临床表现主要以转氨酶水平升高、溶血和血小板计数减少为特点。典型症状为全身不适、右上腹疼痛、脉压增大、体重骤增,少数孕妇可出现恶心、呕吐等消化系统症状。高血压及蛋白尿的表现可不典型。多数发生在产前,产后也可发生。主要依靠乳酸脱氢酶（LDH）及转氨酶水平升高、血小板计数减少等实验室检查结果确诊。

二、妊娠期肝内胆汁淤积的评估与干预

妊娠期肝内胆汁淤积（intrahepatic cholestasis of pregnancy, ICP）是妊娠期特有的并发症之一,以皮肤瘙痒、黄疸和肝功能异常为主要特点,产后可迅速消失或恢复正常。ICP 主要危害胎儿,可使围产儿早产率、发病率及死亡率增高。

（一）病因

妊娠期肝内胆汁淤积的发病原因尚不清楚,但大量证据提示本病的发病

可能与女性雌激素升高、遗传以及环境因素有关。

1. 雌激素影响　雌激素水平过高可能是诱发 ICP 的重要因素, ICP 多发生在妊娠晚期、多胎妊娠、卵巢过度刺激及既往口服避孕药者, 以上均为高雌激素水平状态。

2. 遗传因素　世界各地 ICP 发病率不同, 具有明显的地域和种族差异, 智利、瑞典和中国的长江流域等地发病率更高, 同时母亲或姐妹中有 ICP 病史的孕妇更容易发生 ICP。

3. 环境因素　ICP 的发病率与季节有关, 冬季高于夏季。

（二）对母儿的影响

1. 对孕妇的影响　当 ICP 孕妇伴发明显的脂肪痢时, 脂溶性维生素 K 的吸收减少, 影响凝血功能, 易发生产后出血。

2. 对围产儿的影响　胆汁酸的毒性作用可使围产儿发病率和死亡率升高, 易发生宫内胎儿窘迫、早产、羊水胎粪污染、新生儿窒息等。严重时引起胎儿突然死亡及新生儿颅内出血等。

（三）临床表现

1. 症状

（1）皮肤瘙痒: 是 ICP 的首发症状, 常发生于妊娠 28~30 周, 亦有极少数患者在妊娠 12 周左右即出现瘙痒症状。瘙痒常呈持续性, 昼轻夜重, 一般先从手掌和脚掌开始, 然后逐渐向肢体近端延伸甚至可发展到面部。瘙痒程度不一, 个别患者因重度瘙痒可引起失眠、疲劳、恶心、呕吐、食欲减退及脂肪痢。瘙痒症状常出现在实验室检查结果异常前平均约 3 周, 亦可达数月。大多数患者在分娩后 28~48 小时缓解, 少数在 1 周或 1 周以上缓解。

（2）黄疸: 研究显示 10%~15% 的患者出现轻度黄疸, 通常在瘙痒发生后 10 日内出现, 一般不会随着孕周的增加而加重。黄疸发生时, 患者尿色变深, 粪色变浅。ICP 孕妇是否发生黄疸与胎儿预后关系密切, 伴随黄疸者发生羊水胎粪污染、新生儿窒息及死亡的风险均显著增加。

（3）皮肤抓痕: 孕妇四肢皮肤出现因瘙痒抓挠导致的条状抓痕。

2. 体征　患者四肢皮肤可见抓痕, 部分患者在瘙痒发生后的数日至数周内（平均为 2 周）出现轻度黄疸, 有时仅巩膜有轻度黄染。黄疸一般在分娩后数日内消退, 同时伴尿色加深等高胆红素血症表现。

（四）诊断要点

ICP 的诊断要点包括:

1. 出现其他原因无法解释的皮肤瘙痒。

2. 空腹血总胆汁酸 $\geqslant 10\mu mol/L$。

3. 胆汁酸水平正常, 但有其他原因无法解释的肝功能异常, 主要是血清丙氨酸转氨酶（alanine transaminase, ALT）和天冬氨酸转氨酶（aspartate

transaminase，AST）轻、中度升高。

4. 皮肤瘙痒和肝功能异常在产后恢复正常。

知识拓展

妊娠期肝内胆汁淤积的鉴别诊断

ICP 的诊断为排他性诊断，应将 ICP 患者因皮肤瘙痒导致的抓痕与湿疹、妊娠特异性皮疹、瘙痒性毛囊炎等相鉴别。同时筛查引起肝功能异常的原因，包括检测病毒性肝炎（甲、乙、丙、戊型肝炎）、自身免疫性肝炎（如慢性活动性肝炎、原发性胆汁性肝硬化等）、病毒感染（如 EB 病毒、巨细胞病毒等感染）、肝胆系统基础疾病（胆囊结石等），并且排除药物引起的肝损害、子痫前期（HELLP 综合征）和妊娠期急性脂肪肝等在妊娠期可能引起肝功能异常的疾病。

（五）辅助检查

1. **血清胆汁酸测定**　血清总胆汁酸（total bile acid，TBA）升高是诊断 ICP 最主要的实验室依据。在瘙痒症状出现或转氨酶升高前几周，血清胆汁酸就已升高，其水平越高（$\geq 40\mu mol/L$ 为重度），出现瘙痒时间越早，胎儿的不良围生结局发生率越高，因此测定孕妇血清总胆汁酸是早期诊断 ICP 最敏感的方法。

2. **肝功能测定**　大多数 ICP 患者的 AST、ALT 轻至中度升高，可达正常水平的 2~10 倍，一般不超过 1 000U/L，ALT 较 AST 更敏感。部分患者血清胆红素轻至中度升高。

3. **病理检查**　在诊断不明确而病情严重时可行肝组织活检，可见毛细血管胆汁淤积及胆栓形成。

（六）处理原则

ICP 的处理原则为缓解瘙痒症状，降低血胆汁酸水平，改善肝功能，延长孕周，加强胎儿宫内状况监护以改善妊娠结局。由于目前尚无特殊治疗方法，临床以对症支持治疗和保肝治疗为主。

（七）护理评估

1. **健康史**　孕妇在妊娠中、晚期出现皮肤瘙痒和黄疸是 ICP 最主要的表现。护士在询问病史时应着重了解患者皮肤瘙痒及黄疸的开始时间、持续时间、发生部位以及伴随症状，如恶心、呕吐、失眠等。另外，还应仔细了解家族史，尤其是患者的母亲或姐妹是否有 ICP 病史；以及患者的用药史，如是否使用过含雌、孕激素的药物。

2. **身体状况**

（1）症状：评估孕妇有无皮肤瘙痒、黄疸以及皮肤抓痕等症状，以及症状的出现时间和严重程度等。

（2）体征：护士应注意评估患者皮肤是否受损。若患者出现重度瘙痒，应评估患者的全身状况。对于出现黄疸的患者，还应评估患者黄疸的程度，以及有无急、慢性肝病的体征。

3. **辅助检查**　进行血清胆汁酸测定监测孕妇总胆汁酸水平，进行肝功能测定监测孕妇的 AST、ALT 水平，必要时进行病理检查帮助明确诊断。

4. **心理 - 社会状况**　入院时积极评估孕妇的心理状态，若有异常及时向医生汇报，请相关专业人员进一步评估和干预。评估孕妇的家庭结构，了解谁是孕妇的主要照顾者，已经有几个孩子等，以协助制订照护计划。评估孕妇的家庭功能，如情感功能和健康照顾功能，了解家庭成员对孕妇的情感支持状况。此外，还应进行家庭资源的评估，了解家庭在照顾者、经济支持、物资准备等方面是否充足。护士应评估患者及家属对该病的认识，了解他们的情绪波动及心理状况，并及时作出相应处理。

（八）护理措施

1. **基础护理**

（1）一般护理：护士应嘱孕妇适当卧床休息，取左侧卧位以增加胎盘血流量。

（2）皮肤护理：护士应注意早期预防和识别孕妇因瘙痒造成的皮肤受损。对重度瘙痒患者，可采取预防性的皮肤保护，如建议患者不要留长且尖的指甲，戴柔软的棉质手套等；症状严重者可遵医嘱指导孕妇使用炉甘石液、薄荷类、抗组胺药物等缓解瘙痒。

2. **健康宣教**　护士应向患者及家属讲解有关 ICP 的知识，尤其是其对胎儿的危害，强调可能随时发生不可预测的突然的胎死宫内，新生儿可能发生早产、胎粪吸入、胆汁酸性肺炎、颅内出血等风险，以引起患者及家属足够的重视，从而积极配合治疗。

3. **专科护理**

（1）产科监护：由于 ICP 主要危害胎儿，因此护士应加强胎儿的监护管理，指导孕妇自妊娠 28 周开始每日自数胎动 3 次，正常单胎胎动不少于 3 次 /h，胎动次数小于 6 次 /2h 或较平时相同时段胎动次数减少 50% 者，提示有胎儿缺氧的可能；根据医嘱严密监测胎心，常规每日监测 6 次。此外，通过行胎儿电子监护，配合脐动脉血流分析和产科超声等来监测胎儿宫内情况，及时发现问题并报告医生。

（2）做好终止妊娠的准备：适时终止妊娠是降低围产儿发病率的重要措

施。因此,当ICP孕妇出现黄疸且胎龄已达36周,或无黄疸但妊娠已足月或胎肺成熟,有胎儿宫内窘迫征象时,应及时做剖宫产术前准备,适时终止妊娠。

4. 治疗用药及措施

（1）吸氧:遵医嘱吸氧,以提高胎儿对缺氧的耐受性。

（2）用药护理:常用口服药有熊去氧胆酸、S-腺苷蛋氨酸,分别为治疗ICP的一线和二线药物,护士应严格遵医嘱指导孕妇定时服药,切勿漏服、少服。常用静脉用药包括S-腺苷蛋氨酸、高渗葡萄糖、维生素及肌苷等,既保肝又可提高胎儿对缺氧的耐受性。护士应注意配制药液时严格遵循无菌原则,输注时严格执行查对制度以及药物的配伍禁忌等。常用肌内注射药物有地塞米松、维生素 K_1。地塞米松可促进胎儿肺成熟,降低呼吸窘迫的发生率,主要用于妊娠 $28\sim36^{+6}$ 周的孕妇,常用剂量为6mg肌内注射,12小时重复1次,4次为一个疗程。注射时采取深部肌内注射,减少局部刺激,且注射部位应该交替轮换,评估是否出现红肿、硬结,评估孕妇有无恶心、呕吐等不良反应。对于合并妊娠糖尿病的孕妇更应密切监测血糖水平,同时使用维生素 K_1 积极预防产后出血。

5. 心理护理

（1）心理筛查:对孕妇进行焦虑、抑郁筛查,筛查结果为中重度焦虑、抑郁者及时给予心理疏导,必要时请心理治疗师协助干预,鼓励其采取积极的应对方式,以利于母婴的健康发展。

（2）协助进行决策:对于难以选定治疗方案者,护士可为其讲解各种治疗方案的指征,综合分析利弊,协助孕妇及家属选择适合自己的治疗方案,并指导其配合治疗护理工作。

（3）相关知识讲解:护士应向孕妇及家属讲解疾病相关知识,耐心解答其提出的问题,使其感受到温暖和亲切。同时,让家属尽量多陪伴在旁,为孕妇提供社会支持。

6. 病情观察

护士应密切观察孕妇有无黄疸、皮肤瘙痒及损伤,详细询问孕妇有无上腹部不适、食欲缺乏、恶心、呕吐等表现,每日动态评估其临床症状的严重程度及进展,及时向医生汇报。

7. 患者安全

对孕产妇进行血栓、跌倒、压力性损伤等风险评估,对评估结果为高风险者张贴相应风险标识,同时积极给予相关健康知识宣教,避免意外伤害。

8. 人文关怀

采用艺术/音乐治疗舒缓孕妇焦虑、紧张的情绪,护理操作过程中注意隐私保护,加强语言沟通交流,鼓励孕妇表达自身感受,以同理心对待孕妇。

三、早产的评估与干预

早产（preterm birth）是指妊娠满28周至不足37周间分娩者。此时娩出的新生儿称早产儿（preterm infant），体重 1 000~2 499g。早产儿各器官发育尚不够健全，出生孕周越小，体重越轻，其预后越差。国内早产占分娩总数的 5%~15%，约 15% 的早产儿死于新生儿期，出生 1 岁以内死亡的婴儿约 2/3 为早产儿。

（一）早产的分类及原因

早产按原因可分为 2 类：自发性早产（spontaneous preterm labor）和治疗性早产（preterm birth for maternal and fetal indications）。

1. **自发性早产**　最常见的类型，约占 45%。发生的机制主要为：①孕酮撤退；②缩宫素作用；③蜕膜活化。

自发性早产的高危因素包括：早产史、妊娠间隔短于 18 个月或大于 5 年、妊娠早期有先兆流产（阴道流血）、宫内感染（主要为解脲支原体和人型支原体）、细菌性阴道病、牙周病、不良生活习惯（吸烟≥10 支 /d，酗酒）、贫困和低教育人群、孕期高强度劳动、子宫过度膨胀（如羊水过多、多胎妊娠）及胎盘因素（前置胎盘、胎盘早剥、胎盘功能减退等），近年发现某些免疫调节基因异常可能与自发性早产有关。

2. **治疗性早产**　由于母体或胎儿的健康原因不允许继续妊娠，在未满 37 周时采取引产或剖宫产终止妊娠，即为治疗性早产。终止妊娠的常见指征有：子痫前期、胎儿窘迫、胎儿生长受限、羊水过少或过多、胎盘早剥、妊娠合并症（如慢性高血压、糖尿病、心脏病、肝病、急性阑尾炎、肾脏疾病等）、前置胎盘出血、其他不明原因产前出血、血型不合溶血以及胎儿先天缺陷等。

（二）早产的高危人群

1. **有晚期流产和 / 或早产史者**　有早产史孕妇的早产再发风险是普通孕妇早产发生风险的 2 倍，前次早产孕周越小，再次早产风险越高。如果早产后有过足月分娩，再次单胎妊娠者则不属于高危人群。对于前次双胎妊娠，在 30 周前早产者，即使此次为单胎妊娠，也有较高的早产风险。

2. 孕中期阴道超声检查发现子宫颈长度 <25mm 的孕妇。

3. **有子宫颈手术史者**　如宫颈锥切术、环形电极切除术（LEEP）治疗后发生早产的风险增加，子宫发育异常者早产风险也会增加。

4. **孕妇年龄过小或过大**　孕妇≤17 岁或 >35 岁早产风险较高。

5. **妊娠间隔过短的孕妇**　两次妊娠间隔在 18~23 个月者，早产风险相对较低。

6. **过度消瘦的孕妇**　BMI<19kg/m^2，或孕前体重 <50kg，营养状况差，易发生早产。

7. **多胎妊娠者**　双胎的早产率近 50%，三胎的早产率高达 90%。

8. **辅助生殖技术助孕者**　采用辅助生殖技术妊娠者其早产发生风险较高。

9. 胎儿及羊水量异常者　胎儿结构畸形和/或染色体异常、羊水过多或过少者,早产风险增加。

10. 有妊娠并发症或合并症者　如并发重度子痫前期、子痫、产前出血、妊娠期肝内胆汁淤积、妊娠糖尿病、甲状腺疾患、严重心肺疾患、急性传染病等,早产风险增加。

11. 不良嗜好者　有烟酒嗜好或吸毒的孕妇,早产风险增加。

（三）早产的预测

早产的预测有着重要意义。对有自发性早产高危因素的孕妇在 24 周后定期预测,有助于评估早产的风险,及时处理;对 20 周以后宫缩异常频繁的孕妇,通过预测可以判断是否需要使用宫缩抑制剂,避免过度用药。预测早产的方法有:

1. 阴道超声检查　宫颈长度 <25mm,或宫颈内口漏斗形成伴有宫颈缩短,提示早产风险增大。

2. 阴道后穹隆分泌物胎儿纤维连接蛋白（fetal fibronectin, fFN）检测　一般以 fFN>50mg/ml 为阳性,提示早产风险增加;若 fFN 阴性,则 1 周内不分娩的阴性预测值达 97%,2 周内不分娩的阴性预测值达 95%。可以看出,fFN 的意义在于其阴性预测价值。

（四）临床表现及诊断

早产的主要临床表现是子宫收缩。最初为不规则宫缩,常伴有少许阴道流血或血性分泌物,可发展为规则宫缩,其过程与足月临产相似。宫颈管先逐渐消退,然后扩张。临床上,早产可分为先兆早产和早产临产两个阶段。

1. 先兆早产（threatened preterm labor）　指有规则或不规则宫缩,伴有宫颈管的进行性缩短。

2. 早产临产（preterm labor）需符合下列条件　①出现规则宫缩（20 分钟≥4 次,或 60 分钟≥8 次）,伴有宫颈的进行性改变;②宫颈口扩张 1cm 以上;③宫颈管消退≥80%。

诊断早产一般并不困难,但应与妊娠晚期出现的生理性子宫收缩区别。生理性子宫收缩一般不规则、无痛感,且不伴有宫颈管缩短和宫颈口扩张等改变。

（五）护理评估

1. 病史　仔细评估可能导致早产的高危因素,如孕妇既往有流产史、早产史或本次妊娠期有阴道流血史,则发生早产的可能性较大,应详细询问孕妇既往出现的症状以及接受治疗的情况。

2. 身心状况　当早产已不可避免时,由于早产结局的不可预知性,恐惧、焦虑、猜疑是早产孕妇常见的情绪反应。

3. 辅助检查　通过全身检查及产科检查,核实孕周,评估胎儿体重、胎方位等。观察产程进展,确定早产的进程。

(六)护理措施

积极预防早产是降低围产儿死亡率的重要措施之一。若胎膜完整,在孕妇及胎儿情况允许时尽量保胎至 34 周。

1. 基础护理

(1)生活护理:提供安静、舒适环境,保证休息及充足睡眠;鼓励并协助孕妇坚持自我照顾的行为,协助如厕、穿衣、进食等日常生活。

(2)卫生指导:有阴道流血、流液者,及时更换会阴垫,指导孕妇如厕后及时清洁会阴部,保持会阴局部清洁、干燥。

(3)减少刺激:卧床休息,宜取左侧卧位;禁止性生活,阴道检查及腹部检查动作轻柔。

2. 健康宣教 孕妇良好的身心状态能减少早产的发生,突然的精神创伤可诱发早产。因此,应做好孕期保健工作,使孕妇保持愉快的心情。定期产前检查,指导孕期卫生,积极治疗泌尿、生殖系统感染,孕晚期节制性生活,以免胎膜早破。对早产高危孕妇,应定期行风险评估,及时处理。

3. 专科护理

(1)加强对高危妊娠的管理:积极预防和治疗妊娠合并症及并发症的发生,减少治疗性早产发生率,提高治疗性早产的新生儿生存率。

(2)宫颈功能不全的干预:已明确宫颈功能不全者,应于妊娠 14~18 周行宫颈环扎术。对怀疑宫颈功能不全,尤其是孕中、晚期宫颈缩短者,可选用:①黄体酮阴道制剂,每晚 100~200mg 置入阴道内,从妊娠 20 周用至 34 周,可明显减少妊娠 34 周前的早产率。②宫颈环扎术,曾有 2 次或 2 次以上妊娠晚期流产或早产史者,可在孕 14~18 周行预防性宫颈环扎术;如妊娠中期以后超声检查提示宫颈短于 25mm 者,也可行紧急宫颈环扎术。如宫颈功能不全在孕中期以后宫口已扩张,甚至宫颈外口已见羊膜囊脱出,可采用紧急宫颈环扎术作为补救,仍有部分患者可延长孕周。③子宫托,近年有报道,用子宫托可代替宫颈环扎术处理妊娠中期以后宫颈缩短的宫颈功能不全患者。

4. 治疗用药及措施

(1)促胎肺成熟治疗:妊娠 <34 周,1 周内有可能分娩的孕妇,应使用糖皮质激素促胎儿肺成熟。方法:地塞米松注射液 6mg 肌内注射,1 次 /12h,共 4 次。

(2)抑制宫缩治疗:先兆早产患者,通过适当控制宫缩,能明显延长孕周;早产临产患者,宫缩抑制剂虽不能阻止早产分娩,但可能延长妊娠 3~7 日,为促胎肺成熟治疗赢得时机。常用的宫缩抑制剂主要有以下几种:

1)β 肾上腺素受体激动药:子宫平滑肌细胞膜上的 β 受体激动剂,可激活细胞内腺苷酸环化酶,促使三磷腺苷合成环磷腺苷(cAMP),降低细胞内钙离子浓度、阻止子宫肌收缩蛋白活性,抑制子宫平滑肌收缩。此类药物抑制宫缩的效果肯定,但其副作用较明显,主要有孕妇及胎儿心率增快、心肌耗氧量增加、血糖升高、水钠潴留、血钾降低等,严重时可出现肺水肿、心力衰竭,危及母亲生命。故对合并心脏病、高血压、未控制的糖尿病和并发重度子痫前期、明显产前出血等的孕妇慎用或禁用。用药期间须密切监测生命体征和血糖情况。常用药物有利托君(ritodrine),用药期间须密切观察孕妇主诉及心率、血压、宫缩变化,并限制静脉输液量(不超过 2 000ml/d),以防肺水肿。如患者心率 >120 次 /min,应减慢滴速;如心率 >140 次 /min,应停药;如出现胸痛,应立即停药并行心电监护。长期用药者应监测血钾、血糖、肝功能和超声心动图。

2)硫酸镁:高浓度的镁离子直接作用于子宫平滑肌细胞。拮抗钙离子对子宫收缩活性,有较好抑制子宫收缩的作用。用药过程中必须监测血清镁离子浓度,密切注意患者呼吸、膝腱反射及尿量。如呼吸 <16 次 /min、尿量 <17ml/h 或 <400ml/24h、膝腱反射消失,应立即停药,并给予钙剂拮抗。因抑制宫缩所需的血清镁浓度与中毒浓度接近,肾功能不全、肌无力、心肌病患者禁用。

3)阿托西班:是一种缩宫素的类似物,通过竞争子宫平滑肌细胞膜上的缩宫素受体,抑制由缩宫素所诱发的子宫收缩,其抗早产的效果与利托君相似,但其副作用较少。

4)钙通道阻滞剂:是一类可选择性减少慢通道钙离子内流、干扰细胞内钙离子浓度、抑制子宫收缩的药物。常用药物为硝苯地平,其抗早产的作用比利托君更安全、更有效。用法:10mg 口服,服药间隔时间为 6~8 小时。服用期间应密切注意孕妇心率及血压变化。已用硫酸镁者慎用,以防血压急剧下降。

5. **心理护理** 对孕妇进行焦虑、抑郁筛查,筛查结果为中重度焦虑、抑郁者及时给予心理疏导,必要时请心理治疗师协助干预,鼓励其采取积极的应对方式,以利于母婴的健康发展。

6. **病情观察**

(1)控制感染:感染是早产的重要原因之一,应对未足月胎膜早破、先兆早产和早产临产孕妇行阴道分泌物细菌学检查,尤其是 B 族链球菌的培养。有条件时,可做羊水感染指标相关检查。阳性者应根据药敏试验选用对胎儿安全的抗生素,对未足月胎膜早破者,必须预防性使用抗生素。

(2)终止早产的指征:下列情况须进行终止早产治疗。①宫缩进行性增强,经过治疗无法控制者;②有宫内感染者;③衡量利弊,继续妊娠对孕妇及胎儿的危害大于胎肺成熟对胎儿的好处;④孕周已达 34 周,如无孕妇及胎儿并发症,应停用抗早产药,顺其自然,不必干预,只须密切监测胎儿情况即可。

7. **患者安全**

（1）风险评估：对孕产妇进行血栓、跌倒、压力性损伤等风险评估，对评估结果为高风险者张贴相应风险标识，同时积极给予相关健康知识宣教，避免意外伤害。

（2）为分娩期做准备：大部分早产儿可经阴道分娩，慎用吗啡、哌替啶等抑制新生儿呼吸中枢的药物；产程中应给孕妇吸氧，密切观察胎心变化，可持续胎心监护；第二产程可行会阴后 - 侧切开，预防早产儿颅内出血等；对于早产胎位异常者，在权衡新生儿存活利弊基础上，可考虑剖宫产，同时做好早产儿保暖和复苏的准备。

8. **人文关怀**　安排时间与孕妇及其家人进行开放式的讨论，让孕妇减少或避免自责，但同时也要注意，在行心理护理的时候避免过于乐观的保证。早产孕妇多数没有精神和物质方面的准备，因为对产程的孤独感、无助感而变得尤为敏感。因此，家人和护士在身旁提供支持显得很重要，能帮助产妇重建自尊，以良好的心态承担早产儿母亲的角色。

四、羊水过多的评估与干预

（一）定义

妊娠期间羊水量≥2 000ml，称为羊水过多。羊水量在几日内急剧增多，称为急性羊水过多；羊水量在较长时间内缓慢增多，称为慢性羊水过多。

（二）病因

羊水在母体和胎儿之间不断进行交换，维持着动态平衡，每小时交换量约为400ml，胎儿通过吞咽、呼吸、排尿以及角化前皮肤、脐带等进行交换，如交换失去平衡，可发生羊水过多。

1. **胎儿方面**　包括胎儿结构异常、胎儿肿瘤、神经肌肉发育不良、代谢性疾病、染色体或基因异常等。胎儿畸形如无脑儿因缺乏抗利尿激素而尿量增多；脊柱裂、脑脊膜膨出、无脑儿等脑脊髓膜暴露在体表，脉络膜组织增殖，导致大量分泌液渗出，羊水的生成增加。胎儿有消化道畸形，食管闭锁或幽门梗阻时影响胎儿吞咽羊水，使羊水积聚。多胎妊娠并发羊水过多的发生率是单胎妊娠的10倍。

2. **孕妇的各种疾病**　孕妇患糖尿病、贫血、妊娠期高血压疾病等常伴有羊水过多。母儿血型不合的孕妇绒毛膜水肿影响液体交换导致羊水过多。

3. **胎盘脐带病变**　胎盘绒毛血管瘤，15%~30% 合并羊水过多。巨大胎盘，脐带帆状附着也可以引起羊水过多。

4. **原因不明**　特发性羊水过多约占30%。

（三）诊断

1. **临床表现**

（1）急性羊水过多：比较少见，多发生在妊娠 20~24 周。子宫短期内明显增大,腹部增长快,产生一系列压迫症状,腹胀,腹壁皮肤变薄,皮下静脉清晰可见。胎位不清,胎心遥远。孕妇膈肌上抬,心肺受压,致胸闷、憋气、呼吸困难、发绀,行动不便,不能平卧,仅能端坐。下腔静脉回流受阻致下肢及外阴水肿或静脉曲张。

（2）慢性羊水过多:比较多见,占98%,数周内羊水缓慢增多,多发生在妊娠晚期,多数孕妇能适应,症状较缓和,见腹部膨隆。产检时,测量宫高、腹围大于相应孕周,触诊腹壁张力高,有液体震颤感,胎心遥远,胎位不清,胎儿部分有浮沉感。

2. 辅助检查

（1）母体糖耐量试验:妊娠糖尿病,孕妇血糖高致胎儿血糖增高,产生高渗性利尿,使胎盘胎膜渗出增加,导致羊水增多。

（2）超声检查:是最重要的辅助检查方法,可了解胎儿有无异常情况,如脊柱裂、无脑儿、双胎及胎儿水肿等。

（3）羊水最大暗区垂直深度（amniotic fluid volume, AFV）测定:AFV≥8cm可诊断羊水过多,其中AFV 8~11cm为轻度羊水过多,12~15cm为中度羊水过多,>15cm为重度羊水过多。

（4）羊水指数（amniotic fluid index, AFI）测定:AFI≥25cm提示羊水过多。其中AFI 25~35cm为轻度羊水过多,36~45cm为中度羊水过多,>45cm为重度羊水过多。

（5）胎儿疾病检查:部分染色体异常胎儿可伴羊水过多,对于羊水过多的孕妇,除了超声排除结构异常外,可采用羊水或脐血中胎儿细胞进行细胞或分子遗传学的检查,了解胎儿染色体数目、结构有无异常,以及可能检测的染色体的微小缺失或重复,也可以超声测量胎儿大脑中动脉收缩期峰值流速来预测有无合并胎儿贫血。对于羊水过多孕妇进行羊水穿刺一定要告知胎膜破裂的风险,由于羊水过多,羊膜腔张力过高,穿刺可能导致胎膜破裂而引起难免流产。

（6）其他检查:Rh血型不合者检查母体血型抗体的滴度。

（四）对母儿的影响

1. 对母体的影响　羊水过多时子宫张力增高,影响孕妇休息而使血压升高,过高的宫腔及腹腔压力,可引起孕妇心力衰竭;子宫张力过高,容易发生胎膜早破、早产、胎盘早剥;子宫肌纤维伸展过度可致产后子宫收缩乏力,产后出血发生率明显升高。

2. 对胎儿的影响　胎位异常、胎儿窘迫、早产增多。羊水过多的程度越重,围产儿死亡率越高,妊娠中期重度羊水过多的围产儿死亡率超过50%。

（五）处理

如何处理取决于胎儿有无合并结构异常及遗传性疾病、孕周大小及孕妇自觉症状的严重程度。

1. 羊水过多合并胎儿结构异常　如为严重胎儿结构异常,应及时终止妊娠;对非严重胎儿结构异常,应评估胎儿情况及预后,以及当前新生儿救治技术,并与孕妇及家属充分沟通后决定处理方法。

2. 羊水过多合并正常胎儿　应寻找病因,治疗原发病。前列腺素合成酶抑制剂(如吲哚美辛)有抗利尿作用,可抑制胎儿排尿,使羊水量减少。由于吲哚美辛可使胎儿动脉导管闭合,不宜长时间使用。自觉症状轻者,注意休息,取左侧卧位以改善子宫胎盘循环,需要时给予镇静剂。每周复查超声了解羊水指数及胎儿生长情况。自觉症状严重者,可经腹行羊膜腔穿刺放出适量羊水,缓解压迫症状,必要时利用放出的羊水了解胎肺成熟度。放羊水时密切观察孕妇血压、心率、呼吸的变化,监测胎心,酌情给予镇静剂和抑制子宫收缩的药物,预防早产。有必要时,3~4周后可再次放羊水,以降低宫腔内压力。妊娠≥34周者,胎肺已成熟,可终止妊娠;如胎肺未成熟,可予地塞米松促胎肺成熟治疗后再考虑终止妊娠。

3. 分娩时的处理　应警惕脐带脱垂和胎盘早剥的发生。若破膜后子宫收缩乏力,可静脉滴注缩宫素加强宫缩,密切观察产程。胎儿娩出后及时应用宫缩剂,预防产后出血发生。

(六)一般护理要点

1. 基础护理　为孕妇提供安静、舒适环境,嘱孕妇多卧床休息,以左侧卧位为主。指导孕妇低盐饮食,多食蔬菜、水果,保持大便通畅,防止用力排便导致胎膜破裂。

2. 健康宣教　告诉孕妇及家属羊水过多的相关知识及治疗护理措施,让家属及孕妇有充分的心理准备。使其能积极参与配合治疗和护理。

3. 专科护理　监测胎儿在宫内的情况,包括胎心率、胎儿电子监护、胎儿脐血流监测,必要时行胎儿生物物理评分,并教会孕妇正确计数胎动。有压迫症状者可采取半卧位以改善呼吸情况。

4. 治疗用药及措施

(1)吸氧:孕妇遵医嘱吸氧,提高胎儿血供。

(2)抑制宫缩:遵医嘱使用宫缩抑制剂,如钙通道阻滞剂、硫酸镁、盐酸利托君、阿托西班等;保持心态平静,必要时遵医嘱使用镇静剂。

(3)促进胎儿肺成熟:估计近几日须终止妊娠但孕周未足月者,遵医嘱给予肌内注射地塞米松,促进胎儿肺成熟。

5. 心理护理　对孕妇进行抑郁、焦虑筛查,如筛查结果为中重度抑郁、焦虑,给予心理疏导,必要时请心理治疗师协助治疗;护士应向家属及孕妇讲解羊水过多的相关知识,耐心解答其提出的问题,使其感受到亲切和温暖。

6. 病情观察　密切观察孕妇有无宫缩,有无阴道流血、流液,了解胎心、胎动的情况,监测孕妇生命体征;重视孕妇主诉,询问孕妇有无胸闷、气促等症状,加强巡视,发现异常及时通知医生进行处理。

7. 患者安全 对孕妇进行血栓、跌倒、疼痛、压力性损伤等风险评估,对评估结果为高风险的孕妇张贴相应风险标识,并积极给予健康知识宣教,避免意外伤害。

8. 人文关怀 采用音乐治疗舒缓孕妇紧张、焦虑的情绪,日常护理操作过程中注意保护孕妇隐私,加强语言沟通交流,鼓励孕妇表达自身感受,以同理心对待孕妇。

(七)羊膜腔穿刺放羊水的护理

如胎儿无畸形、压迫症状明显,且未足月者,可在 B 型超声监测下行羊膜腔穿刺放羊水,以改善压迫症状。具体护理要点包括:

(1)向孕妇及家属介绍穿刺目的、过程,以取得配合。

(2)严格无菌技术操作,应用抗生素。

(3)严密监测生命体征。

(4)在超声指导下进行,放羊水量为 500ml/h,总量不超过 1 500ml。

(5)放羊水时应从腹部固定胎儿为纵产式,严密观察宫缩及有无阴道流血,重视孕妇的自觉症状。

(6)放羊水后,腹部放置沙袋或加腹带包扎,酌情应用镇静剂和抑制子宫收缩药物预防早产。必要时 3~4 周后可再次放羊水,以降低宫腔内压力。

五、羊水过少的评估与干预

(一)定义

妊娠晚期羊水量少于 300ml 称为羊水过少,发生率为 0.4%~4%。羊水过少严重影响围产儿预后,当羊水量少于 50ml 时,围产儿病死率高达 88%。

(二)病因

1. 胎儿畸形 以胎儿泌尿系统畸形为主,如 Prune-Belly 综合征、Meckel-Gruber 综合征、胎儿肾缺如、肾小管发育不全、膀胱外翻、输尿管或尿道梗阻等引起少尿或无尿,导致羊水过少。

2. 胎盘功能异常 过期妊娠、胎盘退行性变可导致胎盘功能减退。胎儿生长受限、胎儿慢性缺氧引起胎儿血液重新分配,肾血流量降低,胎儿尿生成减少,导致羊水过少。

3. 羊膜病变 一些原因不明的羊水过少与羊膜通透性改变,与炎症、宫内感染有关,羊水外漏速度超过羊水生成速度,胎膜破裂等均可导致羊水过少。

4. 母体因素 妊娠期高血压疾病可致胎盘血流减少。孕妇脱水、血容量不足时,孕妇血浆渗透压增高,使胎儿血浆渗透压相应增高,尿液形成减少。一些免疫性疾病如干燥综合征、系统性红斑狼疮、抗磷脂综合征等,也可导致羊水过少。

（三）临床表现及诊断

1. **临床表现** 临床症状多不典型。多伴有胎儿生长受限，孕妇自我感觉腹部较其他孕妇小，胎动时孕妇常感腹痛，宫高和腹围较同期孕周小，有子宫紧裹胎儿感，宫内胎体呈"实感"，羊水震荡感不明显，子宫敏感，轻微刺激易诱发宫缩。临产后常伴有宫缩不协调，宫口扩张缓慢，产程延长。行阴道检查时，发现前羊膜囊不明显，胎膜紧贴胎儿先露部，听胎心有异常。行人工破膜时羊水流出量少，<300ml，甚至只有几毫升黏稠、黄绿色液体。

2. **诊断**

（1）超声检查：是最主要的辅助检查方法。妊娠晚期羊水最大暗区垂直深度（AFV）≤2cm为羊水过少，≤1cm为严重羊水过少。羊水指数（AFI）≤5cm诊断为羊水过少。

（2）电子胎心监护：羊水过少胎儿的胎盘储备功能减低，无应激试验（NST）可呈无反应型。

（3）胎儿染色体检查：羊水或脐带穿刺对胎儿细胞进行细胞或分子遗传学的检查。羊水过少时，穿刺取样较困难，应告知风险和失败的可能。

（四）对母儿的影响

1. **对胎儿的影响** 羊水过少时，围产儿死亡率明显增高，其死亡原因主要是胎儿缺氧和胎儿结构异常。羊水过少若发生在妊娠早期，胎膜与胎体粘连引起胎儿结构异常，甚至肢体短缺；若发生在妊娠中、晚期，子宫外压力直接作用于胎儿，引起胎儿肌肉骨骼畸形，如曲背、斜颈、手足畸形等；先天性无肾所导致的羊水过少可引起Potter综合征（肺发育不全、扁平鼻、耳大位置低、铲形手及弓形腿、长内眦赘皮襞等），预后极差，多数胎儿娩出后即死亡。

2. **对母体的影响** 剖宫产率和引产率均增加。

（五）处理

根据胎儿有无畸形和孕周大小选择治疗方案。

1. **羊水过少合并胎儿严重致死性结构异常** 确诊胎儿为严重致死性结构异常的应尽早终止妊娠。

2. **羊水过少合并正常胎儿** 寻找并去除病因。动态监测胎儿宫内情况，包括胎动计数、胎儿电子监护、超声动态监测羊水量及脐动脉收缩期峰值流速与舒张末期流速的比值（S/D）、胎儿生物物理评分。

（1）严密观察：对妊娠未足月，胎肺不成熟者，可针对病因对症治疗，尽量延长孕周。可给予扩充羊水，方法如下：

1）饮水疗法：2小时内饮水2 000ml。

2）羊膜腔输液：常规消毒皮肤，无菌操作，在B超引导下，避开胎盘进行羊膜腔穿刺，注入生理盐水100~700ml，温度37℃，速度15~20ml/min，如总量

>800ml变异减速仍不消失为治疗失败。同时,应选用宫缩抑制剂预防流产或早产。

(2)终止妊娠:对妊娠已足月、胎儿可宫外存活者,应及时终止妊娠。合并胎盘功能不良、胎儿窘迫,或者破膜时羊水少且胎粪严重污染,估计短时间不能结束分娩者,应采用剖宫产术终止妊娠。对胎儿储备功能较好,无明显宫内缺氧,可以阴道试产,但须密切观察产程进展,连续监测胎心变化。

(六)护理措施

1. **基础护理**　嘱孕妇多卧床休息,左侧卧位为主。指导孕妇多饮水,多食蔬菜、水果,保持大便通畅,防止用力排便导致胎膜破裂。

2. **健康宣教**　告诉孕妇及家属羊水过少的相关知识及治疗和护理措施,让家属及孕妇有充分的心理准备,使其能积极参与配合治疗和护理。因羊水过少,胎动时孕妇腹部疼痛明显,可给予有局部承托作用的外衣,减轻下坠感刺激。

3. **专科护理**　行超声严密监测羊水量的变化,监测胎儿在宫内的情况,包括胎心率、胎儿电子监护、胎儿脐血流监测,必要时行胎儿生物物理评分,并教会孕妇正确计数胎动。

4. **治疗用药及措施**

(1)吸氧:遵医嘱给予吸氧,提高胎儿血供。

(2)抑制宫缩:遵医嘱使用宫缩抑制剂,如钙通道阻滞剂、硫酸镁、盐酸利托君、阿托西班等;保持心态平静,必要时遵医嘱使用镇静剂。

(3)促进胎儿肺成熟:估计近几日需要终止妊娠,但孕周未足月者,遵医嘱给予肌内注射地塞米松,促进胎儿肺成熟。

5. **心理护理**　对孕妇进行抑郁、焦虑筛查,如筛查结果为中重度抑郁、焦虑,给予心理疏导,必要时请心理治疗师协助治疗,鼓励孕妇采取积极的应对方式,以利于母婴健康。让家属陪伴,为孕妇提供支持。

6. **病情观察**　密切观察孕妇有无宫缩及阴道流血、流液,了解胎心、胎动的情况,加强巡视,发现异常及时通知医生进行处理。

7. **患者安全**　对孕妇进行血栓、跌倒、疼痛、压力性损伤等风险评估,对评估结果为高风险的孕妇张贴相应风险标识,并积极给予健康知识宣教,避免意外伤害。

8. **人文关怀**　采用音乐治疗舒缓孕妇紧张、焦虑的情绪,日常护理操作过程中注意保护孕妇隐私,加强语言沟通交流,以同理心对待孕妇。

六、胎膜早破的评估与干预

胎膜早破(premature rupture of membranes,PROM)是指胎膜在临产前发生自然破裂,国外发生率为5%~15%,国内为2.7%~7%。胎膜早破可引起早产、羊水过少、胎盘早剥、脐带脱垂和胎儿窘迫等,孕产妇和胎儿感染率及围产儿死亡率显著升高。

（一）病因

导致胎膜早破的因素众多，常是多种因素相互作用的结果。

1. **生殖道感染**　生殖道感染时病原微生物上行感染可引起胎膜炎，使胎膜局部抗张能力下降而破裂。

2. **羊膜腔压力增高**　双胎妊娠、羊水过多、巨大胎儿等。

3. **胎膜受力不均**　头盆不称、胎位异常；手术创伤或先天性宫颈组织结构薄弱；宫颈过短（<25mm）或宫颈功能不全等。

4. **营养因素**　缺乏维生素 C、钙、锌及铜等。

5. **其他高危因素**　细胞因子 IL-6、IL-8、TNF-α 升高；羊膜穿刺不当、妊娠晚期性生活不当、过度负重以及腹部受碰撞等。

（二）分类

依据胎膜早破发生时的孕周分为足月 PROM 和未足月 PROM，后者是指在妊娠 20~37 周间发生的胎膜破裂。

（三）对母儿的影响

1. **对母体的影响**　破膜后，阴道内的病原微生物易上行发生羊膜腔感染，继而引起产后出血；突然破膜有时可引起胎盘早剥；破膜时间长还可能导致羊水过少。

2. **对胎儿的影响**　胎膜早破易诱发早产，并发新生儿呼吸窘迫综合征。并发绒毛膜羊膜炎时，易引起新生儿吸入性肺炎，严重者发生败血症、颅内感染等；脐带受压、脐带脱垂可直接导致胎儿窘迫的发生。如破膜潜伏期大于4 周，羊水过少程度重，还可出现明显的胎儿宫内受压，表现为胎儿铲形手、弓形腿、扁平鼻等。

（四）临床表现

孕妇突感有液体自阴道流出或无控制的"漏尿"，不伴有腹痛，少数孕妇仅感到外阴较平时湿润。当腹压增加时，阴道流液增加。阴道窥阴器检查可见阴道后穹隆有液体聚积，或可见羊水自宫口流出。

（五）辅助检查

1. **阴道液 pH 测定**　正常女性阴道液 pH 为 4.5~5.5，羊水 pH 为 7.0~7.5。胎膜破裂后，阴道液 pH 升高。若 pH≥6.5，提示胎膜早破，准确率可达 90%。

2. **阴道液涂片检查**　阴道后穹隆积液干燥涂片检查有羊齿植物叶状结晶出现为羊水。

3. 其他检测方法还包括胎儿纤维连接蛋白（fFN）测定、胰岛素样生长因子结合蛋白 -1（IGFBP-1）检测、羊膜腔感染检测、羊膜镜检查和 B 型超声检查。

（六）处理原则

应根据孕周、有无感染、宫内胎儿窘迫等情况合理制订处理方案或及时转诊。对于未足月胎膜早破的期待治疗包括预防感染、促胎儿肺成熟等。

（七）护理评估

1. **健康史** 了解诱发胎膜早破的原因，确定胎膜破裂的时间、妊娠周数、是否有宫缩及感染的征象等。

2. **身体状况**

（1）症状：评估孕妇有无阴道流液的表现。

（2）体征：评估孕妇阴道流液情况，包括腹压增加后液体流出是否增加，阴道检查是否触不到前羊膜囊，上推胎儿先露部是否可见到流液量增多。评估孕妇有无感染。评估胎儿宫内情况，包括胎心、胎动、胎儿成熟度、胎儿大小等。评估有无宫缩、脐带脱垂、胎盘早剥等。

3. **辅助检查** 进行阴道液 pH 测定，测定羊水 pH；同时可进行阴道液涂片检查，取阴道后穹隆积液干燥涂片。必要时采取其他检测方法如胎儿纤维连接蛋白测定、B 型超声检查等。

4. **心理 - 社会状况** 入院时积极评估孕妇的心理状态，若有异常及时向医生汇报，请相关专业人员进一步评估和干预。评估孕妇的家庭结构，了解谁是孕妇的主要照顾者，已经有几个孩子等，以协助制订照护计划。评估孕妇的家庭功能，如情感功能和健康照顾功能，了解家庭成员对孕妇的情感支持状况。此外，还应进行家庭资源的评估，了解家庭在照顾者、经济支持、物资准备等方面是否充足。

（八）护理措施

1. **基础护理**

（1）生活护理：胎先露尚未衔接的孕妇应卧床休息，取平卧位或侧卧位，羊水流出较多者可适当抬高臀部，预防脐带脱垂。护士应协助孕妇完成基本生活需求，将呼叫器放在孕妇方便可及的地方，协助孕妇在床上排泄。

（2）卫生指导：指导孕妇排大小便后及时清洁会阴部，保持会阴局部清洁、干燥。

（3）减少刺激：指导孕妇合理饮食，预防便秘。多进食富含纤维素的蔬菜及水果，如芹菜、菠菜、苹果、火龙果等，避免因活动量减少，肠蠕动减慢而造成便秘，避免增加腹压的动作。治疗与护理时，动作应轻柔，减少对腹部的刺激。应尽量减少不必要的肛门检查和阴道检查。

2. **健康宣教**

（1）功能锻炼：积极预防卧床时间过久导致的并发症，如血栓形成、肌肉萎缩等，指导孕妇及家属适当按摩下肢，平卧位或侧卧位时做下肢的抬高、屈曲和旋转运动，预防静脉血栓的形成。

（2）疾病知识宣教：告知孕妇及家属胎膜早破的临床表现，提高孕妇及家属的早期识别能力。

3. **专科护理**

（1）胎儿监测：监测胎儿宫内情况，包括胎心率监测、胎动计数、胎儿电子监护、胎儿脐血流监测，必要时行胎儿生物物理评分。

（2）预防感染：严密监测孕妇的体温、脉搏等生命体征并遵医嘱动态监测其感染指标。常规每天开启病室内动态消毒机进行空气消毒，每周消毒床单元；医护人员严格遵守手卫生原则，再次强化孕妇及家属的手卫生宣教；指导孕妇注意个人卫生，统一使用吸水性能好的会阴垫，勤更换，保持外阴部清洁干燥，每日采用 1 : 20 的聚维酮碘行会阴擦洗 2 次；指导孕妇进食高蛋白、高热量、清淡、易消化的食物，如鸡蛋、牛奶、鸡肉、牛肉、鱼、虾等，以增加机体抵抗力，预防感染。遵医嘱预防性使用抗生素，并观察用药效果及不良反应。

知识拓展

胎膜早破孕妇抗生素具体使用方案

广谱抗生素的使用可延长孕周，减少母亲和胎儿感染，并降低早产儿相关并发症的发生率。小于 34 周的未足月胎膜早破孕妇，期待治疗期间建议给予静脉滴注氨苄西林（2g/6h）和红霉素（250mg/6h）共 48 小时，随后口服阿莫西林（250mg/8h）和红霉素（333mg/8h），疗程为 7 日（A 级证据）。阿莫西林 - 克拉维酸复合制剂的使用会增加坏死性小肠结肠炎的发生率，故不推荐。对于 β- 内酰胺类抗生素过敏的孕妇，可使用红霉素进行替代治疗。无论之前是否进行过抗 B 族链球菌的治疗，未足月胎膜早破胎儿可存活时，产时应预防 B 族链球菌的垂直传播（A 级证据）。

---

4. **治疗用药及措施**

（1）治疗原则：如果足月 PROM 破膜后未临产，在排除其他并发症的情况下，无剖宫产指征者破膜后 12 小时内积极引产。对于宫颈条件成熟的足月 PROM 孕妇，行缩宫素静脉滴注是首选的引产方法；对宫颈条件不成熟且无促宫颈成熟及阴道分娩禁忌证者，可用机械方法（包括低位水囊、福莱导尿管、昆布条、海藻棒等）和药物（主要是前列腺素制剂）促进宫颈成熟。对于未足月 PROM，若妊娠 <24 周应终止妊娠；若妊娠在 24~27^{+6} 周符合保胎条件时，应根据孕妇和家属意愿进行保胎或终止妊娠，但保胎过程长、风险大，要充分告知孕妇及家属保胎过程中的风险；若妊娠在 28~33^{+6} 周，符合保胎条件时，应

保胎、延长孕周至34周,保胎过程中给予糖皮质激素和抗生素等治疗,密切监测母胎情况。

（2）用药护理:对于胎龄小于34周的胎儿,如果在32周之前即将分娩,则建议使用硫酸镁和地塞米松。硫酸镁主要用于保护胎儿脑神经,临床常采用静脉给药,负荷剂量为硫酸镁2.5~5g溶于10%葡萄糖溶液20ml静脉注射（15~20分钟内完成）,或者溶于5%葡萄糖溶液100ml中快速静脉滴注,继而以1~2g/h速率静脉滴注维持。在使用过程中使用输液泵精确输注,每班交接输注的滴速和剩余液体量,仪器使用过程中应处于充电状态,避免中途断电,确保仪器正常运作不间断;护士应熟练掌握仪器常规报警提醒的处理方法,出现异常时及时解决或更换输液泵;24小时更换泵用输液器以预防感染;使用过程中尤其注意观察硫酸镁的用药副作用（详见本篇第五章第二节"二、妊娠期高血压疾病的评估与干预"）。地塞米松可促进胎儿肺成熟,降低呼吸窘迫的发生率。常用剂量为6mg肌内注射,12小时重复1次,共4次为一个疗程;注射时采取深部肌内注射,减少局部刺激,且注射部位应该交替轮换,评估是否出现红肿、硬结,评估孕妇有无恶心、呕吐等不良反应,对于合并妊娠糖尿病的孕妇应密切监测血糖水平。

5. **心理护理**

（1）心理筛查:对孕妇进行焦虑、抑郁筛查,筛查结果为中重度焦虑、抑郁者及时给予心理疏导,必要时请心理治疗师协助干预,鼓励其采取积极的应对方式,以利于母婴的健康发展。

（2）协助进行决策:对于难以选定治疗方案者,护士可为其讲解各种治疗方案的指征,综合分析利弊,协助孕妇及家属选择适合自己的治疗方案,并指导其配合治疗护理工作。

（3）相关知识讲解:孕妇会因担心新生儿安危及早产等情况的发生而出现焦虑甚至恐惧心理。护士应耐心温和地安慰产妇,并解释胎膜早破发生的可能原因及并发症的预防措施,指导孕妇进行放松的呼吸疗法,消除其焦虑、恐惧的心理,使其积极配合处理,并能对胎儿意外正确对待,避免因孕妇过度紧张导致胎儿缺氧的风险加剧,也有助于建立良好的医护患关系。

6. **病情观察**   加强对孕妇阴道分泌物的评估,包括羊水的量、颜色及性状的观察;加强对孕妇感染征象及指标的观察;加强对胎儿宫内情况的观察。

7. **孕妇安全**

（1）风险评估:对孕产妇进行血栓、跌倒、压力性损伤等风险评估,对评估结果为高风险者张贴相应风险标识,同时积极给予相关健康知识宣教,避免意外伤害。

（2）新生儿安全:新生儿放置位置安全,母乳喂养过程中加强巡视。

8. 人文关怀 采用艺术／音乐治疗舒缓孕产妇焦虑、紧张的情绪，护理操作过程中注重孕产妇隐私保护，加强语言沟通交流，鼓励孕产妇表达自身感受，以同理心对待孕产妇。

（周淑蓉 王晶 孙燕）

第三节 妊娠合并症的评估与干预

一、妊娠合并心脏病的评估与干预

妊娠合并心脏病是产科的严重妊娠合并症，是导致孕产妇死亡的主要原因之一。妊娠合并心脏病主要包括以下几种类型：结构异常性心脏病、功能异常性心脏病和妊娠期特有心脏病，其中以结构异常性心脏病为主，而在结构异常性心脏病中先天性心脏病占 35%~50%。

（一）护理评估

1. 健康史 护士在孕妇就诊时应详细、全面地了解其产科病史和既往病史，包括：

（1）有无不良孕产史、心脏病诊治史：如心脏矫治术、瓣膜置换术、射频消融术等，手术时间、手术方式，与心脏病有关的疾病史、相关检查，心功能状态及诊疗经过，有无心力衰竭病史等。

（2）了解孕妇和家人对妊娠的适应状况及遵医行为：如药物的使用、日常活动、睡眠与休息、营养与排泄等，动态观察心功能状态及妊娠经过。

2. 身体状况 判定心功能状态，根据纽约心脏病协会（NYHA）分级方案，确定孕产妇的心功能分级。NYHA 根据患者生活能力状况，将心脏病孕妇心功能分为 4 级，具体见表 10-3-1。

表 10-3-1 心脏功能分级表

级别	症状
I级	一般体力活动不受限制
II级	一般体力活动轻度受限制，活动后心悸、轻度气短，休息时无症状
III级	一般体力活动明显受限制，休息时无不适，轻微日常工作即感不适、心悸、呼吸困难，或既往有心力衰竭史者
IV级	一般体力活动严重受限制，不能进行任何体力活动，休息时有心悸、呼吸困难等心力衰竭表现

此种分级方案简便易行,但主要依据为主观症状,与客观检查有一定的差异性。体力活动的能力受平时训练、体力强弱、感觉敏锐性的影响,个体差异很大。因此,NYHA 对心脏病心功能分级进行多次修订,采用并行的两种分级方案,第一种是上述患者主观功能量,第二种是根据客观检查手段(心电图、负荷试验、X 线、B 型超声心动图等)来评估心脏病严重程度,后者将心脏病分为 A、B、C、D 共 4 级。

A 级:无心血管病的客观依据。

B 级:客观检查表明属于轻度心血管病患者。

C 级:客观检查表明属于中度心血管病患者。

D 级:客观检查表明属于重度心血管病患者。

其中轻、中、重的标准未作出明确规定,由医师根据检查结果进行判断。判定患者心功能状态时将两种分级并列,如心功能Ⅱ级 C、Ⅰ级 B 等。

3. 评估与心脏病有关的症状和体征　如呼吸、心率,有无活动受限、发绀、心脏增大、肝大、水肿等,尤其注意评估有无早期心力衰竭的表现。对于存在诱发心力衰竭因素的孕产妇,须及时识别心力衰竭指征。

(1)妊娠期:评估胎儿宫内健康状况,胎心、胎动计数。评估孕妇宫高、腹围及体重的增长与停经月份是否相符。评估孕妇的睡眠、活动、休息、饮食、出入量等情况。

(2)分娩期:评估宫缩及产程进展情况。

(3)产褥期:评估母体康复及身心适应状况,尤其注意评估与产后出血和产褥感染相关的症状和体征,如生命体征、宫缩、恶露的量、色及性质,疼痛与休息,母乳喂养及出入量等,注意及时识别心力衰竭先兆。

4. 心理 - 社会状况评估　随着妊娠的进展,心脏负担逐渐加重,由于缺乏相关知识,孕产妇及家属的心理负担较重,甚至产生恐惧心理而不能合作。如产后分娩顺利,母子平安,产妇则逐渐表现情感性和动作性护理婴儿的技能;如分娩不顺利则可能表现为心情抑郁,少言寡语。因此,应重点评估孕产妇及家属的相关知识掌握情况、母亲角色的获得状况及心理状况。

(二)辅助检查

1. 心电图　常规 12 导联心电图帮助诊断心率或心律异常、心肌缺血、心肌梗死及确定梗死的部位等,有助于判断心脏起搏状况和药物或电解质对心脏的影响。

2. 24 小时动态心电图　协助诊断阵发性或间歇性心律失常和隐匿性心肌缺血,提供心律失常的持续时间和频次等,为临床诊治提供依据。

3. 超声心动图　可精确地反映各心腔大小的变化、心瓣膜结构及功能情况。

4. X 线检查　可显示心脏扩大,尤其个别心腔扩大。

5. **胎儿评估** 胎儿电子监护、无应激试验、胎动评估等,预测宫内胎儿储备能力,评估胎儿健康状况。

6. **实验室检查** 心肌酶学和肌钙蛋白检测提示有无心肌损伤。脑钠肽的检测可作为有效的心力衰竭筛查和判断预后的指标。根据病情酌情选择血常规、肝功能、肾功能、凝血功能、血气分析等检查。

（三）治疗

治疗原则是预防心力衰竭,缩短产程,防治并发症。防治措施可适当使用镇静剂,如哌替啶、异丙嗪等。给予氧气吸入,根据病情使用强心甙类药物,如毛花苷 C（毛花苷丙）或毒毛花苷 K。原则上经阴道分娩,应积极缩短第二产程,可行会阴侧切和阴道助产术,以减少产妇屏气用力;产后出血多时可肌内注射缩宫素,常规给予抗生素。

（四）护理措施

1. **基础护理** 充分休息,避免过劳,每日至少 10 小时睡眠。避免过劳及情绪激动。休息时应采取左侧卧位或半卧位。提供良好的家庭支持系统,避免因过劳及精神压力诱发心力衰竭。

2. **健康宣教**

（1）疾病知识:促进家庭成员适应妊娠造成的压力,协助并提高孕妇自我照顾能力,完善家庭支持系统。指导孕妇及家属掌握妊娠合并心脏病的相关知识,包括如何自我照顾、限制活动程度、诱发心力衰竭的因素及预防;识别早期心力衰竭的常见症状和体征,尤其是遵医嘱服药的重要性,掌握应对措施。

（2）营养科学合理:限制过度加强营养以免导致体重过度增长。以体重每周增长不超过 0.5kg,整个妊娠期不超过 12kg 为宜。保证合理的高蛋白、富含维生素饮食及铁剂的补充,20 周以后预防性应用铁剂防止贫血。适当限制食盐量,一般每日食盐量不超过 5g。宜少量多餐,多食蔬菜和水果,保持大便通畅,防止便秘加重心脏负担。

（3）孕期保健:定期产前检查或家庭访视,妊娠 20 周前每 2 周行产前检查 1 次,妊娠 20 周后,尤其是 32 周后,应 1 周检查 1 次,由产科和其他多学科医生共同完成,并根据病情需要调节检查间期。重点评估心脏功能情况及胎儿宫内情况,早期发现诱发心力衰竭的各种潜在危险因素。有早期心力衰竭征象者,应立即住院。即使孕期经过顺利,亦应在 36~38 周提前住院待产。

（4）随访:嘱患者注意休息,在康复的前提下,参加一定的家庭照料活动,如婴儿喂养及护理,以促进家庭协调。加强产褥期随访,心功能Ⅱ级以上者,每周至少随访 1 次,同时指导避孕;心功能Ⅲ~Ⅳ级者不宜再妊娠,应建议其严格避孕或行绝育术。

3. **专科护理**

（1）分层管理:根据心脏病的类型、病变程度、心功能状态及是否有手术矫治史等具体情况,进行妊娠风险咨询和评估,综合判断患者耐受妊娠的能力。对不宜妊娠者,指导患者采取有效措施严格避孕。心脏病妇女妊娠风险分级及分层管理具体如下:

1)妊娠风险分级:依据妊娠是否增加孕妇病死率和母儿并发症等情况将妊娠风险分为I~V级。I~III级,孕妇病死率未增加或轻、中度增加,母儿并发症未增加或轻、中、重度增加;IV级指孕妇病死率明显增加或者母儿并发症重度增加,需要专家咨询;V级属妊娠禁忌证。

2)疾病种类:①I级,无合并症的轻度肺动脉狭窄和二尖瓣脱垂,小的动脉导管未闭(≤3mm)等。②II级,未进行手术修补的不伴有肺动脉高压的房室间隔缺损、动脉导管未闭,不伴有心脏结构异常的大多数心律失常等。③III级,轻度二尖瓣狭窄(瓣口面积>1.5cm^2)、马方综合征(无主动脉扩张)等。④IV级,机械瓣膜置换术后、中度二尖瓣狭窄等。⑤V级,复杂先天性心脏病、有围生期心肌病病史伴左心功能不全等。

3)就诊医院级别:①I~II级就诊于二、三级妇产科专科医院或二、三级综合医院。②III级就诊于三级妇产科专科医院或三级综合医院。③IV~V级就诊于有良好心脏专科的三级甲等综合性医院或综合实力强的心脏监护中心。

(2)避免诱发心力衰竭的因素:卧床休息期间注意翻身叩背,协助排痰,保持外阴清洁,加强保暖。必要时持续监测心率、心律、呼吸、血压、血氧饱和度等。使用输液泵严格控制输液滴速。风湿性心脏病致心力衰竭的患者,协助其经常变换体位,活动双下肢,以防血栓形成。临产后及时加用抗生素以防感染。

(3)鉴别早期心力衰竭的征象:①轻微活动后即有胸闷、心悸、气短。②休息时心率>110次/min,呼吸>20次/min。③夜间常因胸闷而坐起呼吸,或到窗口呼吸新鲜空气。④肺底部出现少量持续性湿啰音,咳嗽后不消失。患者出现上述征象时应考虑为早期心力衰竭,须及时处理。

(4)产程观察

1)第一产程:密切观察子宫收缩情况、宫口扩张程度、胎头下降及胎儿宫内情况。

2)第二产程:避免屏气用力增加腹压,尽量缩短第二产程,减少产妇体力消耗。

3)第三产程:胎儿娩出后,立即腹部沙袋加压24小时,以防腹压骤降诱发心力衰竭。

(5)母乳喂养:心功能I~II级的产妇可以母乳喂养,但应避免过劳;心功能III级或III级以上者勿哺乳,应及时回乳,指导家属对新生儿进行合理的人工喂养。

4. 治疗用药及措施

（1）急性心力衰竭的紧急处理

1）体位：患者取半卧位或端坐位，双腿下垂，减少静脉血回流。

2）吸氧：立即高流量鼻导管吸氧，根据动脉血气分析结果进行氧流量调整，严重者采用无创呼吸机持续气道正压通气（continuous positive airway pressure，CPAP），增加肺泡内压，加强气体交换，对抗组织液向肺泡内渗透。

3）开放静脉通道，遵医嘱用药：注意观察用药时的毒性反应。对妊娠晚期，有严重心力衰竭者，宜与内科医师联系，在控制心力衰竭的同时，紧急行剖宫产术取出胎儿，以减轻心脏负担，挽救孕妇的生命。

（2）用药护理：遵医嘱准确及时给予洋地黄制剂、利尿剂、镇痛药、抗生素等药物，并观察其疗效及不良反应。使用洋地黄制剂时，注意患者有无腹泻、黄疸、心律失常等；使用利尿剂时，应准确记录患者 24 小时出入量并注意有无低血钾表现，发现异常及时通知医生。

（3）预防产后出血：可静脉或肌内注射缩宫素 10~20U，禁用麦角新碱，以防静脉压增高。

（4）预防感染：严格无菌操作，遵医嘱给予抗生素治疗。

（5）氧气吸入疗法：为预防心力衰竭，给予低流量持续吸氧。

（6）严格掌握输液速度：为预防心力衰竭，滴速维持在 20~30 滴 /min 为宜。

5. 心理护理

（1）心理筛查：对孕妇进行焦虑、抑郁筛查，筛查结果为中重度焦虑、抑郁者及时给予心理疏导，必要时请心理治疗师协助干预，鼓励其采取积极的应对方式，以利于母婴健康的发展。

（2）相关知识讲解：及时为孕妇及家属提供信息，使其了解孕妇目前的身心状况、妊娠进展情况，监测胎动的方法及产时、产后的护理方法，以减轻孕妇及家属的焦虑心理，安全度过妊娠期。

6. 病情观察
密切监测孕妇生命体征，随时评估孕妇的心功能状态；加强巡视，并随时做好抢救及手术准备。产后 72 小时严密监测生命体征，正确识别心力衰竭早期症状。

7. 患者安全

（1）风险评估：对孕产妇进行心功能评估，了解其基本情况。进行血栓、跌倒、压力性损伤等风险评估，对评估结果为高风险者张贴相应风险标识，同时积极给予相关健康知识宣教，避免意外伤害。

（2）新生儿安全：新生儿放置位置安全，加强巡视。

8. 人文关怀
为孕产妇提供音乐治疗，缓解其紧张、焦虑的情绪，同时保持病室安静，为孕产妇提供舒适的环境。鼓励家属陪伴，鼓励孕产妇宣泄情绪,以使身心愉悦。

二、妊娠合并糖尿病的评估与干预

妊娠合并糖尿病包括糖尿病患者妊娠以及妊娠期首次出现或发现的妊娠糖尿病(gestational diabetes mellitus,GDM)。妊娠合并糖尿病在妊娠前已经确诊糖尿病,称孕前糖尿病(pregestational diabetes mellitus,PGDM),孕期容易诊断。但妊娠糖尿病孕妇通常无明显自觉症状,空腹血糖可能正常,因此容易造成漏诊。大多数 GDM 患者产后糖代谢能恢复正常,但将来患糖尿病的概率增加。

(一)护理评估

1. **健康史**　评估孕妇糖尿病病史及家族史,有无复杂性外阴阴道假丝酵母菌病、不明原因反复流产、死胎、巨大胎儿、分娩足月新生儿呼吸窘迫综合征、胎儿畸形、新生儿死亡等不良孕产史等;本次妊娠经过、病情管理及目前用药情况;有无胎儿偏大或羊水过多等潜在高危因素。同时,注意评估有无肾脏、心血管系统及视网膜病变等合并症的症状及体征。

2. **身体状况**　评估孕妇有无三多症状(多饮、多食、多尿),重症者症状明显;有无妊娠前体重超重或肥胖、糖耐量异常史;有无皮肤瘙痒,尤其外阴瘙痒。因高血糖可导致眼房水与晶体渗透压改变而引起眼屈光改变,患病孕妇可出现视力模糊;评估糖尿病孕妇有无产科并发症,如低血糖、高血糖、妊娠期高血压疾病、酮症酸中毒、感染等。确定胎儿宫内发育情况,注意有无巨大胎儿或胎儿生长受限。分娩期重点评估孕妇有无低血糖及酮症酸中毒症状,如心悸、出汗、面色苍白、饥饿感,或出现恶心、呕吐、视力模糊、呼吸快且有烂苹果味等;评估静脉输液的性质与速度;监测产程进展、子宫收缩、胎心率、母体生命体征等有无异常。产褥期主要评估有无低血糖或高血糖症状,有无产后出血及感染征兆,评估新生儿状况。

3. **评估糖尿病的病情及预后**　按 White 分类法,即根据患者糖尿病的发病年龄、病程长短以及有无血管病变进行分期,有助于判断病情的严重程度及预后。

A 级:妊娠期诊断的糖尿病。

A1 级:经控制饮食,空腹血糖 <5.3mmol/L,餐后 2 小时血糖 <6.7mmol/L。

A2 级:经控制饮食,空腹血糖 >5.3mmol/L,餐后 2 小时血糖 ≥6.7mmol/L。

B 级:显性糖尿病,20 岁以后发病,病程 <10 年。

C 级:发病年龄 10~19 岁,或病程达 10~19 年。

D 级:10 岁前发病,或病程 ≥20 年,或合并单纯性视网膜病。

F 级:糖尿病性肾病。

R 级:眼底有增生性视网膜病变或玻璃体积血。

H 级:冠状动脉粥样硬化性心脏病。

T级:有肾移植史。

4. 心理 - 社会状况　评估孕妇及家属对疾病知识的掌握程度,了解其有无焦虑、恐惧心理及经济状况。由于糖尿病孕妇面对自己及胎儿的健康受威胁,可能无法完成"确保自己及胎儿安全通过妊娠及分娩过程"的母亲任务,担忧此次妊娠的结局,产生焦虑、害怕、低自尊的情绪。

(二)辅助检查

(1)妊娠前未进行过血糖检查的孕妇,尤其存在糖尿病高危因素者,首次产前检查时须明确是否存在糖尿病,妊娠期血糖升高达到以下任何一项标准应诊断为 PGDM。

1)空腹血糖(fasting blood glucose)≥7.0mmol/L。

2)75g 口服葡萄糖耐量试验(oral glucose tolerance test, OGTT),服糖后 2 小时血糖≥11.1mmol/L。

3)伴有典型的高血糖症状或高血糖危象,同时随机血糖≥11.1mmol/L。

4)糖化血红蛋白(glycosylated hemoglobin, GHb)≥6.5%。

(2)在妊娠 24~28 周及 28 周后首次就诊时,对所有尚未被诊断为 PGDM 或 GDM 的孕妇,进行 75g OGTT。

1)OGTT 的方法:OGTT 前 1 日晚餐后,禁食至少 8 小时至次日晨(最迟不超过上午 9 时)。OGTT 前连续 3 日正常体力活动、正常饮食,即每日进食糖类不少于 150g,检查期间静坐、禁烟。检查时,5 分钟内口服含 75g 葡萄糖的液体 300ml,分别抽取服糖前、服糖后 1 小时、服糖后 2 小时(从饮用葡萄糖水开始计算时间)的静脉血,放入含有氟化钠的试管中,采用葡萄糖氧化酶法测定血浆葡萄糖水平。

2)75g OGTT 的诊断标准:空腹及服糖后 1 小时、服糖后 2 小时的血糖值分别低于 5.1mmol/L、10.0mmol/L、8.5mmol/L。任何一点血糖值达到或超过上述标准即诊断为 GDM。

(3)医疗资源缺乏地区或孕妇具有 GDM 高危因素,建议妊娠 24~28 周首先检查空腹血糖。空腹血糖≥5.1mmol/L,可以直接诊断为 GDM,不必再做 75g OGTT;而空腹血糖≥4.4mmol/L、<5.1mmol/L 者,应尽早做 75g OGTT;空腹血糖 <4.4mmol/L,可暂不行 75g OGTT。

(4)胎儿监测

1)胎儿超声心动图检查:胎儿发育的监测尤其注意检查胎儿中枢神经系统和心脏的发育;妊娠晚期应每 4~6 周进行 1 次超声检查,尤其注意监测胎儿腹围和羊水量的变化。

2)无应激试验(NST):需要应用胰岛素或口服降糖药物者,应自妊娠 32 周起,每周行 1 次 NST 检查,36 周后每周 2 次,了解胎儿宫内储备能力,可疑胎儿生长受限时尤其应严密监测。

3）胎盘功能测定：连续动态测定孕妇尿雌三醇及血中人胎盘催乳素（HPL）值，及时判定胎盘功能。

（5）肝肾功能检查：包括 24 小时尿蛋白定量，尿酮体及眼底等相关检查。

（三）护理措施

1. **基础护理**　提供安静、舒适的环境，保证孕产妇休息及充足睡眠，鼓励其合理运动。

2. **健康宣教**　通过手机短信、社交平台、健康教育短片、床边一对一等多种方式，进行妊娠合并糖尿病相关知识宣教。指导孕妇正确控制血糖，提高自我监护和自我护理能力，与家人共同制订有针对性的健康计划。使孕妇掌握注射胰岛素的正确方法，了解药物作用的药峰时间，配合饮食及合适的运动和休息，并能自行进行血糖或尿糖测试。讲解妊娠合并糖尿病对母儿的危害及预防各种感染的方法，指导孕妇听一些优美抒情的音乐，在专业人员指导下，进行孕期瑜伽练习，保持身心愉悦。教会孕妇掌握高血糖及低血糖的症状及紧急处理步骤，鼓励其外出时携带糖尿病识别卡及糖果，避免发生不良后果。

3. **专科护理**　孕前患糖尿病孕妇妊娠早期应每周产前检查 1 次，至第 10 周。妊娠中期每 2 周检查 1 次，一般妊娠 20 周时需要依据孕妇的血糖控制水平，及时调整胰岛素的用量。妊娠 32 周后每周检查 1 次。指导孕妇每周测量体重、宫高、腹围；每天监测血压，定期监测胎心等，确保胎儿安全。

（1）孕妇监护：除常规的产前检查内容外，应对孕妇进行糖尿病相关检查，减少并发症的发生。

（2）血糖监测：包括自我血糖监测（self-monitored blood glucose，SMBG）、连续动态血糖监测（continuous glucose monitoring，CGM）和糖化血红蛋白监测。SMBG 能反映实时血糖水平，其结果有助于评估糖尿病患者糖代谢紊乱的程度，为患者制订个性化生活方式和优化药物干预方案提供依据，提高治疗的有效性和安全性。

（3）肾功能监测及眼底检查：每次产前检查做尿常规，检测尿酮体和尿蛋白。每 1~2 个月行肾功能检查及眼底检查。

（4）胎儿监测：了解胎儿健康状况，包括超声和血清学检查筛查胎儿畸形、胎动计数、无应激试验及胎盘功能测定。

4. **治疗用药及措施**

（1）营养治疗：通过个体化的饮食方案实现血糖控制，饮食方案的设计应综合考虑个人饮食习惯、体力活动水平、血糖水平及孕妇妊娠期生理学特点，在限制糖类摄入的同时保证充足的营养供给和产妇体重的适当增加，将血糖维持在正常水平，减少酮症的发生。

1）控制能量摄入：可协助管理体重、控制血糖及避免发生巨大胎儿。根据孕前 BMI 决定妊娠期能量摄入量。孕前超重的孕妇，妊娠期每日应摄入能量 25~30kcal/kg；孕前肥胖的孕妇，每日能量摄入应减少 30%，但不低于 1 600~1 800kcal/d。每日摄入的糖类应占总能量的 35%~45%，每日糖类的摄入量应≥175g（非妊娠期女性为 130g/d），将其分为 3 份小或中量餐及 2~4 份加餐，睡前适当加餐可避免夜间酮症的发生。

2）饮食指导：请营养师协助制订营养配餐；糖类应多选择血糖生成指数较低的粗粮，如莜麦面、荞麦面、燕麦面、玉米面、薯类等富含维生素 B、多种微量元素及食物纤维的主食，长期食用可降低血糖、血脂；鱼、肉、蛋、牛奶、豆类食品富含蛋白质、无机盐和维生素，且含不饱和脂肪酸，能降低血清胆固醇及甘油三酯；增加含铬丰富及降糖食物的摄入量，如猕猴桃、苦瓜、洋葱、香菇、柚子、南瓜、牡蛎等是糖尿病患者理想的食物。同时，避免食用各种糖、蜜饯、饮料、果汁、含糖糕点等易引起高血糖的食物；不宜吃含高胆固醇的食物及动物脂肪，如动物肝脏、蛋黄、黄油及猪油、牛油、羊油等，因此类食物易使血脂升高，发生动脉粥样硬化；不宜饮酒。增加富含维生素及铁、钙等微量元素的食物摄入，适当限制钠盐的摄入。

3）体重管理：妊娠前肥胖或超重的女性减轻体重后妊娠；妊娠前 BMI 25.0~29.9kg/m^2 的孕妇，孕期应增重 7.0~11.5kg，妊娠中、晚期平均每周增重 0.28kg；妊娠前 BMI>30.0kg/m^2 的孕妇，孕期应增重 5.0~9.0kg。

（2）运动干预：安全有效的运动有利于改善妊娠合并糖尿病患者对葡萄糖的有效利用，改善葡萄糖代谢异常，降低血糖水平。在护理干预中，应充分体现个体化及安全性的特点，指导孕妇结合自身身体条件，科学把握运动的时间和强度，避免在空腹或胰岛素剂量过大的情况下运动，避免做剧烈运动如球类等；运动方式以有氧运动为宜，如瑜伽、散步、上臂运动、太极拳、孕妇操、游泳等，强度以孕妇自身能够耐受为原则。不宜下床活动的孕妇，可选择在床上活动，如做上肢运动。运动宜选在进食 30 分钟后进行，每次进行 30~40 分钟的连续有氧运动，休息 30 分钟。对于空腹血糖升高的患者，有氧运动可以降低个别高血糖患者的血糖水平，延缓对胰岛素的用药需求。每日运动时间和量基本不变，通过饮食和适度运动，使孕期体重增加控制在 10~12kg 内较为理想。先兆流产者或者合并其他严重并发症者不宜采取运动干预。

（3）合理用药：多数 GDM 孕妇通过饮食、运动等生活方式的干预，使血糖达标；不能达标的 GDM 患者，为避免低血糖或酮症酸中毒的发生，首选胰岛素进行药物治疗。显性糖尿病孕妇应在孕前即改为胰岛素治疗。

5. **心理护理**

（1）心理筛查：对孕妇进行焦虑、抑郁筛查，筛查结果为中重度焦虑、抑郁者及时给予心理疏导，必要时请心理治疗师协助干预，鼓励其采取积极的应对方式,以利于母婴健康的发展。

（2）相关知识讲解:护士应向孕产妇及家属讲解妊娠合并糖尿病相关知识,耐心解答其提出的问题,使其感受到温暖和亲切。同时对于血糖控制不佳的孕产妇应给予及时的饮食及运动指导。

6. 病情观察　密切监测孕产妇病情变化,加强生命体征监测。根据病情决定终止妊娠时机,若有胎位异常、巨大胎儿、糖尿病伴微血管病变及其他产科指征,可选择剖宫产。经阴道分娩者,鼓励左侧卧位,提供热量,产程中密切监测孕妇血糖、宫缩及胎心变化,避免产程过长。分娩过程中,仍须维持身心舒适,给予支持以缓解分娩压力。糖尿病产妇娩出的新生儿抵抗力弱,无论其体重大小,均应按早产儿护理,注意观察有无低血糖、低血钙、高胆红素血症和新生儿呼吸窘迫综合征等症状。根据产妇血糖遵医嘱调整胰岛素用量。预防产褥感染,及早识别感染征象并予处理。

7. 患者安全　对孕产妇进行血栓、跌倒、压力性损伤等风险评估,对评估结果为高风险者张贴相应风险标识。血糖控制不佳,需适当运动者,嘱家属陪伴。同时积极给予相关健康知识宣教,避免意外伤害。

8. 人文关怀　为孕产妇提供舒适的环境,家属的陪伴,细心的健康指导。

三、妊娠合并病毒性肝炎的评估与干预

病毒性肝炎是由肝炎病毒引起的以肝脏病变为主要表现的一组传染性疾病。病毒性肝炎目前确定的致病病毒包括:甲型肝炎病毒(hepatitis A virus,HAV)、乙型肝炎病毒(hepatitis B virus,HBV)、丙型肝炎病毒(hepatitis C virus,HCV)、丁型肝炎病毒(hepatitis D virus,HDV)及戊型肝炎病毒(hepatitis E virus,HEV)5种。目前,又发现庚型肝炎病毒、输血传播肝炎病毒。我国是乙型肝炎的高发病率国家,妊娠合并重型肝炎是我国孕产妇死亡的主要原因之一。

（一）病因

1. 妊娠期间基础代谢增加,营养物质消耗增加,肝内糖原存储减少,对低糖耐受程度降低,肝脏的抗病能力下降。

2. 妊娠期间大量的雌激素在肝脏失活,会干扰脂肪的运输和胆汁的排泄,加重肝脏负担。

3. 分娩时体力的消耗和酸性代谢产物增多以及产后出血等因素,都会加重肝脏负担。妊娠期间的并发症也容易引起肝脏损害。

（二）分类

1. 甲型肝炎病毒　甲型肝炎病毒通过消化道传播,通常不能通过胎盘屏障感染胎儿,垂直传播可能性很小,但是分娩过程中接触母亲血液、吸入羊水或者胎粪污染会导致新生儿感染。

2. 乙型肝炎病毒　可以通过垂直传播,产时和产后传播三种途径传播。

尽管近年来乙型肝炎的垂直传播率有所降低，但垂直传播仍然是我国慢性乙型肝炎病毒感染的主要原因之一，新生儿感染患者中发展成慢性乙型肝炎病毒感染者的比例超过了 80%。尽管乙型肝炎疫苗和乙型肝炎高效价免疫球蛋白联合免疫方案可以将乙型肝炎病毒的垂直传播率降低，但仍然有 10%~15% 的婴儿发生免疫失败。

3. 丙型肝炎病毒　国外报道丙型肝炎病毒的垂直传播发生率为 4%~7%。妊娠晚期患丙型肝炎，垂直传播的概率增加，但是许多发生了宫内感染的新生儿在出生后的 1 年内会自然转阴。

4. 丁型肝炎病毒　丁型肝炎病毒是一种缺陷性病毒，其须依赖乙型肝炎病毒而存在，其感染大多数是在感染乙型肝炎病毒的人群中发现的。丁型肝炎病毒传播路径与乙型肝炎病毒相同，主要通过体液、血液或者注射等途径传播。

5. 戊型肝炎病毒　有垂直传播的案例，传播途径与甲型肝炎病毒类似。

6. 庚型肝炎病毒和输血传播（己型）肝炎病毒　己型肝炎病毒主要经过血液传播；庚型肝炎病毒可发生垂直传播，而慢性乙型、丙型肝炎患者更容易发生庚型肝炎病毒的传播。

（三）对母儿的影响

1. 对母亲的影响　病毒性肝炎会导致孕妇妊娠早期加重早孕反应，并且在妊娠晚期可能因为肝脏灭活醛固酮的能力降低，增加子痫前期的发病率。病情严重时因影响凝血因子合成功能，易致凝血因子降低，进而容易导致产后出血；妊娠晚期合并肝炎易转变为重型肝炎，增加孕产妇死亡率。

2. 对围产儿的影响　增加了流产、早产、死胎、新生儿死亡的发生概率，肝功能异常者围产儿死亡率达到 46‰。孕妇患病毒性肝炎，肝炎病毒可通过胎盘屏障垂直传播感染胎儿。对于围生期感染的婴儿，免疫功能并未完全发育，其中一部分转为慢性病毒携带状态，继而容易发展为肝硬化或者原发性肝癌。

（四）临床表现

临床可表现为全身酸痛、乏力、发热、畏寒等流感样症状，也可有食欲减退、恶心、呕吐、厌油腻、腹胀及肝区疼痛等消化道症状。黄疸性肝炎患者除了上述症状以外，还可表现为皮肤巩膜黄染，尿色深黄。

（五）辅助检查

1. 肝功能检查　主要项目包括血清丙氨酸转氨酶（ALT）、天冬氨酸转氨酶（AST）以及血清总胆红素等。胆红素持续增高而转氨酶降低，这称为"胆酶分离"，提示重型肝炎患者的肝细胞严重坏死，预后不良。

2. 肝炎病毒病原学检查　表现为相应的肝炎病毒血清抗原抗体检测出现阳性。

3. **影像学检查**　主要为 B 型超声检查,也可以采用磁共振检查,以观察肝和脾的大小以及是否有肝硬化、肝脂肪变性、腹腔积液等表现。

(六)处理原则

1. **孕前处理**　感染 HBV 的生育期妇女最佳的受孕时机是肝功能正常、血清 HBV DNA 低水平、肝脏 B 型超声检查没有特殊改变。

2. **妊娠期处理**　轻症急性肝炎经治疗好转后可继续妊娠。慢性活动性肝炎者妊娠后可加重,疗效不好应考虑终止妊娠。

3. **分娩期处理**　非重型肝炎孕妇可以经阴道分娩。肝炎孕妇分娩前备好新鲜血液,分娩过程中防止滞产、产道损伤和胎盘残留,胎肩娩出后即刻使用缩宫素预防产后出血。

4. **产褥期处理**　注意休养和护肝的治疗。HBsAg 阳性母亲的新生儿经主动以及被动免疫后可母乳喂养。

(七)护理评估

1. **健康史**　护理人员应该询问孕妇有没有与肝炎患者密切接触史、输血史、注射血液制品史及肝炎疾病家族史等。如果遇到重症肝炎孕妇,应该仔细询问疾病的诱发因素、治疗情况及家属对肝炎相关知识了解的情况。

2. **身体状况**　评估孕产妇有无流感样症状及消化道症状,皮肤巩膜有无黄染;评估肝脏的大小,肝区有无叩击痛等。

3. **辅助检查**　可以进行肝功能检查、血清病原学检查及影像学检查。

4. **心理 - 社会状况**　了解孕产妇和家属对该疾病的认识程度,以及家庭社会支持系统是否完善。因为担心胎儿被感染,产妇可能会产生自卑、焦虑、矛盾的心理,应重点评估。

(八)护理措施

1. **基础护理**

(1)生活护理:保证充足的休息时间,避免体力劳动。

(2)减少刺激:保持大便通畅,避免便秘,严禁肥皂水灌肠。

2. **健康宣教**

(1)饮食指导:可进食含优质蛋白、高维生素、丰富碳水化合物、低脂肪的食物,加强营养。

(2)疾病知识宣教:加强卫生知识宣教,普及疾病预防相关知识,重视高危人群特别是婴幼儿的疫苗接种。

3. **专科护理**

(1)妊娠期:嘱患者定期产检,严格执行消毒隔离制度,所用器械应该单独处理,防止交叉感染;妊娠合并重症肝炎的患者注意保护肝脏,预防肝性脑病的发生;预防弥散性血管内凝血(DIC)和肝肾综合征,密切监测患者的生命体征,控制出入量。

（2）分娩期：密切观察产程的进展，提供舒适、安全的待产环境，满足产妇的生理和生活需要；监测凝血功能，积极预防 DIC；产程中正确处理，注意防止垂直传播及产后出血；预防感染，应严格执行消毒隔离制度。

（3）产褥期：指导产妇进行母乳喂养，因病情不适宜哺乳者，告知其人工喂养的知识，并教会其人工喂养的方法，指导尽早回乳。可以口服生麦芽和外敷芒硝回乳，因雌激素对肝脏有损害，回乳时不宜使用。

4. **治疗用药及措施**

（1）保护肝脏：遵医嘱使用保肝药物，蛋白质的摄入量需要严格限制。

（2）预防 DIC：可在孕妇分娩前几日肌内注射维生素 K_1，还要配备新鲜血液。使用肝素治疗时，量宜小不宜大。

（3）预防产后出血：产后正确使用缩宫素。

（4）控制感染：需要使用抗生素预防感染时应使用对肝脏损害较小的药物。

（5）新生儿免疫：其母为 HBsAg 阴性的新生儿，出生 12 小时内应接种 10μg 重组酵母乙型肝炎疫苗的第一针；其母为 HBsAg 阳性的新生儿，在出生 12 小时内除了接种 10μg 重组酵母乙型肝炎疫苗的第一针外还应注射 100IU 乙型肝炎免疫球蛋白，须在不同部位注射。

5. **心理护理**　给孕产妇和家属讲解疾病相关的知识，让家属理解和配合；缓解孕产妇的自卑心理，提高孕产妇自我照顾能力。

6. **病情观察**　观察是否有性格改变或行为异常，如扑翼样震颤等肝性脑病的前驱症状；肝素治疗时，观察是否有出血倾向；监测凝血功能，观察有无口腔、鼻腔和皮肤、黏膜出血的倾向；观察产后子宫收缩和阴道流血的情况。

7. **患者安全**

（1）风险评估：对孕产妇进行血栓、跌倒、出血等风险评估。

（2）新生儿安全：新生儿应在规定时间内尽早接种乙型肝炎疫苗及乙型肝炎免疫球蛋白。

8. **人文关怀**　评估孕妇对妊娠期疾病相关知识了解情况，并及时给予帮助；为产妇及家人及时提供母乳喂养相关知识，打消疑惑。

四、妊娠合并急性胰腺炎的评估与干预

妊娠合并急性胰腺炎（acute pancreatitis）是一种妊娠期较常见的外科急腹症，妊娠晚期及产褥期发病率较高，为 1/10 000~10/10 000，并且近年呈上升的趋势。妊娠合并急性胰腺炎有多种致病危险因素，胆道疾病、脂代谢异常为最常见的两种病因。

（一）病因

妊娠合并急性胰腺炎的病因较为复杂，常见的病因为胆道疾病、脂代谢异常。

1. 胆道疾病　胆道结石使胆总管末端阻塞,胆汁无法经胆总管排出,逆流进入胰管,破坏其黏膜屏障,从而诱发急性胰腺炎。胆囊和胆管炎症也可引起十二指肠乳头痉挛或狭窄,从而诱发急性胰腺炎。

2. 脂代谢异常　其机制目前尚未明确,可能是甘油三酯在胰脂肪酶的作用下生成游离脂肪酸从而直接破坏腺泡,引起急性胰腺炎。脂代谢异常引起血脂升高、血液黏稠度升高,也可能使胰腺病变加重。

3. 酒精　酒精可促进胰液分泌,致胰管内压升高,从而损伤胰腺细胞。

4. 其他　子痫前期、吸烟、药物等。

(二)分类

轻症胰腺炎和重症胰腺炎是按病情严重性来划分;急性水肿性胰腺炎、出血坏死性胰腺炎是按病理改变过程来划分。该病轻症预后好,重症治疗困难且病死率高,母儿健康可因处理不及时或处理不当受到严重威胁。

(三)对母儿的影响

1. 妊娠合并急性胰腺炎若炎症局限在胰腺,则患者的预后较好;若是重症胰腺炎,可能发生肺水肿、急性腹膜炎、急性呼吸窘迫综合征、弥散性血管内凝血、全身炎症反应综合征、脓血症、急性肾损伤、肠梗阻、多器官功能衰竭等合并症,且重症患者易引起不同程度的胰腺功能不全。

2. 若血管内皮细胞被炎症因子损伤,可引起胎盘血液灌流不足;发生代谢性酸中毒,代谢紊乱时易使母体中的胎儿发生流产、早产、宫内胎儿窘迫、胎死宫内及围产儿不良结局等,妊娠期高脂血症患者中这种情况更是常见。

(四)临床表现

1. 症状　腹痛常见于患者进食高脂食物或饱餐后,突然发作,疼痛剧烈,呈阵发性加剧,多位于左上腹,可弥漫至全腹,甚至放射至腰、背、肩部。由于妊娠期宫底升高,胰腺解剖位置相对较深,因此腹痛症状可不典型,患者也可能出现恶心、呕吐、腹胀、黄疸、发热等表现。重症胰腺炎患者若出现脉搏细数、四肢厥冷时要考虑是否发生休克,若发生水电解质紊乱、呼吸急促、发绀、少尿、胃肠道出血等表现时考虑多器官功能衰竭,这些症状可能导致胎儿生长受限、早产、流产、胎儿严重缺氧甚至是死胎等。

2. 体征　腹胀可与腹痛同时存在,轻症时上腹部压痛、肌紧张不明显,重症时出现肌紧张、反跳痛、肠鸣音减弱或消失,也可能出现移动性浊音等腹膜炎或腹腔积液体征。同时存在腹腔内压力增高可致腹腔间隔室综合征(abdominal compartment syndrome),如果出血经腹膜后进入皮下组织,左腰部皮肤出现青紫色斑称为格雷-特纳征(Grey-Turner sign)、脐周皮肤出现青紫色斑称为卡伦征(Cullen sign)。

（五）辅助检查

1. **血清淀粉酶、尿淀粉酶测定**　为该病最常用的诊断方法。血清淀粉酶数值在发病后 24 小时达峰值，48 小时后逐渐下降，多在发病后 4~5 日降至正常范围；尿淀粉酶在发病后 24 小时内升高，48 小时达峰值，1~2 周恢复正常范围。胰腺坏死面积较大时，淀粉酶也可出现不增高的现象，所以血清淀粉酶值正常时也不能排除急性胰腺炎。血脂肪酶在起病后 1~3 日内升高，持续时间较长，可达 7~10 日，与血清淀粉酶相比，具有较高的特异性和敏感性。

2. **腹部超声检查**　显示胰腺组织呈弥漫性增大；胰腺出血坏死时可出现强回声区，胰腺周围渗液呈无回声区。胃肠道胀气可影响诊断的效果。

3. **CT 增强扫描**　为最具诊断意义的检查，尤其是 CT 增强扫描，可判断胰腺有无渗出、坏死或脓肿。即使对胎儿有影响，如有必要仍须进行 CT 检查。MRI 可以提供与 CT 类似的诊断结果，对评估坏死性胰腺炎、炎症范围以及腹腔内有无游离气体等有一定的诊断意义。

（六）处理原则

处理原则与非孕期急性胰腺炎基本相同，减轻腹痛、减少胰液分泌、解痉止痛、预防感染、防治并发症。在治疗过程中应充分考虑该病的起病原因、孕周和对胎儿的影响。如果没有并发症和器官功能障碍，保守治疗的疗效较好；如为重症胰腺炎，在发病的 48~72 小时内应尽快手术治疗。

（七）护理评估

1. **健康史**　了解患者的职业、年龄、饮食习惯、孕周等一般情况；了解患者孕前有无胆道疾病、高脂血症、十二指肠疾病、胰腺疾病等既往史。

2. **身体状况**　评估患者腹痛、腹胀的部位及性质；有无体温升高、腹膜刺激征、皮下瘀斑等体征，有无恶心、呕吐等消化道症状。

3. **辅助检查**　了解患者血清淀粉酶、尿淀粉酶、血清脂肪酶的检验结果有无异常；行影像学检查时，关注患者的腹部 B 型超声、CT 或 MRI 等结果有无异常。

4. **心理 - 社会状况**　了解患者对急性胰腺炎的了解程度，对手术及胎儿的担忧；了解患者的家庭支持系统等情况。

（八）护理措施

1. **基础护理**

（1）卫生指导：指导患者注意食品、个人及环境卫生。

（2）减轻疼痛：协助患者取屈膝左侧卧位，这个体位既可以缓解患者腹部疼痛，又能够预防胎儿宫内缺氧；按摩患者的背部可以帮助其缓解疼痛，增加患者的舒适感。

（3）降低体温：对于发热患者，应及时给予物理降温。选择药物降温时要谨慎，严格遵守医嘱，避免因用药不慎而对胎儿造成不良影响。

2. **健康宣教**

（1）疾病知识指导：向患者讲解本病诱发的主要因素、预后及并发症知识。告知患者如有胆道疾病应积极治疗，避免复发；若出现腹痛、腹胀、恶心等情况，应及时就诊。

（2）饮食指导：指导患者平时养成规律进食习惯，掌握饮食卫生知识，避免暴饮暴食。待腹痛缓解、可以进食时，应从少量低糖、低脂饮食开始，逐步恢复到正常饮食，避免刺激性强、产气多、高蛋白、高脂肪食物，戒烟、酒，防止疾病复发。

3. **专科护理**

（1）产科护理：密切观察患者宫缩、阴道流血和/或流液及胎儿宫内情况等。

（2）须及时终止妊娠者的护理：有严重感染、宫内胎儿窘迫、已临产须立即终止妊娠者，应立即做好产前、术前准备。

4. **治疗用药及措施**

（1）镇静、镇痛：未明确诊断前禁用镇痛药物，明确诊断后使用镇痛药物要考虑对胎儿是否有影响。

知识拓展

急性胰腺炎患者的镇痛治疗

缓解急性胰腺炎患者的疼痛是临床工作的重要治疗目标。疼痛明显的急性胰腺炎患者应在入院 24 小时内接受镇痛治疗。急性胰腺炎患者的镇痛治疗中都曾用阿片类药物及非甾体抗炎药，各镇痛药物的安全性和有效性证据有限，目前可用于急性胰腺炎镇痛治疗的共识及指南鲜见。对急性胰腺炎患者按照围手术期急性疼痛镇痛方式进行镇痛治疗是目前常用的方法，包括全身与局部联合给药，患者自控镇痛与多模式镇痛相联合的方式。

（2）禁食、胃肠减压：有效预防呕吐，减轻患者腹胀、腹痛情况。

（3）静脉补液：扩容补液治疗可以预防酸碱失衡、水电解质紊乱。

（4）预防和抗感染：口服抗生素以清除肠道内致病菌。

（5）抑酸、抑酶：及时使用如生长抑素、质子泵抑制剂、H_2受体拮抗剂等抑制胰酶的药物。

5. **心理护理**　妊娠合并急性胰腺炎的孕妇最常出现恐惧心理。一是害怕胎儿生命安全和胎儿后续的生长发育受疾病的影响；二是担心病程长、预后不佳、治疗费用等问题。为孕妇提供良好的病区环境，满足孕妇的合理需求，及时了解孕妇的心理状况，将胎儿在宫内的安危情况及时告知孕妇，可以帮助其消除恐惧心理。

6. **病情观察**　密切观察孕产妇的病情发展、生命体征、意识状态、皮肤状况，准确记录患者 24 小时出入量，监测胎儿宫内情况，为预防早产的发生可遵医嘱适当使用宫缩抑制剂。

7. **患者安全**

（1）风险评估：对孕产妇进行疼痛、血栓、跌倒、压力性损伤等风险评估，对评估结果为异常者，应给予相关健康知识宣教。

（2）新生儿安全：新生儿出生以后要加强巡视，发现异常及时汇报儿科医生。

8. **人文关怀**　可采取转移注意力、音乐治疗等方法舒缓孕产妇焦虑、紧张的情绪。护理操作过程中注重孕产妇对疼痛的诉说，鼓励其表达自身感受，对待孕产妇有同理心。

（韦　琳　陶琳佳）

第十一章　异常分娩的评估与干预

第一节　产力异常的评估与干预

在分娩过程中,子宫收缩力具有对称性、节律性、极性和缩复作用的特点。不论何种原因引起上述特点发生变化,都称为子宫收缩力异常,简称产力异常（abnormal uterine action）。在临床上,产力异常主要有两类,分别为子宫收缩乏力（简称宫缩乏力）和子宫收缩过强,每一类又可分为协调性子宫收缩异常以及不协调性子宫收缩异常。

一、子宫收缩乏力的评估与干预

（一）病因

1. **子宫肌源性因素**　子宫肌纤维过度伸展、子宫肌瘤、子宫腺肌病等任何可影响子宫肌纤维正常收缩的因素,都可能导致子宫收缩乏力。

知识拓展

美国妇产科医师学会关于"巨大胎儿"的部分推荐建议

在 2019 年美国妇产科医师学会实践简报《巨大胎儿》（No.126）中,证据等级较高的 A 类推荐意见如下:

A1:超声或者临床测量对于出生体重的预测不准确,对"疑似巨大胎儿"超声生物测定法估测胎儿体重的准确性并不优于腹部触诊法。A2:应鼓励无禁忌证的妇女在妊娠期间进行体能和有氧训练,以降低娩出巨大胎儿的风险。A3:鉴于控制母亲的高血糖可以降低娩出巨大胎儿的风险,故建议对妊娠糖尿病的孕妇进行血糖管理。

---

2. **胎位异常或头盆不称**　由于胎头下降受阻,胎儿先露部不能紧贴子宫下段以及宫颈内口,不能刺激子宫收缩。

3. **内分泌失调**　子宫对宫缩物质的敏感性下降以及缩宫素受体量少,分娩启动后,乙酰胆碱、前列腺素及缩宫素合成与释放减少,胎盘合成和分泌硫酸脱氢表雄酮量较少,从而导致宫颈成熟度欠佳。

4. 精神源性因素 产妇在分娩时有紧张、恐惧等精神心理障碍,待产时间过长、过于疲劳、膀胱过度充盈、水电解质紊乱等。

5. 其他 在产程早期大剂量使用解痉、镇痛、镇静剂以及宫缩抑制剂,椎管内麻醉药物镇痛,都可直接抑制子宫收缩,延长产程。

(二)分类

1. 协调性子宫收缩乏力 又称为低张性子宫收缩乏力(hypotonic uterine inertia)。特点是子宫收缩具有正常的节律性、对称性和极性,但收缩力弱,宫腔内压力小于 15mmHg,宫缩 <2 次 /10min,宫缩持续时间较短,间歇期长。当宫缩达高峰时,宫体没有明显隆起,指压宫底时子宫肌壁有凹陷,可能会导致产程延长或停滞。

根据宫缩乏力发生的时期可分为:

(1)原发性宫缩乏力:在产程早期出现的宫缩乏力。

(2)继发性宫缩乏力:宫缩在产程早期正常,但当产程进展到第一产程的活跃期后期或第二产程时宫缩的强度减弱,从而使产程延长或停滞,这种情况多数伴有胎位的异常或骨盆的异常。

2. 不协调性子宫收缩乏力 又称为高张性子宫收缩乏力(hypertonic uterine inertia)。特点是子宫收缩失去了正常的对称性、节律性和极性,宫缩的兴奋点来自子宫下段,节律不协调,宫缩由下往上进行扩散,不产生向下的合力,导致宫缩的时候宫底部较弱,而子宫下段较强,宫缩间歇期子宫不能放松,使得宫口扩张受限,胎先露下降受阻,属于无效的宫缩。

(三)对母儿的影响

1. 对母体的影响 子宫收缩乏力可能会导致产程延长。严重者可出现脱水、酸中毒或低钾血症。如第二产程延长,可能因产道受压过久导致产后尿潴留,严重者可能形成生殖道瘘等,并且产后出血、产褥感染以及剖宫产率都可增加。

2. 对胎儿的影响 不协调性子宫收缩乏力可使子宫胎盘循环受影响,从而导致宫内胎儿窘迫;产程延长使阴道助产率增加,也造成新生儿入住重症监护病房的概率增加。

(四)护理评估

1. 健康史 了解产妇有无羊水过多、子宫肌瘤、子宫畸形等病史,此次妊娠是否为多胎妊娠,有无发生巨大胎儿的可能;在产程当中及时发现异常,并评估产妇在产程早期是否使用过大剂量的镇静、镇痛剂以及宫缩抑制剂等。

2. 身体状况

(1)症状:评估产妇有无生命体征的异常;有无意识状态或精神状态的改变;有无神经兴奋性的降低和肌力的改变。

(2)体征:评估产妇有无体液不足,如静脉充盈程度。

3. 辅助检查

（1）胎儿监护：监测宫腔内的压力值以及子宫收缩的持续和间歇时间有无异常。

（2）心电图：了解有无心电图的异常改变。例如 T 波降低、双相、倒置或增宽，甚至出现 U 波，提示可能有低钾血症；而 T 波高尖，QT 间期延长，随后出现 QRS 波增宽，则提示可能有高钾血症。

（3）血常规：若红细胞计数、血细胞比容、血红蛋白都升高，则提示有血液浓缩现象。

（4）血清电解质：了解血清 Na^+、K^+、Cl^- 等电解质成分以及渗透压是否正常。

（5）尿比重：评估尿比重，尿比重高而尿少，提示肾脏无严重损害，尿少是由体液不足引起的。

4. **心理 - 社会状况**　产妇及家属可因产程延长、子宫收缩疼痛而感到紧张、焦虑、不安，担心产妇及胎儿情况。

（五）护理措施

1. **基础护理**　提供安静、舒适的环境，保证休息，鼓励产妇进食进饮，及时排空大小便。

2. **健康宣教**　指导产妇取舒适的体位，教会其放松技巧，以减轻分娩疼痛，促进产程的进展。

3. **专科护理**　产时适当增加胎心监测以及胎儿监护的次数，以便及时发现胎儿在宫内发生的异常情况，减少围产儿不良结局的发生。

4. **治疗用药及措施**

（1）协调性子宫收缩乏力：当出现协调性子宫收缩乏力时，首先应确定原因，做阴道检查了解宫口扩张及胎先露下降程度，及时排除头盆不称、胎位异常等。如果估计不能经阴道分娩者，应尽快行剖宫产术；若评估可经阴道分娩者，再根据具体的原因采取相应的措施加强子宫收缩。对第一产程中潜伏期出现的宫缩乏力，可用强镇静剂如哌替啶 100mg 或者吗啡 10mg 肌内注射，大多数潜伏期宫缩乏力者可在充分休息之后自然转入活跃期。而关于加强宫缩，未破膜者，可进行人工破膜，查看羊水情况，并进一步了解有无胎方位异常，同时破膜可使胎头紧贴子宫下段以及宫颈内口，反射性地引起子宫收缩，从而加速产程的进展。如果上述措施均无效时，可考虑使用小剂量缩宫素静脉滴注，具体用药剂量遵医嘱。

（2）不协调性子宫收缩乏力：应首先调节子宫收缩，将不协调变为协调，恢复其正常的节律性和极性。可予哌替啶 100mg 或者吗啡 10mg 肌内注射，经充分休息后多可恢复为协调性子宫收缩。如经上述处理不协调性子宫收缩仍未能得到纠正，或伴有头盆不称或宫内胎儿窘迫，应尽快行剖宫产术；如不协调性子宫收缩被控制，但子宫收缩力仍较弱，则按协调性子宫收缩乏力进行处理,但是在子宫收缩恢复为协调性子宫收缩前,严禁使用宫缩剂。

5. **心理护理** 针对产妇具体的心理问题提供个性化心理护理。

6. **病情观察** 观察子宫收缩的强度、节律性以及频率,及时识别协调性和不协调性的宫缩乏力;同时通过行阴道检查,了解宫口扩张情况以及胎先露的位置。

7. **患者安全** 对产妇进行风险评估,采取相应措施,避免意外伤害。

8. **人文关怀** 开展产时导乐陪伴分娩,鼓励伴侣参与分娩过程,缓解产妇紧张、焦虑情绪,预防由于精神心理因素导致的子宫收缩乏力。

二、子宫收缩过强的评估与干预

(一)分类

1. **协调性子宫收缩过强** 指子宫收缩具有正常的节律性、对称性和极性,仅子宫收缩力过强、过频。

2. **不协调性子宫收缩过强**

(1)强直性子宫收缩:子宫收缩失去了正常的节律性,无间歇,呈持续性强直收缩,常见于宫缩剂应用不当。

(2)子宫痉挛性狭窄环:子宫局部的平滑肌持续不放松,呈痉挛性的不协调性收缩而形成的环形狭窄,此狭窄环位于胎体狭窄的部位以及子宫上段和下段的交界处,不随着子宫收缩上升,和病理性缩复环不同。

(二)对母儿的影响

1. **对母体的影响** 协调性子宫收缩过强可能会导致急产,容易造成软产道的损伤,严重者可导致子宫破裂,并增加羊水栓塞的风险;而不协调性子宫收缩过强可能会导致产程异常、产后出血、胎盘嵌顿、产褥感染以及增加剖宫产率。

2. **对胎儿的影响** 子宫收缩过强容易诱发宫内胎儿窘迫、新生儿窒息甚至死亡。胎儿娩出过快,可能会导致新生儿颅内出血。接产的准备不充分,可能会导致新生儿发生感染、外伤或骨折。

(三)护理评估

1. **健康史** 了解产妇有无骨盆异常和妊娠合并症;评估产程开始时间和用药情况;如为经产妇,则须评估有无急产史。

2. **身体状况**

(1)症状:评估产妇有无烦躁不安、腹部拒按等症状。

(2)体征:评估产妇是否出现病理性缩复环、血尿等先兆子宫破裂的征象;评估有无宫颈扩张缓慢、胎先露部下降停滞等。

3. **辅助检查**

(1)胎儿监护:评估有无胎心听不清或时快时慢。

(2)B超检查:评估胎位情况、胎儿大小以及头盆关系。

4. **心理-社会状况** 产妇及家属可因担心产程进展而情绪不稳定,产生焦虑和恐惧的心理。

（四）护理措施

1. **基础护理**　为产妇提供安静、舒适的环境，指导生活护理。

2. **健康宣教**

（1）相关知识指导：孕期指导孕妇学习分娩技巧，避免过早屏气用力，预防急产的发生。

（2）就医指导：有急产史的孕妇或经产妇，如果出现胎膜破裂、不规律的宫缩或居住地距离医院较远的，建议其提前入院待产。

3. **专科护理**　接产时正确指导产妇用力，控制胎头娩出速度，防止软产道的严重损伤；及时发现软产道及会阴裂伤并给予缝合，预防新生儿颅内出血。

4. **治疗用药及措施**

（1）协调性子宫收缩过强：临产后慎用促宫缩的处理，一旦发生强直性子宫收缩，应立即予吸氧并同时给予宫缩抑制剂，如硫酸镁或特布他林等，必要时可使用哌替啶，具体用药剂量遵医嘱。密切监测胎儿情况，如果胎心正常，子宫收缩缓解，可继续阴道试产；如果子宫收缩不缓解，或已经出现宫内胎儿窘迫，应尽快行剖宫产术。

（2）子宫痉挛性狭窄环：首先应排除胎位不正和先露异常，无宫内胎儿窘迫者可采取期待疗法，停止一切宫腔内的操作，给予宫缩抑制剂并吸氧、镇痛、镇静等；如果胎死宫内，应该先缓解子宫收缩，可经阴道助产处理死胎。

5. **心理护理**　根据产妇出现的具体心理问题提供个性化心理护理。

6. **病情观察**　观察子宫收缩的强度和频率、胎心、宫口扩张及胎先露下降等。

7. **患者安全**　在产妇需下床活动或大小便时，应充分评估宫口扩张以及胎先露下降的情况，以防意外分娩。

8. **人文关怀**　集中操作，减少干预，加强沟通交流，以缓解产妇焦虑、紧张情绪。

（谯利萍　丁玉兰）

第二节　产道异常的评估与干预

产道异常包括骨产道（骨盆）异常及软产道（阴道、宫颈、子宫下段及盆底软组织）异常，临床上以骨产道异常多见。产道的异常使胎儿娩出受阻，分娩时应通过产科检查，评估骨盆大小与形态，明确狭窄骨盆的类型和程度，并结合产力、胎儿等因素，综合分析，作出正确判断。

一、骨产道异常的评估与干预

当骨盆径线过短或形态异常时,导致骨盆腔小于胎先露部可通过的限度,阻碍胎先露部下降,影响产程顺利进展,称为狭窄骨盆(contracted pelvis)。狭窄骨盆可以是一个径线过短或多个径线同时过短,也可以是一个平面狭窄或多个平面同时狭窄。

(一)病因

骨产道异常的主要病因包括发育性骨盆异常及骨盆的疾病或损伤。

(二)分类

1. **骨盆入口平面狭窄**(contracted pelvic inlet) 常见于扁平型骨盆,以骨盆入口平面前后径狭窄为主。骨盆入口平面狭窄根据对角径狭窄程度分3级(表11-2-1)。

扁平型骨盆常见以下两种类型:

(1)单纯扁平骨盆:入口呈横扁圆形,骶岬向前下突出,骨盆入口前后径缩短而横径正常。

(2)佝偻病性扁平骨盆:入口前后径短,呈横的肾形,骶岬向前突。骶骨变直向后翘,尾骨呈钩状突向骨盆出口平面。由于坐骨结节外翻使耻骨弓角度增大及骨盆出口横径变宽。

2. **中骨盆平面狭窄**(contracted midpelvis) 中骨盆平面狭窄较入口平面狭窄更为常见,见于男型骨盆及类人猿型骨盆,以坐骨棘间径和中骨盆后矢状径为主,分3级(表11-2-1)。

3. **骨盆出口平面狭窄**(contracted pelvic outlet) 常与中骨盆平面狭窄相伴行,主要见于男型骨盆;出口平面的径线中以坐骨结节间径和后矢状径的临床意义最大,尤其以前者更为重要。以坐骨结节间径及骨盆出口后矢状径为主,分3级(表11-2-1)。

表11-2-1 骨盆三个平面狭窄的分级

分级	入口平面狭窄对角径	中骨盆平面狭窄		出口平面狭窄	
		坐骨棘间径	坐骨棘间径+中骨盆后矢状径	坐骨结节间径	坐骨结节间径+出口后矢状径
Ⅰ级(临界性)	11.5cm	10cm	13.5cm	7.5cm	15.0cm
Ⅱ级(相对性)	10.0~11.0cm	8.5~9.5cm	12.0~13.0cm	6.0~7.0cm	12.0~14.0cm
Ⅲ级(绝对性)	≤9.5cm	≤8.0cm	≤11.5cm	≤5.5cm	≤11.0cm

4. **骨盆三个平面狭窄** 属正常女型骨盆,但骨盆三个平面各径线均比正常值小 2cm 或更多,称为均小骨盆(generally contracted pelvis),多见于身材矮小、体形匀称的妇女。

5. **畸形骨盆** 骨盆失去正常形态及对称性,包括跛行及脊柱侧凸所致的偏斜骨盆和骨盆骨折所致的畸形骨盆。骨盆骨折常见于尾骨骨折导致尾骨尖前翘或骶尾关节融合使骨盆出口前后径缩短,导致骨盆出口狭窄而影响分娩。

(三)对产程及母儿的影响

1. **对产程的影响** 狭窄骨盆可以使产程延长甚至停滞。骨盆入口狭窄影响胎先露的衔接,易发生胎方位异常;中骨盆狭窄可导致持续性枕后(横)位,进而导致胎头下降缓慢、胎头下降停滞、活跃期及第二产程延长;骨盆出口狭窄可导致胎头下降停滞、第二产程延长。

2. **对母体的影响** 骨盆入口平面狭窄,影响胎先露部衔接,易发生胎方位异常。若为中骨盆平面狭窄,影响胎头内旋转,易发生持续性枕横位或枕后位。胎先露下降受阻多导致继发性子宫收缩乏力,产程延长或停滞,使手术助产、软产道裂伤及产后出血增加;产道受压过久,可形成尿瘘或粪瘘;严重梗阻性难产伴宫缩过强形成病理性缩复环,进一步发展导致先兆子宫破裂甚至子宫破裂。因胎膜早破、手术助产增加以及产程异常行阴道检查次数过多,产褥感染机会亦增加。

3. **对胎儿及新生儿的影响** 骨盆入口狭窄导致胎头高浮或胎膜早破,使脐带先露及脐带脱垂机会增加,导致发生胎儿窘迫、胎死宫内、新生儿窒息、新生儿死亡等。胎头在下降过程中受阻,颅骨极度变形、受压易发生颅内出血。胎头长时间嵌顿于产道内,颅骨重叠,胎头受压,使软组织水肿,产瘤较大,严重时可发生颅骨骨折、颅内出血及新生儿产伤、感染等疾病。

(四)护理评估

1. **健康史** 了解孕妇产前检查的相关资料,尤其是骨盆各径线测量值及妇科检查记录、曾经处理情况及身体反应。询问孕妇有无佝偻病、脊髓灰质炎、脊柱或髋关节结核以及骨外伤史等。经产妇应详细询问既往分娩史、有无难产史或阴道助产、新生儿有无产伤等。

2. **身体状况**

(1)症状

1)骨盆入口平面狭窄:①胎先露及胎方位异常表现为狭窄骨盆孕妇出现异常胎位,如臀先露、肩先露或面先露等发生率是正常骨盆者 3 倍以上。头先露时头盆不称的发生率高,初产妇多呈尖腹、经产妇呈悬垂腹,临产后胎头迟迟不入盆,跨耻征阳性。②产程进展异常可根据骨盆狭窄程度、胎方位情况、胎儿大小及产力情况表现各异。当骨盆入口平面狭窄而致相对性头盆不称时,常见潜伏期及活跃期早期产程延长。绝对性头盆不称,即使产力、胎儿大小及胎位均正常,胎头仍不能入盆,常导致宫缩乏力及产程停滞,甚至出现梗阻性难产。③其他表现为胎膜早破、脐带先露及脐带脱垂等分娩期发病率增高,偶有狭窄骨盆伴宫缩过强和产道梗阻,表现为腹痛拒按、排尿困难、尿潴留等症状。检查可发现产妇下腹压痛、耻骨联合分离、宫颈水肿,甚至出现病理性缩复环、肉眼血尿等先兆子宫破裂征象,不及时处理可导致子宫破裂。

2)中骨盆平面狭窄:①胎方位异常是由于中骨盆横径狭窄导致胎头内旋转受阻,双顶径受阻于中骨盆狭窄部位,导致持续性枕后(横)位,经阴道分娩受阻。②产程进展异常见于胎头在宫口近全开时完成内旋转,因持续性枕后(横)位引起继发性宫缩乏力,多导致第二产程延长。③其他表现为胎头受阻于中骨盆,强行通过以及手术助产方式矫正胎方位等易导致胎头发生变形,软组织水肿,产瘤较大,严重者发生胎儿颅内出血、头皮血肿及胎儿窘迫等。

3)骨盆出口平面狭窄:常与中骨盆平面狭窄同时存在。易致继发性宫缩乏力和第二产程延长。

(2)体征

1)测量子宫底高度和腹围,评估胎儿大小。

2)腹部四步触诊以了解胎先露、胎方位及胎先露是否衔接。

3)评估头盆关系:正常情况下,部分初产妇在预产期前1~2周,经产妇于临产后胎头已经入盆。若已临产,胎头仍未入盆,则应充分估计头盆关系。检查头盆是否相称的具体方法:孕妇排空膀胱后仰卧,双腿伸直,检查者将一手放于耻骨联合上方,另一手将胎头向骨盆腔方向推压。若胎头低于耻骨联合平面,称跨耻征阴性,提示头盆相称;若胎头高于耻骨联合平面,则表示头盆明显不称,为跨耻征阳性。对出现跨耻征阳性的孕妇,应让孕妇取双腿屈膝半卧位,再次检查胎头跨耻征,若转为阴性提示为骨盆倾斜度异常,而不是头盆不称。头盆不称提示可能有骨盆相对或绝对狭窄,但是不能单凭胎头跨耻征阳性而轻易作出临床诊断,需要观察产程进展或试产后方可作出最终诊断。此项检查在初产妇预产期前两周或经产妇临产后胎头尚未入盆时有一定临床意义。

3. **辅助检查**

(1)B型超声检查:观察胎先露与骨盆的关系,测量胎头双顶径、胸围、腹围、股骨长度,预测胎儿体重,判断胎儿能否通过骨产道。

(2)胎儿电子监护:监测子宫收缩和胎儿胎心率的情况。

4. **心理-社会状况** 评估孕妇的心理状态及社会支持系统等情况。

(五)护理措施

1. **基础护理**

(1)饮食护理:注意补充营养与水分,可指导孕妇进食清淡易消化的食物,如清淡的肉汤、稀粥、米汤或与营养科联合定制孕产妇营养素,不能进食者予静脉营养补充。

（2）休息及大小便护理：为孕妇提供安静的环境，灯光适宜，让孕妇在舒适的待产和分娩环境中充分休息，定时排尿，利于胎先露下降，减轻孕妇不适感，排尿困难时应及时导尿。

（3）体位指导：指导孕妇采用自由体位待产及分娩，扩大骨盆径线，促进胎头的下降。

2. 健康宣教

（1）加强产前及产时的健康教育：向孕妇及家属讲解阴道分娩的可能性及优点，增强其阴道分娩的信心。

（2）就医指导：指导孕妇自我监测的方法，自觉胎动异常、胎膜早破时应立即到医院就诊。

3. 专科护理

（1）观察产程进展：将手放于孕妇腹部或用胎儿电子监护仪监测子宫收缩及胎心率变化，发现异常及时通知医生，尽早处理。

（2）协助处理：中骨盆平面狭窄者，若宫口已开全且胎头双顶径达坐骨棘水平或更低时，可经阴道徒手旋转胎头为枕前位，待其自然分娩，或用胎头吸引、产钳等阴道助产术，并做好抢救新生儿的准备；若胎头双顶径未达坐骨棘水平，或出现胎儿窘迫征象，应做好剖宫产术前准备。骨盆出口平面狭窄者应在临产前对胎儿大小与头盆关系进行充分评估，尽早决定分娩方式。出口平面狭窄者不宜阴道试产，临床上常用坐骨结节间径和后矢状径之和估计出口大小，若坐骨结节间径与后矢状径之和≤15cm者，足月胎儿不易经阴道分娩，应行剖宫产术前准备。

（3）不能试产：有明显头盆不称，不能从阴道分娩者，做好剖宫产术的围手术期护理。

（4）新生儿护理：胎头在产道压迫时间过长或手术助产的新生儿，应按产伤处理，严密观察其有无颅内出血或其他损伤等症状。

4. 治疗用药及措施

（1）预防产后出血：胎儿娩出后，及时遵医嘱使用宫缩剂预防产后出血。

（2）控制感染：及时遵医嘱使用抗生素，预防感染。保持外阴的清洁，每天冲（擦）洗会阴2次，使用消毒会阴垫。胎先露长时间压迫阴道或出现血尿时，应给予留置导尿管8~12日，必须保证导尿管通畅，以防发生生殖道瘘，做好留置导尿管产妇的管道护理，定期更换尿袋，防止泌尿系统感染。

5. 心理护理

（1）鼓励开展助产士门诊，建议夫妻双方进行分娩相关知识学习。消除孕妇对分娩的焦虑和恐惧心理，增强分娩的安全感，从而主动参与分娩配合。

（2）向孕妇及家属讲清楚阴道分娩的可能性及优点，增强其信心；认真解答孕妇及家属提出的疑问,使其了解目前产程进展状况。

（3）向孕妇及家属讲明产道异常对母儿的影响,使孕妇及家属消除对未知的焦虑,以取得良好的合作,积极参与分娩方式的选择和产程管理。

6. 病情观察 密切观察产程进展情况,有无产程延长甚至停滞;观察胎方位有无异常;观察有无胎头下降缓慢、胎头下降停滞、活跃期及第二产程延长。观察母体的变化,持续性枕横位或枕后位、胎先露下降受阻多导致继发性子宫收缩乏力,产程延长或停滞,使手术助产、软产道裂伤及产后出血增加;产道受压过久,可形成尿瘘或粪瘘;严重梗阻性难产伴宫缩过强形成病理性缩复环,进一步发展导致先兆子宫破裂甚至子宫破裂。观察胎儿及新生儿的情况,有无胎儿窘迫、胎死宫内、新生儿窒息、新生儿死亡等;有无颅骨骨折、颅内出血及新生儿产伤或感染等疾病。

7. 患者安全

（1）风险评估:对孕妇进行血栓、跌倒、压力性损伤等风险评估,对高风险者加强健康知识宣教,做好高风险标识,避免意外伤害。

（2）新生儿安全:做好新生儿抢救准备,预防新生儿窒息,加强新生儿巡视。

8. 人文关怀 提供人文关怀护理,使孕妇及家属建立对医护人员的信任感;采用导乐陪伴分娩技术缓解孕妇恐惧,使其安全度过分娩期。

二、软产道异常的评估与干预

软产道由阴道、宫颈、子宫下段及骨盆底软组织构成。软产道异常同样可导致异常分娩。应在妊娠早期常规行妇产科检查,了解软产道有无异常。

（一）病因

软产道异常多由先天性发育异常以及后天疾病引起。

（二）分类

1. 阴道异常 临床上常见的阴道异常有阴道横膈、阴道纵隔和阴道包块。

（1）阴道横膈:常位于阴道上、中段,在横膈中央或稍偏一侧常有一小孔,易被误认为宫颈外口。

（2）阴道纵隔:若伴有双子宫、双宫颈,位于一侧子宫内的胎儿下降,当通过该侧阴道分娩时,纵隔被推向对侧,分娩常无阻碍;阴道纵隔发生于单宫颈时,有时纵隔位于胎先露部的前方,胎先露部继续下降,若纵隔薄可自行断裂。

（3）阴道包块:包括阴道肿瘤、阴道囊肿和阴道尖锐湿疣。

2. 宫颈异常

（1）宫颈粘连和瘢痕:常为损伤性刮宫、感染、手术和物理治疗所致。

（2）宫颈坚韧:常见于高龄初产妇,宫颈缺乏弹性或精神过度紧张使宫颈痉挛,导致宫颈不易扩张。

（3）宫颈水肿:多见于扁平骨盆、持续性枕后位或潜伏期延长,宫口未开全时过早使用腹压所致。

（4）宫颈癌:癌肿质硬而脆,经阴道分娩易导致宫颈裂伤、出血及肿瘤扩散。

3. 子宫异常

（1）子宫畸形:包括双子宫、双角子宫、纵隔子宫等,难产发生率明显增加,胎位和胎盘位置异常发生率增加。

（2）瘢痕子宫:包括剖宫产史、穿过子宫内膜的肌瘤挖除、输卵管间质部及子宫角切除、子宫成形等手术后形成的瘢痕子宫。

4. 盆腔肿瘤

（1）子宫肌瘤:可以单发或多发,对分娩的影响取决于肌瘤的大小、数量及生长部位。

（2）卵巢肿瘤:由于子宫的提升、子宫收缩的激惹和胎先露的挤压,卵巢肿瘤易发生蒂扭转和破裂。当肿瘤阻碍胎先露衔接时,应行剖宫产术。

（三）对母儿的影响

1. 对母体的影响　阴道横膈、纵隔阻碍分娩,增加剖宫产率,并可能导致手术相关并发症。软产道瘢痕影响宫口扩张,导致滞产;子宫下段及宫体瘢痕试产,易发生子宫破裂,危及生命。盆腔肿瘤阻塞产道,卵巢肿瘤发生破裂、转移;宫颈肿瘤易引起出血,尖锐湿疣导致软产道撕裂伤等。

2. 对胎儿的影响　滞产引起胎儿窘迫,子宫破裂引发胎儿死亡,宫颈肿瘤导致新生儿人乳头瘤病毒的喉头种植。

（四）护理评估

1. 健康史　了解产前检查的一般资料,是否存在软产道及盆腔脏器的异常;既往有无疾病史,尤其是妊娠分娩史和盆腔疾病史。

2. 身体状况

（1）阴道异常

1）阴道横膈:影响胎头先露部下降。

2）阴道纵隔:若伴有双子宫、双宫颈,纵隔可被推向对侧,分娩多无阻碍;若阴道纵隔发生于单宫颈时,纵隔位于胎先露前方或纵隔薄时,分娩多可继续;若纵隔厚则会阻碍胎先露部下降。

3）阴道壁囊肿:若囊肿较大时,阻碍胎先露部下降,可行囊肿穿刺抽出其内容物,待产后再选择时机进行处理。阴道内肿瘤影响胎先露部下降而又不能经阴道切除者,应行剖宫产,原有病变待产后再行处理。较大或范围广的尖锐湿疣可阻塞产道,阴道分娩可造成严重的阴道裂伤。

（2）宫颈异常:宫颈粘连和瘢痕易致宫颈性难产;宫颈坚韧常见于高龄

初产妇,宫颈成熟不良、缺乏弹性或精神过度紧张使宫颈痉挛,致宫颈不易扩张。在宫口未开全时过早使用腹压,致使宫颈前唇长时间被压于胎头与耻骨联合之间,血液回流受阻引起水肿,影响宫颈扩张。

（3）子宫异常:子宫畸形易出现宫缩乏力、产程异常、宫颈扩张缓慢甚至子宫破裂。子宫畸形合并妊娠者,临产后应严密观察,适当放宽剖宫产手术指征。瘢痕子宫者再妊娠分娩时子宫破裂的风险增加。

（4）盆腔肿瘤:子宫肌瘤对分娩的影响主要取决于肌瘤的大小、数量及生长部位。黏膜下肌瘤合并妊娠,容易引发流产及早产;肌壁间肌瘤可引起宫缩乏力,产程延长;宫颈肌瘤和子宫下段肌瘤或嵌顿于盆腔内的浆膜下肌瘤,均阻碍胎先露衔接及下降,应行剖宫产术。卵巢囊肿容易发生蒂扭转、破裂和感染;卵巢肿瘤位于骨盆入口阻碍胎先露衔接。

3. **辅助检查**　B 型超声检查软产道及骨盆脏器有无异常。

4. **心理 - 社会状况**　评估因软产道异常造成的影响,孕妇及家属有无焦虑等情绪。

（五）护理措施

1. **基础护理**

（1）饮食护理:注意补充营养与水分,不能进食者给予静脉营养补充。

（2）休息及大小便护理:注意休息,排尿困难时应及时导尿。

（3）体位指导:指导舒适体位。

2. **健康宣教**

（1）加强产前及产时的健康教育:向孕妇及家属讲解阴道分娩的可能性及优点,增强其阴道分娩的信心。

（2）提倡导乐陪伴分娩,消除孕妇紧张情绪。

（3）嘱产妇产后注意保持伤口清洁,避免感染。

3. **专科护理**

（1）会阴切开时机:由于会阴疾病、瘢痕等原因导致会阴弹性差,在分娩时可进行预防性会阴切开术,以保证胎先露的下降,并避免会阴部过度损伤。如果在分娩过程中,阴道横膈、纵隔被撑薄而自行断裂,则分娩无阻碍;若阴道横膈、纵隔无法自行断裂,阻碍胎先露下降,则待组织被撑薄后可行人为切开。

（2）剖宫产术前准备:若软产道异常经处理后无效,胎先露下降受阻和娩出困难,或经阴道分娩会加重原有病情,应及时做好剖宫产的术前准备。

（3）产后护理:仔细检查软产道损伤情况,及时有效地缝合和压迫止血,避免大量的渗血或血肿形成。积极预防伤口感染,保持外阴清洁,每日定期擦洗外阴,使用消毒会阴垫。仔细观察产妇的阴道流血情况以及生命体征变化。会阴伤口可使用红外线照射,促使伤口愈合。

4. 治疗用药及措施

（1）预防产后出血：胎儿娩出后，及时遵医嘱使用宫缩剂预防产后出血。

（2）治疗宫颈及会阴水肿：宫颈水肿可于宫颈两侧各注入0.5%利多卡因5~10ml；会阴水肿可遵医嘱予硫酸镁湿热敷，以减轻会阴水肿。

（3）控制感染：及时遵医嘱使用抗生素，预防感染。

5. 心理护理

（1）加强与孕妇及家属的沟通，消除孕妇对分娩的顾虑和紧张情绪，增加其对分娩的信心。

（2）向孕妇及家属讲明软产道异常对母儿的影响，使孕妇及家属消除焦虑情绪，积极参与分娩配合。

6. 病情观察　密切观察胎先露是否入盆，是否下降受阻造成继发性子宫收缩乏力，是否产程延长甚至停滞；观察宫颈有无水肿，有无先兆子宫破裂及子宫破裂等征象。

7. 患者安全

（1）风险评估：对孕妇进行血栓、跌倒、压力性损伤等风险评估，对高风险者加强健康知识宣教，做好高风险标识，避免意外伤害。

（2）新生儿安全：做好新生儿抢救准备，预防新生儿窒息，加强新生儿巡视。

8. 人文关怀　提供人文关怀护理，使孕妇及家属建立对医护人员的信任感，采用导乐陪伴分娩技术，配合呼吸、按摩及音乐疗法等放松技巧，以减轻产妇分娩疼痛、促进产程进展。

（陈珠丽）

第三节　胎位异常的评估与干预

胎位异常包括头先露、臀先露及肩先露等异常胎方位，其中以持续性枕横位及持续性枕后位最为常见，是导致难产的主要因素，表现为产程延长或产程停滞致使胎儿无法经阴道分娩，可能导致母婴不良结局。

一、持续性枕横位或枕后位的评估与干预

正常分娩时，胎头通过俯屈、内旋转等一系列动作使胎头以最小径线通过骨盆各个平面从而完成分娩。若经充分试产后，胎头前囟持续位于3点或9点，即胎头矢状缝与骨盆横径一致称为持续性枕横位（persistent occiput transverse position）。通常胎头入盆时，50%的胎儿以枕横位入盆，最后仅有5%的胎儿以枕横位娩出，其余均转动至枕前位娩出。可以通过产程标准判断

孕妇是否充分试产。国外有学者建议,在第二产程,枕横位持续1小时及以上即可判断。

临产后经充分试产胎头枕部持续位于骨盆后方,称为持续性枕后位(persistent occiput posterior position),其发病率国内约为5%,也有文献报道为0.8%~27.1%,是头位难产中最多见的一种胎方位。

（一）病因

1. **骨盆异常** 持续性枕横位、持续性枕后位易发生于扁平骨盆、男型骨盆,主要原因为这两种骨盆的形态特征为前后径短小,故胎头多以枕横位入盆。类人猿型骨盆易致枕后位,多项研究证明具有类人猿型骨盆的孕妇发生枕后位的概率更高,且通常初次妊娠发生枕后位者,再次妊娠时枕后位发生率高。

2. **胎儿俯屈不良及头盆不称** 胎儿由于俯屈不良,导致胎头径线无法适应骨盆径线,妨碍胎头旋转。

3. **子宫收缩乏力** 良好的产力是阴道分娩的关键,有效的子宫收缩力能帮助胎头完成下降、俯屈等一系列动作,否则难以完成内旋转。

4. **其他影响因素** 宫颈肌瘤、前置胎盘、胎儿过大或过小以及胎儿发育异常等均可影响胎儿俯屈及内旋转,造成持续性枕后位或枕横位。

（二）临床表现

若出现原发性子宫收缩乏力或潜伏期延长应警惕持续性枕横位、枕后位。临产后由于胎儿俯屈不良及下降缓慢,宫颈无法得到胎头充分压迫,不能刺激内源性缩宫素释放,可发展为继发性子宫收缩乏力。

（三）对母儿及产程的影响

1. **对母儿的影响** 易导致母体宫缩乏力,产程延长。胎头长时间压迫软产道,可能使组织缺血坏死;长时间压迫膀胱,可能导致膀胱肌肉麻痹出现尿潴留,严重者可发生生殖道损伤或瘘。行剖宫产分娩、阴道助产的概率增加,软产道损伤及产后出血发生率相应上升,同时宫内胎儿窘迫、新生儿产伤和新生儿窒息发生率提高,围产儿死亡率也增加。

2. **对产程的影响** 产程各期均可延长,在第二产程内可出现胎头下降停滞。

（四）分娩机制

1. **枕横位** 大部分枕横位以横径入盆,无头盆不称的情况下,通过有效宫缩及体位纠正能旋转至枕前位分娩,若在第二产程持续性枕横位,可通过徒手、胎头吸引器或产钳等方式协助转胎位后娩出。

2. **枕后位** 在无头盆不称的情况下,大部分枕后位在良好的宫缩作用下旋转至枕前位继而分娩。当无法旋转至枕前位时,则通过内旋转将胎头转至枕后位。若俯屈较好,胎头持续下降,前囟达耻骨联合下方时,以胎头前囟为支点，继而俯屈，随之娩出顶部及枕部，然后胎头仰伸，经耻骨联合下方娩出额、鼻、口、颏；若俯屈不良，胎头会以较大的枕额径旋转，这种情况较前者更加艰难，除少数产力好、胎儿小的孕妇能自然分娩，一般都需要阴道助产。这种情况下，往往以胎头额部先拨露，当鼻根到达耻骨联合下方，以鼻根为支点，胎头先行俯屈，娩出前囟、顶部及枕部，随后胎头仰伸娩出额、鼻、口、颏（图 11-3-1）。

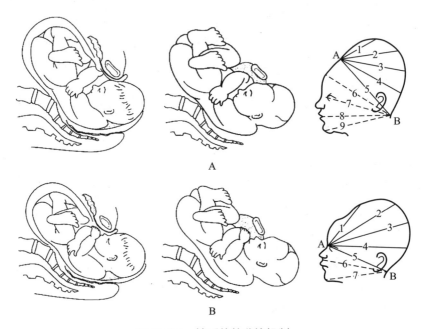

图 11-3-1　枕后位的分娩机制

A. 枕后位以前囟为支点娩出（胎头俯屈较好）；B. 枕后位以鼻根为支点娩出（胎头俯屈不良）。

（五）护理评估

1. 健康情况

（1）快速评估：迅速评估孕妇生命体征、胎心、宫缩、有无阴道流血或流液等情况，以判断是否有紧急情况需要立即处理。

（2）基本情况评估

1）一般情况评估：孕妇年龄、身高、体重、营养状况及休息情况。

2）病历资料：了解孕妇产前检查相关资料，包括既往病史，有无异常分娩史、腹部手术史。重点评估孕妇骨产道、软产道检查结果及 B 超检查结果，是否存在产道异常、巨大胎儿。

3）妊娠及临产情况：宫缩开始时间、频率及强度；有无破膜，破水时间，羊水性状、气味及量；有无异常阴道流血情况。了解孕妇血型、快速输血免疫结果、血红蛋白检查结果及相关实验室检查结果。

（3）专科情况

1）胎心：定时监测胎心，正常胎心率为 110~160 次 /min。观察胎儿电子监护胎心率加速变异情况。

2）宫缩：观察宫缩的间隔时间、持续时间、强度。关注宫缩时是否有伴随症状，若过早出现便意，可考虑是否为枕后位。

3）产程进展：通过阴道检查了解宫口扩张及胎先露下降情况。

2. 辅助检查

（1）腹部检查：枕横位胎儿呈头先露纵产式，通过四步触诊，可扪及胎臀位于宫底处，胎背位于孕妇腹部一侧。耻骨联合右上方扪及枕部为枕右横，反之为枕左横。大多数胎心音最强处位于胎背，因此只要找到胎心音最响亮处即可判断胎背方向。枕横位的胎心听诊在同侧母体下腹部侧方最清晰；枕后位在腹部正前方扪及四肢，由于胎背朝向母体后方，未临产时胎心听诊多位于母体脊肋区。视诊腹部有凹度，类葫芦状，胎动时可在腹部明显观察到。

（2）阴道检查：当宫口扩张到一定程度，可通过触及胎头的矢状缝及囟门的位置判断胎方位。若扪及胎头前囟位于 3 点或 9 点、胎头矢状缝与骨盆横径一致为枕横位，当胎头前囟位于 3 点为枕右横，反之为枕左横。胎头矢状缝与骨盆纵径一致，胎头后囟位于 5~7 点方向为枕后位。由于胎头重塑、胎儿头皮水肿，阴道检查误差率较高。

（3）影像学检查：通过超声监测，能随时监测胎方位，减少阴道检查的次数，孕妇接受程度高。

3. 心理 - 社会状况　由于持续性枕横位及枕后位易导致产程进展缓慢，长时间待产容易导致孕妇体液丢失；且持续性枕后位易致腰骶部不适感增加，孕妇易出现烦躁，丧失阴道分娩信心。可积极创造安心、舒适、宁静的氛围，提供柔和的待产环境、持续的分娩支持，落实母婴早期保健措施等温柔分娩理念，给予孕妇自然分娩信心。

（六）护理措施

1. **第一产程**　在产程早期发现枕横位、枕后位，要多次、反复、准确评估头盆关系，排除头盆不称情况，避免母婴损伤。可通过凌萝达教授提出的头位评分法（表 11-3-1）进行快速动态评价：总分 <10 分建议以剖宫产结束分娩，总分为 10 分可在严密观察下短期试产，总分 >10 分可大胆试产，若总分 >12 分原则上非紧急情况不以剖宫产为分娩方式。评估的内容包括骨盆大小、胎儿体重、胎方位、产力，其中骨盆大小及胎儿体重是不可改变因素，胎方位及产力则为可变因素，通过改变胎方位及进行产力管理可提高评分，增加阴道分娩成功率。

表11-3-1　头位评分法

骨盆大小		胎儿体重		胎头位置		产力	
项目	评分	项目	评分	项目	评分	项目	评分
>正常	6	2 500g±250g	4	枕前位	3	强	3
正常	5	3 000g±250g	3	枕横位	2	中（正常）	2
临界狭窄	4	3 500g±250g	2	枕后位	1	弱	1
轻度狭窄	3	4 000g±250g	1	高直位	0		
中度狭窄	2			面位、额位	0		
重度狭窄	1			前不均倾位	0		

（1）产力管理：维持良好的产力是促使持续性枕横位、枕后位经阴道分娩的重要因素。若孕妇出现原发性子宫收缩乏力，分辨孕妇是否处于临产状态，对于有高危因素的孕妇需要提高警惕，积极处理。若孕妇已临产，消除影响子宫收缩的不良因素，如孕妇休息差、膀胱过于充盈、心理紧张等，必要时行人工破膜或静脉使用小剂量缩宫素以增强宫缩。

（2）体位管理：发现枕横位时，孕妇可使用膝胸卧位、侧卧位、手膝卧位等体位通过重力作用将胎头转至枕前位。现有证据表明同侧卧位、同侧侧俯卧位是改善枕后位/枕横位产妇分娩结局的较优体位，能提高阴道分娩率、降低新生儿的窒息率。

知识拓展

持续性枕后位体位管理

持续性枕后位可通过自主体位使胎儿在羊水中通过浮力、重力作用改变至枕前位，常用的体位为手膝卧位、侧俯卧位、系列性体位干预。Stremler、Guittier等人的研究中，孕妇使用手膝卧位对枕后位进行体位干预，研究结果虽无法证明手膝卧位能帮助枕后位旋转胎头，但能增加母体舒适度，改善母体背部疼痛情况；Bueno-Lopez、Le Ray、吴霞等人的研究表明，产程中指导孕妇采取与胎儿脊柱同侧卧位，能有效纠正胎方位。系列性体位干预即指导孕妇在不同产程时机采取不同体位。

（3）陪伴分娩：有明确证据支持，第一产程中在一对一导乐陪伴支持下，进行呼吸和放松训练，使用分娩球、分娩凳、导乐车让孕妇自主选择体位，有利于产程进展。为孕妇提供安静的环境、昏暗的灯光，让孕妇在安静、舒适的待产/分娩环境中，熟悉的人及医护人员进行陪伴，根据孕妇自主意愿摆放体位，让孕妇积极参与其分娩决策过程，增强其阴道分娩信心，更利于自然分娩。

（4）饮食护理及排泄：对于剖宫产风险较低的孕妇可指导其进食清淡易消化的食物，例如稀菜汤、清淡的肉汤、米汤、藕粉，或与营养科联合定制孕妇个性化营养素，摄入量不足时，可使用静脉补液，以避免容量不足。同时提醒孕妇定时排空膀胱，利于胎儿下降，减轻孕妇不适感。

（5）疼痛护理：分娩中的疼痛常认为是子宫收缩引起的肌肉缺血及缺氧、胎头对盆底及会阴组织压迫所致，这在分娩过程中不可避免。药物镇痛通过消除孕妇身体疼痛达到镇痛目的；而非药物镇痛则是通过一系列方法缓解孕妇身体对疼痛的感觉，并且在持续提供分娩照护的过程中，鼓励重要家庭成员参与，增强其与孕妇的情感交流，实现减轻孕妇疼痛的目的，共同帮助孕妇积极应对疼痛，建立分娩信心。药物及非药物镇痛两者联合运用时，应注意加强生命体征的观察及待产时出入量的管理。

2. **第二产程**　若孕妇为持续性枕横位、枕后位，在骨盆条件许可情况下，可通过徒手旋转胎方位，将胎方位转至枕前位，提高阴道分娩率。若出现无法徒手旋转胎方位、胎心监护异常、第二产程延长等情况时，可以通过胎头吸引器、产钳助产。评估无法使用器械助产结束分娩时，宜尽快选择剖宫产结束分娩。

（1）指导用力：2024年美国妇产科医师学会发布《第一产程和第二产程管理》（No.8），推荐产妇在宫口开全时开始用力，以降低因延迟用力导致不良后果的风险。产妇在确定宫口开全后很快开始用力（称为早期或立即用力），可以尽量缩短第二产程；但若胎监图形正常且胎先露位置高，可以推迟用力，直至胎头进一步下降，以缩短最大程度用力的时长。此决定是基于产妇本身情况做出的，如是否需要加速分娩、产妇疲劳、椎管内麻醉引起的运动阻滞及产妇意愿。

（2）阴道助产：若评估孕妇及胎儿情况不佳，须行器械助产时，立即组织抢救团队，准备助产器械，助产前予导尿一次排空膀胱，准备好新生儿复苏相关物资。

（3）心理护理：诸多研究肯定了分娩教育能有效减少孕妇的焦虑与恐惧。因此鼓励开展助产士门诊，建议夫妻双方在分娩前共同进行相关知识学习，消除对分娩过程的焦虑和恐惧，减少生理性紧张。分娩过程中给予孕产妇精神方面的鼓励、心理上的安慰，增强其分娩的安全感，从而主动与医务人员配合；同时采取适当呼吸方法，减少孕产妇体力消耗，促进阴道分娩。

3. **第三产程**　做好新生儿复苏准备，积极预防产后出血。有软产道损伤者予缝合止血。

二、面先露的评估与干预

面先露（face presentation）又称颜面位，多于临产后发现，是指胎头以极度仰伸的姿势通过产道，胎儿枕骨与背部相接触。面先露以颏骨为指示点，是一种异常胎方位，其中颏前位较颏后位常见，占 2/3，国内发病率为 0.8‰~2.7‰，经产妇发病概率高于初产妇。

（一）病因

1. 头盆不称　由于骨盆狭窄等因素，临产后头盆不称导致胎头无法正常衔接，胎头仰伸形成面先露。

2. 胎儿因素

（1）胎儿畸形：无脑儿自发形成面先露；胎儿患甲状腺肿、颈部水囊瘤或胎儿颈部肌肉异常等颈部畸形或疾病常影响胎头俯屈导致面先露的发生。

（2）早产：早产儿衔接时胎头未能进行良好的俯屈，临产后易发展为面先露。

（3）其他：双胎妊娠、新生儿出生体重 <2 500g 被证明是面先露发生的高危因素。

3. 母体因素　经产妇易出现悬垂腹、腹壁松弛等情况，使胎儿活动空间增大，当胎背靠近母体前方，胎儿颈椎及胸椎过度仰伸形成面先露。

4. 其他因素

（1）脐带因素：脐带过短、脐带绕颈使胎头俯屈困难。

（2）胎盘因素：前置胎盘、低置胎盘影响胎头俯屈。

（3）胎膜早破、宫缩过强等导致胎头俯屈不良，羊水过多可能影响胎头俯屈。

（二）临床表现

胎头衔接受阻不易入盆，宫缩正常但产程进展缓慢，胎先露下降缓慢，继发宫缩乏力。腹部查体时可发现胎头高浮，且胎头高出部分与胎背在同侧，同时可辅以超声监测以明确胎方位。

（三）对母儿及产程的影响

1. 对母儿的影响　颏前位分娩易致会阴过度伸展导致会阴裂伤，颏后位分娩易导致梗阻性难产，子宫破裂的概率上升，产后出血率相应上升，同时宫内胎儿窘迫、新生儿颅内出血和新生儿窒息出现的概率增加，导致围产儿死亡率增高。面先露时，胎儿面部受压变形，可能出现皮肤青紫、肿胀，会厌水肿。

2. 对产程的影响　由于面先露以胎儿前囟颏径通过各产道，此径线较长，易出现产程延长，导致继发性子宫收缩乏力，出现活跃期延长甚至滞产。

（四）分娩机制

胎儿入盆后，受产力作用，进一步仰伸使胎头枕部贴近胎背，以前囟颏径通过各产道。任何面先露都需要旋转至颏前位才能分娩，分娩过程大致分为仰伸、下降、内旋转、俯屈及外旋转，不同颏方位分娩机制如下（图 11-3-2）：

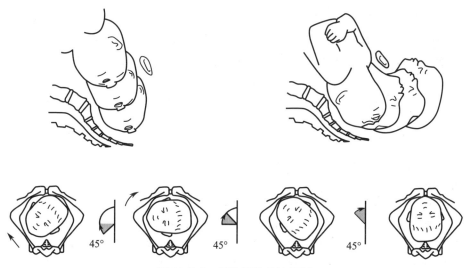

图 11-3-2　面先露的分娩机制

1. **颏前位**　胎头以仰伸的方式衔接,以前囟颏径入盆,转为前囟颏径通过产道,下降至中骨盆平面时,颏左前或颏右前发生内旋转至颏前位。当先露达到耻骨联合下方,颏部抵住耻骨弓,胎头通过俯屈,胎头后部逐渐适应产道大弯(耻骨凹),使口、鼻、眼、额、顶、枕相继娩出,经复位及外旋转使双肩径与骨盆出口前后径一致,胎肩及胎体相继娩出。

2. **颏横位**　颏横位常旋转成为颏前位,分娩过程同颏前位,若持续性颏横位则不能经阴道分娩。

3. **颏后位**　胎头在下降过程中,通过内旋转135°,转至颏前位,以颏前位方式分娩。若旋转受阻形成持续性颏后位,足月活胎则不能以该种胎方位分娩,须行剖宫产结束分娩。

（五）**护理评估**

1. **健康情况**　同持续性枕横位及枕后位评估。

2. **辅助检查**

（1）腹部检查:由于胎头不易入盆,胎儿不易下降,宫底位置较高。颏前位时,由于胎头过度仰伸,耻骨联合上方仅能扪及胎儿颈部及下颏,在孕妇腹部前壁易扪及胎儿肢体,胎头不易扪及,胎儿肢体侧下腹部处胎心听诊明显;颏后位时,在耻骨联合上方可扪及一凹陷,为胎儿枕骨隆突与胎背的反折处,此时胎心音遥远而弱。

（2）阴道检查:检查时,无法扪及胎儿圆而硬的颅骨,宫口扩张至3~5cm,可触及不平坦且软硬不均的胎儿颜面部,如口、鼻、眼、颧骨及眼眶等,根据胎儿口腔或下颌即可确定胎方位。应特别强调面先露须与臀先露及无脑儿鉴别,这是由于面先露低垂部位为口唇时易水肿,可能与臀先露时的肛门混淆而出现误判。面先露触及胎儿口唇时,仿佛进入一阻力较小的孔,能触及口腔内上腭与牙龈,有时能感觉到胎儿吮吸动作。臀先露时,进入肛门阻力较大,有括约肌收缩感,手指可染胎粪。由于面部受产道挤压常有水肿、淤血,且胎儿面部皮肤脆弱,阴道检查时动作应轻柔,避免损伤。

（3）超声检查:根据胎头枕部及眼眶的位置关系判断是否为面先露。超声图像显示颈椎反曲、S形脊柱等特点,通过胎儿肢体及脊柱的位置辅助判断颏方位,以决定分娩方式。

3. 心理 - 社会状况　由于产程进展缓慢及担心宫内胎儿缺氧,孕产妇可出现焦虑不安,应多与孕产妇交流,动态评估其心理状况,及时给予心理支持。

（六）护理措施

面先露常发生在胎头下降过程中,是额先露在胎头仰伸形成。面先露入盆,在无头盆不称的情况下,通过产力自发转至颏前位,只要胎儿情况良好,产程进展顺利,应给予充分试产机会,直到出现干预指征。颏前位时,排除头盆不称,若产力佳、胎心正常,可给予阴道试产;如果经积极处理后,出现活跃期延长或停滞倾向,可适当放宽剖宫产指征;若出现继发性子宫收缩乏力,第二产程延长,可用产钳或胎头吸引器助产分娩,注意会阴侧切要足够大,但该操作风险较高,应由经验丰富的人员进行。若胎儿为畸形儿,建议在宫口开全后行穿颅术尽快经阴道结束分娩。

面先露较为罕见,常有产程延长,在待产过程中须严密观察,不能过度期待。出现宫缩乏力、孕妇脱水、胎心率异常、产程异常、胎先露下降停滞时可适当放宽剖宫产指征。出现颏前位伴头盆不称,或出现宫内胎儿窘迫、持续性颏后位,持续有效宫缩下产程没有进展、活跃期延长或滞产等情况时,应行剖宫产术结束分娩。

（1）产力管理:面先露产程时间长,易致宫缩乏力,如出现产程延长及停滞,未破膜时应行人工破膜,可加强宫缩,同时可以了解羊水性状;评估胎儿宫内情况,行阴道检查辅以超声检查,准确判断胎方位;必要时使用缩宫素加强宫缩。

（2）胎儿电子监护:面先露易导致宫内胎儿窘迫、新生儿颅内出血和新生儿窒息出现的概率增加,所以需要加强胎心监护。胎心异常时要积极处理,适当放宽剖宫产指征。

（3）饮食及疼痛护理:待产过程中须保证孕妇营养及电解质摄入,提供个性化营养素。选择使用非药物和 / 或药物镇痛缓解宫缩疼痛。

（4）心理护理:同持续性枕横位及枕后位心理护理。

三、臀先露的评估与干预

臀先露(breech presentation)是较常见的异常胎位,占足月妊娠分娩胎儿的3%~4%。妊娠足月时臀先露可经阴道分娩,但存在较多并发症,包括脐带脱垂、新生儿窒息等,难产率和胎儿围生期死亡率较头位阴道产胎儿明显增高 3~8 倍。

（一）病因

1. 母体因素

（1）子宫腔过大:以经产妇、羊水过多孕妇多见,由于腹壁松弛、宫腔空间大,胎儿活动频繁,位置不易固定,易致臀位。

（2）子宫腔过小:羊水过少、子宫肿瘤凸向宫腔内、子宫畸形等情况导致胎儿活动受限,位置固定,无法由臀位转至头位。

（3）头盆不称:骨盆狭窄使胎儿头部入盆受阻,从而形成臀位。

2. 胎儿因素 多胎妊娠、胎儿畸形易发生胎儿臀位。

3. 胎盘因素 有证据表明前置胎盘易发生臀位,这是由于胎盘位于子宫下段,导致胎儿入盆困难。

（二）分类

根据胎儿双下肢的姿势,将臀先露分为 3 类(图 7-2-3)。

1. 单臀先露 胎儿以单侧臀部为先露部, 双髋屈曲,双腿伸直朝上,是臀位中最常见的胎位。

2. 完全臀先露 又称混合臀先露,以胎儿双侧臀部及双足为先露部,胎儿双髋及双膝屈曲,胎儿呈蜷缩态,犹如盘膝而坐。

3. 不完全臀先露 胎儿以一足或双足、单膝或双膝、或一足一膝为先露部,此种情况较少见。

臀先露的胎方位以胎儿骶骨为指示点,根据骶骨与母体骨盆的关系分为骶前位、骶右前、骶右横、骶右后、骶后位、骶左后、骶左横、骶左前 8 个胎方位。

（三）临床表现

孕妇常在下腹部感到胎动,若胎儿踢到直肠、膀胱等地方,会产生相应部位疼痛。胎心听诊部位常在脐周。

（四）对母儿及产程的影响

1. 对母儿的影响 由于臀位的先露部为胎臀,不同于胎头,胎臀形状柔软且不规则,对前羊膜囊压力不均,易引发胎膜早破,增加产褥感染的机会;助产机会增加,手术概率上升,产后出血风险增加。胎儿经阴道分娩,可发生脐带脱垂、后出头困难,导致胎儿窒息或胎死宫内、胎儿头颈部神经肌肉损伤、臀丛神经损伤、颅内出血、死产等不良影响。

2. 对产程的影响 由于胎儿臀周径较小,无法压迫宫颈引发宫缩,易发生活跃期延长和停滞。

（五）分娩机制

由于臀部较小且软,较大的胎头常娩出困难,容易导致难产。臀位分娩以胎臀为胎先露,随着宫缩下降,在娩出时,胎体为适应产道而侧屈,使后臀先行娩出,胎体稍伸直,前臀再娩出。胎臀及胎儿双足娩出后,胎肩快速下降到达耻骨弓下时,胎儿双肩径同骨盆出口前后径一致,胎体侧屈,后肩及后上肢、前肩及前上肢相继娩出。胎头随着胎臀、胎肩下降,当胎头枕骨下凹达耻骨弓下时,以枕骨下凹为支点,胎头俯屈,相继娩出颏、面、额部及枕骨(图 11-3-3)。

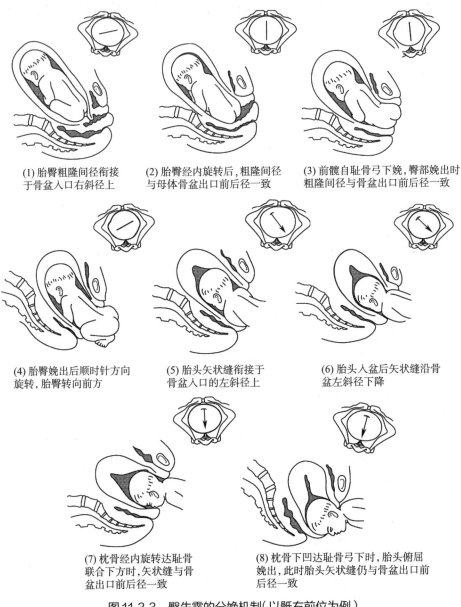

(1) 胎臀粗隆间径衔接于骨盆入口右斜径上

(2) 胎臀经内旋转后,粗隆间径与母体骨盆出口前后径一致

(3) 前髋自耻骨弓下娩,臀部娩出时粗隆间径与骨盆出口前后径一致

(4) 胎臀娩出后顺时针方向旋转,胎臀转向前方

(5) 胎头矢状缝衔接于骨盆入口的左斜径上

(6) 胎头入盆后矢状缝沿骨盆左斜径下降

(7) 枕骨经内旋转达耻骨联合下方时,矢状缝与骨盆出口前后径一致

(8) 枕骨下凹达耻骨弓下时,胎头俯屈娩出,此时胎头矢状缝仍与骨盆出口前后径一致

图 11-3-3   臀先露的分娩机制(以骶右前位为例)

(六)护理评估

1. 健康情况   同持续性枕横位及枕后位评估。

2. **辅助检查**

（1）腹部检查：行四步触诊时,在耻骨联合上方触及胎儿臀部或肢体,宫底位置可触及胎头,有浮动感。足月妊娠胎心听诊常在孕妇脐周明显。

（2）阴道检查：能扪及柔软而不规则的臀部或肢体,通过阴道检查能确定臀先露的类型。注意臀先露与面先露鉴别,同时警惕脐带脱垂的发生。

（3）B超检查：超声是诊断臀先露最有效的方法,通过超声可判断臀先露的胎方位。再次评估胎儿大小、胎儿有无畸形、胎盘位置情况；查看脐带与胎儿的关系,有无脐带脱垂；综合评估孕妇及胎儿的情况,以决定分娩方式。

3. **心理 - 社会状况** 妊娠晚期孕妇常因担心臀位无法进行自然分娩,或无法选择分娩方式而焦虑,应建议其进行体位纠正,入院后进行综合评估以决定分娩方式。

（七）护理措施

1. **体位纠正** 妊娠30周以前羊水相对较多,不易固定胎位,臀先露者不用急于纠正。妊娠30周以后仍为臀先露应及时矫正。矫正方法如下：

（1）采用膝胸卧位,每日2次,每次15分钟,7~10日作为一疗程。侧卧位同样利于倒转,胎儿骶左前位,孕妇向右侧卧位,胎儿骶右前位,孕妇选择左侧卧位。每晚采用膝胸卧位后侧卧（取胎背对侧侧卧）直到次日晨,两者结合可提高效果。

（2）甩臂运动,使用频率同膝胸卧位,此运动促使偏重的胎头向下回转,相对膝胸卧位省力且简单,易于被孕妇接受和坚持,效果和膝胸卧位相似。

（3）艾灸或者激光照射至阴穴可促进胎动增加,提高转位机会。该方法每日1~2次,每次15分钟,5次为一疗程。

（4）外倒转术是经过自然或体位法转胎位失败后选用的纠正臀先露的一种操作方式,其成功率为50%~70%。外倒转术虽然存在诱发早产、脐带脱垂、胎盘早剥、胎膜早破、宫内胎儿窘迫甚至子宫破裂的风险,但根据文献报道其并发症的发生率在4%以下,很大程度上低于臀位分娩的危险性,因此多数学者仍主张谨慎实施,该项主张应该推广。目前,多于近足月或者足月时进行外倒转术,选择妊娠36~37周以后采取外倒转术自然回转机会少。

1）适应证：单胎臀位,无不宜阴道分娩情况,估计胎儿体重≤3 500g,B超示胎儿无明显畸形或过度仰伸者。

2）手术步骤：①术前0.5~1小时使用宫缩抑制剂,排空膀胱,孕妇应仰卧并抬高头部,双腿屈曲。②B超了解臀位类型、脐带绕颈情况及胎盘位置；实施者将胎臀托起离开骨盆入口,另一手握住胎头使其俯屈下移。③骶左前选择逆时针方向转位,骶右前选择顺时针方向转位。当胎先露入盆不能托起,可由助手戴无菌手套,以一手的中、示指于阴道穹隆部慢慢向上托起胎先露,与实施者配合托起臀部。注意操作时动作务必轻柔且连续,随时注意胎心及胎动变化,若出现异常应立即停止操作并且恢复胎儿原来位置。④术毕检查胎头位于骨盆入口附近,不管外倒转术是否成功,术后应持续胎心监护至少 20 分钟,用以评估胎儿宫内安危情况。

3)外倒转术中护理:协助手术医生完成术前准备,备好紧急剖宫产手术包,各级医师、麻醉医师、手术室护士随时待命,做好急诊剖宫产准备,及时监测胎心及宫缩情况。关注孕妇自觉症状,做好心理护理。

> **知识拓展**
>
> ## 影响臀位外倒转成功的因素
>
> 　　李玖蓉等人对 2018 年至 2020 年行臀位外倒转的 134 例孕妇进行研究分析。该研究认为影响臀位外倒转成功的因素主要为生育史和胎盘位置,该研究中初产妇失败率达 90.63%。国外报道初产妇成功率为 42%,经产妇成功率为 80%,考虑与经产妇腹部松弛有关。相较于前壁胎盘,后壁胎盘行外倒转术更容易成功。产次、种族、羊水指数、β_2 受体激动剂、胎儿与骨盆衔接情况、子宫张力、孕周、孕妇体重指数、是否使用硬膜外麻醉等与臀位外倒转成功间的相关性仍有待进一步研究。

2. 分娩方式的选择　臀先露分娩方式应根据孕妇年龄、孕周、胎产次、胎儿大小、臀位类型、骨盆情况以及是否有并发症等综合评估,目前大多数选择剖宫产分娩。当出现以下情况时,建议剖宫产结束分娩:

(1)臀位无阴道试产条件可等待足月或先兆临产时:①胎儿较大(≥3 500g),国外学者提出的臀先露不适合阴道分娩的胎儿体重为 <2 800g 或 >4 000g;②母亲骨盆狭窄或相对头盆不称;③胎头过度仰伸;④不完全臀先露(单足先露、双足先露)。

(2)异常紧急情况:妊娠 >34 周不完全臀位,出现胎膜早破、早产;产程异常、胎心监护异常,此时宫口未开全;发现脐带脱垂,宫口未开全。

(3)当臀位且有其他合并症,或者孕妇及其家属强烈要求剖宫产分娩,可考虑适当放宽剖宫产指征。

3. 产程护理

(1)第一产程:入待产室后建议再次行超声检查确定胎方位,孕妇临产后应卧床休息,不宜下床活动或者灌肠,以减少胎膜早破和脐带脱垂。注意产程中休息和能量摄入,保持良好的宫缩,如果出现宫缩乏力,可使用缩宫素加强宫缩;如果宫缩满意,但产程进展不佳,建议剖宫产。适时监护胎儿宫内情况,

2019 年加拿大妇产科医师协会临床实践指南《足月臀先露的管理》中指出，建议持续监护胎心，严密观察产程进展。不主张使用人工破膜或催产术引产，当胎膜自然破裂，立即行阴道检查判断是否有脐带脱垂情况发生。当宫缩时外阴见到胎儿足部，不应误认为宫口开全。为促使宫颈充分扩张，在宫缩时使用无菌巾以手掌堵住阴道口，使胎儿屈膝屈髋从而使臀部下降，充分扩张宫颈及阴道，有利于胎儿顺利娩出。应特别注意的是，臀位阴道试产应在有紧急剖宫产条件的医院进行，转剖宫产的时间与头位分娩相近。

（2）第二产程：在胎臀着冠后至胎儿娩出时，运用指导孕妇有效用力、手膝体位分娩、Bracht 技术（胎体自然娩出至脐部后上提胎体，待胎儿自然娩出，或适当加强宫缩、耻骨上加压协助）等从胎儿上方使产力最大化的措施比胎儿下方牵引更为安全。有效的用力及子宫收缩是安全分娩的重要条件，在胎儿即将娩出时，适当运用缩宫素能够保证有效的宫缩以娩出胎体和胎头。宫颈和阴道得到充分扩张，应准备接生需要的物资，新生儿科医生到场并准备相应物资，臀位接生需要两人配合。外阴消毒铺巾后排空孕妇膀胱，行双侧阴部神经组织麻醉，会阴左侧切开，其分娩方式如下：

1）胎儿自然娩出：极少见，仅见于胎儿小、经产妇、产道宽阔、宫缩强者。

2）臀位助产术：完全或不完全臀先露分娩需要压迫法助产，单臀先露应用扶持法助产。当胎儿娩出达到脐部后，由接产者协助胎儿娩出胎肩及胎头。臀位阴道分娩过程中，应尽量避免应用胎儿牵引手段，只有当胎儿自然娩出至脐部水平之后，才允许对胎儿进行操作。可以通过滑脱法娩出胎儿颈背及手臂。胎头有可能自然娩出，也可采用耻骨上加压、Mauriceau-Smellie-Veit 技术（后出头法）、Piper 产钳等辅助措施。

3）臀位牵引术：是胎儿全部由接产者协助娩出，因对胎儿损伤最大，一般情况下禁用此方法。臀位分娩时从胎儿脐带娩出到胎头娩出应 <8 分钟。

孕妇主动用力至胎儿娩出应不超过 60 分钟，否则建议剖宫产。在孕妇主动屏气用力时，麻醉科、儿科及手术室医护人员应处于待命状态，便于随时进行紧急剖宫产术。对于臀位阴道试产者，应由有臀位阴道助产经验的医师指导第一产程，并在第二产程孕妇主动屏气用力时在分娩现场指导分娩，同时应有能够实施快速剖宫产及掌握新生儿复苏技能的医师在院，做好相关应急预案并定时训练。

（3）第三产程：应积极行新生儿复苏并预防产后出血，仔细检查宫颈及软产道，及时止血缝合。

四、肩先露的评估与干预

肩先露（shoulder presentation）是较常见的异常胎位，胎体纵轴与母体互相垂直，胎体横卧于骨盆入口之上为横位，其先露部为胎肩，发生率约为 0.2%~0.5%，是对母儿最不利的胎位，除死胎和早产儿胎体可折叠自然娩出外，足月活胎不可能经阴道自然分娩。横位发生于胎膜早破后羊水迅速流出,胎儿上臂或脐带脱出宫腔而出现梗阻的紧急情况。随着宫缩的不断加强,胎肩及部分胸廓被挤入盆腔,胎体弯曲,胎颈被拉长,胎儿上肢脱出阴道口外,胎头与胎臀梗阻于骨盆入口上方,从而形成忽略性横位,为产科急症,处理不当易引起子宫破裂,严重危及母婴生命,增加围产儿死亡率。

(一)病因

肩先露与羊水过多、早产、巨大胎儿、双胎妊娠、过期妊娠、产次过多、骨盆狭窄、前置胎盘、妊娠糖尿病及子宫畸形或肿瘤导致的结构异常有关。经产妇腹壁松弛,其发生率较初产妇高 10 倍以上。

(二)对母儿及产程的影响

1. **对母体的影响**　临产后宫缩不断加强,而胎儿的部分躯体无法娩出,子宫上段逐渐变厚,下段变薄拉长,从而形成病理性缩复环(图 11-3-4)。随着产程的延长,此环上升达脐部,而子宫下段的肌肉被过度拉伸,肌肉开始断裂出血,腹部检查时可发现子宫下段有固定的压痛点,此时的膀胱被耻骨联合及胎头挤压过久导致血管破裂,可出现血尿,并可能伴有胎儿监护异常。总而言之,临床上出现病理性缩复环、子宫下段固定压痛点和血尿均是子宫先兆破裂的征象,如不能及时识别和处理,随时可发生子宫破裂,危及母婴生命。

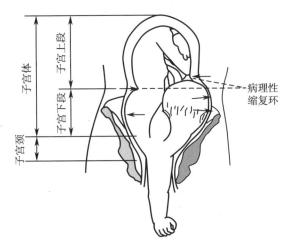

图 11-3-4　嵌顿性肩先露及病理性缩复环

2. **对胎儿的影响**　因肩先露不能有效进行衔接,容易发生胎膜早破,当羊水迅速外流时,胎儿上肢或者脐带容易发生脱垂,从而导致胎儿窘迫甚至死亡。随着临产后宫缩的逐步增强,可迫使胎肩下降,与小部分胸廓一起挤入盆腔内,胎体折叠弯曲,胎儿颈部拉长,上肢脱出于阴道口外,而胎头和臀部仍然阻于盆腔入口上方,形成忽略性横位。

3. 对产程的影响 胎儿肩先露时,胎体嵌顿在骨盆上方,不能与子宫下段和宫颈口均匀贴合,易发生胎膜早破、宫缩乏力、宫口不能开全而使产程停滞。

(三)护理评估

1. 健康情况 同持续性枕横位及枕后位评估。

2. 辅助检查

(1)腹部触诊:子宫的外形呈椭圆形,其宫底的高度与相应妊娠月份相比偏低,子宫横径较宽,触及耻骨联合上方较空虚,宫底部不能触及胎头或者胎臀,腹部一侧可触及胎头或者胎臀。当肩前位时胎背朝向母体的腹壁,可触及宽而平坦的胎背,若肩后位时,因胎儿肢体朝向母体腹壁,可触及不规则的肢体。胎心的位置在脐旁最清楚。

(2)阴道检查:胎膜未破时因先露部位于骨盆入口以上,阴道检查时感觉盆腔空虚,难以触及胎先露部。临产后随着宫颈的扩张,可触及胎儿肩部、腋窝和肋骨,可通过腋窝尖端判断胎头在母体的左侧或者右侧;如果胎手已经脱出阴道口外,可用手握法分辨是左手还是右手。通过胎头位置和脱出的手是左手还是右手可以判断胎方位:当胎头位于母体左侧并右手脱出者为肩左前位,左手脱出者称为肩左后位;反之胎头位于母体右侧并左手脱出者称为肩右前位,右手脱出者称为肩右后位。判断胎方位的同时须检查是否存在脐带脱垂。

(3)超声检查:临床中通过超声可准确判断肩先露,以及确定具体的胎方位。

3. 心理 - 社会状况 产程延长易造成孕妇丧失分娩信心,若发生忽略性横位导致先兆子宫破裂,孕妇可出现烦躁、焦虑不安等情况。

(四)护理措施

肩先露发生忽略性横位是造成母婴死亡最主要的难产类型之一,因此选择有资质的医院进行定期的产前检查、良好的孕期管理及适当的产时处理是解决其不良妊娠结局的关键。同时,要提高产科工作人员技术水平及应急处理能力,避免因发生院内忽略性横位而严重危及母婴安全。

分娩方式可以根据胎产次、胎儿大小、孕周、胎儿状况、胎膜是否破裂、宫口扩张情况综合评估确定。足月妊娠初产妇、早产、子宫先兆破裂或者存在部分破裂的情况,胎先露为肩先露且胎儿为存活状态,无论宫口扩张多大或胎膜是否破裂都应选择剖宫产结束分娩。若为经产妇,胎儿足月且存活,分娩方式一般首选剖宫产;若胎膜已破,宫口开大 5cm,估计胎儿不大,可在全麻下由经验丰富的产科医师行内倒转术转至臀位分娩;双胎足月妊娠,第一胎为头位分娩后未及时固定第二胎胎位,使第二胎形成肩先露,应立即行内倒转术,纠正至臀位分娩;若胎儿畸形不应选择剖宫产,宫口开大 5cm 后行内倒转术转至臀位分娩,或者等待宫口开全后行毁胎术;若胎儿已死亡,未出现先兆子宫破裂,可予适当麻醉后行断头术或者除脏术,也可考虑行内倒转术。断头术或除脏术遇到困难时应立即行剖宫产术。经阴道分娩者术后应常规探查宫腔,以判断是否出现子宫破裂,若有则须进行子宫修补术。

1. **体位纠正**　妊娠晚期尽早明确肩先露原因,可很大程度减少肩先露发生。如果出现子宫结构或骨盆形态异常应及时沟通。有矫正机会的孕妇应适时纠正体位,腹壁松弛的孕妇应选择腹带包扎支撑腹壁。经评估无明确禁忌证前提下可进行外倒转术,或者膝胸卧位纠正胎位,如矫正成功,仍须包扎腹部固定。

2. **一般情况监护**　关注孕妇生命体征变化、腹部有无出现病理性缩复环,关注孕妇有无出现先兆子宫破裂的情况。

3. **电子胎心监护**　由于肩先露易导致脐带脱垂,应加强电子胎心监护,确保胎儿安全。

4. **配合医生助产操作**　医生动态评估分娩方式,协助医生完成相应处理。

5. **心理护理**　同持续性枕横位及枕后位心理护理。

（龙丽佳　黄铭）

第四节　分娩期并发症的评估与干预

一、产后出血的评估与干预

产后出血(postpartum hemorrhage, PPH)指胎儿娩出后 24 小时内,阴道分娩者出血量≥500ml,剖宫产者≥1 000ml,是分娩严重并发症,也是我国孕产妇死亡的首要原因。严重产后出血指胎儿娩出后 24 小时内出血量≥1 000ml。国内外文献报道产后出血的发病率为 5%~10%,但由于临床上估计的产后出血量往往比实际出血量低,因此产后出血的实际发病率更高。

（一）病因

宫缩乏力、胎盘因素、软产道裂伤和凝血功能障碍是产后出血的主要原因,这些原因可以合并存在,也可以互为因果,每种原因又包括相应的病因和高危因素。

1. **宫缩乏力**　是产后出血最常见的原因。胎儿娩出后,子宫肌纤维收缩和缩复使胎盘剥离面迅速缩小、血窦关闭,出血控制。故任何影响子宫肌收缩和缩复功能的因素,均可引起子宫收缩乏力性出血,常见因素有:

（1）全身因素:产妇体质虚弱,合并慢性全身性疾病,精神过度紧张,对分娩恐惧,高龄,肥胖等。

（2）产科因素:急产、产程延长使体力消耗过多,前置胎盘、胎盘早剥、妊娠期高血压疾病、宫腔感染等。

（3）子宫因素:子宫过度膨胀,如羊水过多、多胎妊娠、巨大胎儿等;子宫肌壁损伤,如多产、剖宫产史、子宫肌瘤剔除术后等;子宫病变,如子宫肌瘤、子宫畸形、子宫肌纤维变性等。

（4）药物因素：临产后过多使用麻醉剂、镇静剂或宫缩抑制剂等。

2. 胎盘因素　根据胎盘剥离情况，致产后出血的胎盘因素可分为3种。

（1）胎盘滞留：胎盘多在胎儿娩出后15分钟内娩出，若30分钟后仍不排出，将导致出血。常见原因有：

1）膀胱充盈：阻碍已剥离胎盘下降而使已剥离胎盘滞留宫腔，影响子宫收缩而出血。

2）胎盘嵌顿：宫颈内口肌纤维出现环形收缩，使已剥离的胎盘嵌顿于宫腔内。

3）胎盘剥离不全：第三产程过早牵拉脐带或按压子宫影响胎盘正常剥离导致的胎盘剥离不全，剥离面血窦开放致出血。

（2）胎盘植入：根据侵入深度分为粘连性、植入性和穿透性胎盘植入；根据胎盘粘连或植入面积分为部分性或完全性。部分性胎盘粘连或植入表现为胎盘部分剥离，部分未剥离，已剥离面血窦开放发生严重出血；完全性胎盘粘连与植入因胎盘未剥离而出血不多。胎盘植入可导致严重产后出血甚至子宫破裂等，穿透性胎盘植入还可导致膀胱或直肠损伤。

（3）胎盘部分残留：指部分胎盘小叶、副胎盘或部分胎膜残留于宫腔，影响子宫收缩而出血。

3. 软产道裂伤　分娩过程中可能出现软产道裂伤而导致产后出血，软产道裂伤的部位包括会阴、阴道和宫颈，严重裂伤者可深达阴道穹隆、子宫下段甚至盆壁，导致腹膜后或阔韧带内血肿，甚至子宫破裂。导致软产道裂伤的原因有急产、阴道手术助产、巨大胎儿分娩、软产道静脉曲张、外阴水肿、软产道组织弹性差等。

4. 凝血功能障碍　任何原发或继发的凝血功能异常均可造成产后出血，如原发性血小板减少、再生障碍性贫血、肝脏疾病等，因凝血功能障碍可引起手术创伤处及子宫剥离面出血；胎盘早剥、死胎、羊水栓塞、重度子痫前期等产科并发症可引起弥散性血管内凝血，从而导致子宫大量出血。

知识拓展

产后出血的原因

产后出血的原因主要归为"4T"：宫缩乏力（tone）、创伤（trauma）、组织残留（tissue）、凝血异常（thrombin），既往以宫缩乏力最为常见。由于我国剖宫产率较高，在2018年全国孕产妇监测中发现：产后出血的原因中,宫缩乏力仅占 35%,而胎盘因素(包括前置胎盘、胎盘滞留、胎盘植入及胎盘早剥)则占 60.5%。国家重点研发计划"生殖健康及重大出生缺陷防控研究"重点专项"高龄产妇妊娠期并发症防治策略研究",初步研究结果为:严重产后出血(产后出血≥1 000ml)的患者中,前置胎盘占 32.3%(766/2 370),胎盘植入占 33.8%(801/2 370),高龄产妇妊娠合并症及并发症的发生率较高。

(二)临床表现

产后出血表现为阴道流血,严重者出现重度贫血甚至失血性休克等症状。

1. 阴道流血　胎儿娩出后立即出现阴道流血,色鲜红,应考虑为软产道裂伤;胎儿娩出后数分钟出现阴道流血,色暗红,应考虑为胎盘因素;胎盘娩出后出现阴道流血多,应考虑子宫收缩乏力或胎盘、胎膜残留;胎儿或胎盘娩出后,阴道流血呈持续性,且血液不凝,应考虑凝血功能障碍;临床表现明显伴有阴道疼痛,但阴道流血不多,应考虑隐匿性软产道损伤,如阴道血肿。

2. 低血压症状　阴道出血量多时,产妇出现头晕、心慌、面色苍白、烦躁、皮肤湿冷、脉搏细数等。

(三)处理原则

产后出血的处理原则为:针对出血原因,迅速止血;补充血容量,纠正失血性休克;预防感染。

(四)护理评估

1. 健康史

(1)评估与产后出血相关的病史:如多次人工流产史、产后出血史、子宫肌壁损伤史、出血性疾病、重度肝炎等。

(2)评估此次妊娠的情况:询问此次妊娠有无合并高血压疾病、前置胎盘、胎盘早剥、多胎妊娠、羊水过多。

(3)评估此次产程的情况:是否产程过长或急产、宫缩乏力、使用镇静类药物或行分娩镇痛,有无软产道裂伤、胎盘滞留或粘连,产妇是否过度疲劳、紧张等。

2. 身体状况　产后出血的主要临床表现为阴道流血量过多及因失血引起的休克症状和体征。

(1)症状:产后出血产妇可出现面色苍白、出冷汗,主诉口渴、心慌、头晕,尤其是子宫出血潴留于宫腔及阴道内时,产妇表现为怕冷、寒战、打哈欠、懒言或表情淡漠、呼吸急促甚至烦躁不安,很快转入昏迷状态。软产道损伤造成阴道壁血肿的产妇会有尿频或肛门坠胀感,且有排尿疼痛。

（2）体征：血压下降，脉搏细数，宫缩乏力性出血及胎盘因素所致出血者，子宫轮廓不清，触不到宫底。按摩后子宫收缩变硬，停止按摩又变软，按摩子宫时阴道有大量出血。血液积存或胎盘已剥离而滞留于子宫腔内者，宫底可升高，按摩子宫并挤压宫底部刺激宫缩，可促使胎盘和淤血排出。因软产道裂伤或凝血功能障碍所致的出血，腹部检查宫缩较好，子宫轮廓较清晰。

3. **出血量的评估** 诊断产后出血的关键在于对出血量有正确的测量和估计，错误地低估出血量将会丧失抢救时机。根据出血量明确诊断并判断原因，及早处理。估测失血量有以下几种方法：

（1）称重法：失血量（ml）=［胎儿娩出后接血敷料湿重（g）-接血前敷料干重（g）］/1.05（血液比重 g/ml）。

（2）容积法：用产后接血容器收集血液后，放入量杯测量失血量。

（3）休克指数法：休克指数 = 脉率 / 收缩压（mmHg）（表 11-4-1）。

表 11-4-1 休克指数与估计出血量

休克指数	估计出血量 /ml	占总血容量的百分比 /%
<0.9	<500	<20
1.0	1 000	20
1.5	1 500	30
2.0	≥2 500	≥50

（4）监测生命体征、尿量和精神状态估计出血量（表 11-4-2）。

表 11-4-2 监测生命体征、尿量和精神状态估计出血量

出血量 /ml	脉搏/（次·min⁻¹）	呼吸/（次·min⁻¹）	收缩压	脉压	毛细血管再充盈	尿量/（ml·h⁻¹）	中枢神经系统症状
<1 000	正常	14~20	正常	正常	正常	>30	正常
1 000~2 000	>100	>20~30	稍下降	偏低	延长	20~30	不安
>2 000~3 000	>120	>30~40	下降	低	延长	>0~<20	烦躁
>3 000	>140	>40	显著下降	低	不充盈	0	嗜睡或昏迷

（5）血红蛋白测定：血红蛋白每下降 10g/L，失血量为 400~500ml。

（6）出血速度也是反映病情轻重的重要指标。重症产后出血的情况包括：失血速度 >150ml/min；3 小时内出血量超过血容量的 50%；24 小时内出血超过全身血容量。

以上几种出血量的评估方法,称重法比较客观,但往往受羊水量的影响,实际可操作性比较差;休克指数对于产后出血的抢救非常重要。由于孕期血容量增长了 30%~50%,机体有充足代偿功能,产妇出血量在 1 000ml 内生命体征还处于稳定状态,血红蛋白 / 血细胞比容无明显改变;在产后出血的早期,由于血液浓缩,血红蛋白常无法准确反映实际的出血量。

4. **出血原因的评估** 根据阴道流血发生的时间、出血量与胎儿及胎盘娩出之间的关系,能初步判断引起产后出血的原因。产后出血原因常互为因果。

(1)宫缩乏力:正常情况下胎盘娩出后,子宫收缩呈球状、质硬,宫底平脐或脐下一横指。当宫缩乏力时,子宫质软、轮廓不清,宫底升高,阴道流血多。按摩子宫及应用宫缩剂后,子宫变硬,阴道流血减少或停止,可确诊为宫缩乏力。

(2)胎盘因素:胎儿娩出后胎盘未娩出,阴道大量流血,应考虑胎盘因素。胎盘剥离、嵌顿、粘连、植入以及胎盘残留等是引起产后出血的常见原因。胎盘娩出后应常规检查胎盘及胎膜是否完整,确定有无残留。胎盘胎儿面如有断裂血管,应想到副胎盘残留的可能。

(3)软产道裂伤:疑有软产道裂伤时,应立即检查宫颈、阴道及会阴处是否有裂伤。

1)宫颈裂伤:巨大胎儿、手术助产、臀牵引等分娩后,常规检查宫颈。裂伤常发生在宫颈 3 点与 9 点处,有时可上延至子宫下段、阴道穹隆。

2)阴道裂伤:检查者用中指、示指压迫会阴切口两侧,仔细查看会阴切口顶端及两侧有无损伤及损伤程度,有无活动性出血。若触及张力大、压痛明显、有波动感的肿物,且表面皮肤颜色有改变者,为阴道壁血肿。

3)会阴裂伤:按损伤程度分为 4 度,I 度裂伤指会阴部皮肤及阴道入口黏膜撕裂,出血不多;II 度裂伤指裂伤已达会阴体筋膜及肌层,累及阴道后壁黏膜,向阴道后壁两侧沟延伸并向上撕裂,解剖结构不易辨认,出血较多;III 度裂伤指裂伤向会阴深部扩展,肛门外括约肌已断裂,直肠黏膜尚完整;IV 度裂伤指肛门、直肠和阴道完全贯通,直肠肠腔外露,组织损伤严重,出血量可不多。

(4)凝血功能障碍:主要表现为持续阴道流血,血液不凝;全身多部位出血、以穿刺部位为代表的瘀斑。根据临床表现及血小板计数、纤维蛋白原、凝血酶原时间等凝血功能检测可作出判断。

5. **辅助检查** 主要是实验室检查,抽血查血常规、血型及凝血功能等。

(五)护理措施

1. **基础护理**

(1)饮食护理:鼓励产妇进食营养丰富、容易消化的食物,多进食含铁、蛋白质、维生素的食物。

（2）休息及大小便护理：提供安静、舒适的环境,保证产妇休息及充足睡眠;保持大小便通畅,排尿困难时应及时导尿。

（3）卫生指导：有阴道流血者,及时更换会阴垫,保持会阴部清洁、干燥;每日会阴冲洗 2~3 次。

2. 健康宣教　出院时,应指导产妇及其家属如何加强营养,有效纠正贫血,逐步增加活动量。指导产妇及其家属持续观察子宫复旧及恶露情况,观察是否出现希恩综合征,若出现异常情况及时就诊;做好产褥期卫生指导及产后避孕指导,告知产妇产褥期禁止进行盆浴及性生活;做好产后复查指导,告知产后复查的时间、目的和意义,使产妇能按时接受检查。

3. 专科护理

（1）止血护理：应针对不同原因、疾病种类进行护理。

（2）失血性休克护理：使用保温毯保暖,使用恒温液体或加温输血;产妇取休克体位,胸部抬高 10°~20°,下肢抬高 20°~30°,以改善呼吸,增加回心血量;保证呼吸道畅通,进行有效的给氧,注意保暖。建立两条以上有效的静脉通道,必要时颈外静脉穿刺或中心静脉置管,可使用加压输液输血器加快输液输血速度。行心电监护及血氧饱和度监测,密切观察并详细记录产妇的意识状态、皮肤颜色、血压、脉搏、呼吸、尿量,观察子宫收缩情况及阴道流血情况,并准确评估和记录出血量。

（3）预防产褥感染：大量失血使产妇抵抗力降低,易发生产褥感染,应保持环境清洁,做好外阴清洁。

4. 治疗用药及措施

（1）止血：宫缩乏力导致出血者,按摩或按压子宫、使用宫缩剂等,必要时做好子宫次全切除术术前准备。胎盘未剥离或剥离不全者行手取胎盘;部分胎盘或胎膜残留者配合行清宫术或钳夹术;胎盘植入者做好子宫次全切除术术前准备。软产道损伤引起出血者,应立即行阴道、宫颈检查并缝合止血。凝血功能障碍致出血者,应针对不同原因、疾病种类进行处理。

（2）抢救休克：及时、快速补充血容量。出现心力衰竭时使用强心药同时加用利尿剂,如呋塞米 20~40mg 静脉滴注,必要时 4 小时后重复使用。血压低时使用升压药,必要时需要麻醉科医生、重症医学科医生、血液科医生等多科医生协助抢救。

（3）控制感染：遵医嘱使用抗生素预防感染。

5. 心理护理　产后出血的患者存在紧张、恐惧和焦虑情绪,助产士积极做好产妇及家属的安慰、解释工作,避免精神紧张;通过新生儿接触、家人的陪伴缓解患者紧张、恐惧的情绪,有的放矢地进行疏导。

6. 病情观察　监测产妇生命体征、尿量,观察子宫收缩及阴道流血情况,保留会阴垫,准确测定出血量。

7. 患者安全

（1）风险评估：对产妇进行血栓、跌倒、压力性损伤、神经损伤等风险的评估，对高风险者加强健康知识宣教，做好高风险标识及预防措施，避免意外伤害。

（2）新生儿安全：新生儿安置位置安全，加强巡视；如须转运，做好新生儿转运安全管理。

8. 人文关怀 护理操作过程中注重保护孕产妇隐私，加强语言沟通交流，使她们建立对医护人员的信任感，鼓励产妇表达自身感受，以同理心对待孕产妇。

二、子宫破裂的评估与干预

在妊娠晚期或分娩期子宫体部或子宫下段发生破裂称为子宫破裂（rupture of uterus），是直接危及产妇及胎儿生命的产科严重并发症。随着剖宫产术后再次妊娠妇女的数量增多，子宫破裂的发生率有上升趋势。

（一）病因

一般引起子宫破裂的因素有以下几个方面：

1. 子宫手术史（瘢痕子宫） 是近年来导致子宫破裂最常见的原因，如剖宫产术、子宫肌瘤剔除术、宫角切除术、子宫成形术后形成瘢痕，在妊娠晚期或分娩期由于宫腔内压力增高可使瘢痕破裂。前次剖宫产术后伴感染、切口愈合不良，剖宫产后间隔时间过短而再次妊娠者，临产后发生子宫破裂的风险更高。

2. 先露部下降受阻 主要见于骨盆狭窄、头盆不称、软产道梗阻、胎位异常、巨大胎儿或胎儿畸形等，均可导致胎先露下降受阻，使子宫下段过分伸展变薄进而发生子宫破裂。

3. 子宫收缩药物使用不当 胎儿娩出前缩宫素或其他宫缩剂的剂量、使用方法或应用指征不当，或孕妇对药物敏感性的个体差异，导致子宫收缩过强所致，加之胎先露下降受阻或瘢痕子宫等原因，最终造成子宫破裂。

4. 产科手术损伤 如宫颈口未开全时行产钳助产、中-高位产钳牵引或臀牵引术等可造成宫颈裂伤，严重时延及子宫下段，发生子宫破裂；穿颅术、毁胎术可因器械、胎儿骨片损伤子宫导致破裂；肩先露行内转胎位术、强行剥离植入性胎盘或严重粘连胎盘，亦可引起子宫破裂。

5. 其他 子宫本身发育异常或多次宫腔操作，局部肌层菲薄导致子宫自发破裂。

（二）分类

1. 按子宫破裂发生进展程度，分为先兆子宫破裂和子宫破裂。

2. 按子宫破裂程度，分为不完全性子宫破裂和完全性子宫破裂。

（1）不完全性子宫破裂：子宫肌层部分或全层破裂，但浆膜层完整，宫腔与腹腔不相通，胎儿及其附属物仍在宫腔内，称为不完全性子宫破裂。

（2）完全性子宫破裂：子宫肌层全层破裂，宫腔与腹腔相通，称为完全性子宫破裂。

（三）对母儿的影响

1. 对母体的影响　子宫破裂后可能造成严重的内出血，从而出现腹部剧烈疼痛、压痛、反跳痛、极度腹胀等症状。如果不及时止血，腹腔大量出血后极可能造成失血性休克；大量出血后可能造成凝血功能障碍，使得止血困难，甚至有产后大出血、切除子宫及孕产妇死亡的可能。子宫破裂使羊水栓塞发生率明显增加。

2. 对胎儿的影响　一旦胎儿从子宫破裂口进入腹腔内，子宫收缩压力突然消失、子宫形状改变、胎儿位置改变，可能会听不到胎心音，或者胎心音不规则，甚至死胎或死产。

（四）护理评估

1. 健康史　了解一般健康史的同时，注意评估与子宫破裂相关的既往史与现病史，如有无剖宫产史、子宫手术史、子宫穿孔史；是否有骨盆狭窄、头盆不称、胎位异常；是否有子宫收缩药物使用不当或阴道助产手术操作史等。

2. 身心状况　评估产妇分娩过程中的生命体征情况、腹痛情况、胎心及胎动情况、产程进展情况、尿色、有无休克征兆、产妇及家属的心理反应。

（1）先兆子宫破裂：常见于产程长、有梗阻性难产因素的产妇。子宫呈强直性或痉挛性过强收缩，产妇烦躁不安、呼吸急促、心率加快，下腹剧痛难忍，拒按。因胎先露部下降受阻，子宫收缩过强，子宫体部肌肉增厚变短，子宫下段肌肉变薄拉长，在两者间形成环状凹陷，称为病理性缩复环（pathologic retraction ring）。随着产程进展，可见该环逐渐上升至平脐或脐上（图11-4-1），压痛明显。胎先露压迫膀胱使其充血，出现排尿困难及血尿。因宫缩过强、过频，无法触清胎体，胎心率加快、减慢或听不到。

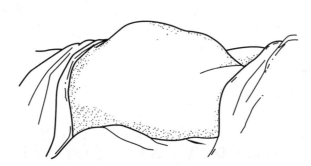

图 11-4-1　先兆子宫破裂时腹部外观

（2）子宫破裂

1）不完全性子宫破裂：多见于子宫下段剖宫产切口瘢痕破裂，常无先兆破裂症状，仅在不全破裂处有压痛，体征表现不明显。若破裂口累及两侧子宫血管可致急性大出血。若破裂发生在子宫侧壁阔韧带两叶之间，形成阔韧带内血肿，多有胎心率异常。

2）完全性子宫破裂：常发生于瞬间，孕妇突感下腹一阵撕裂样剧痛，子宫收缩骤然停止。腹痛稍缓和后，因羊水、血液进入腹腔刺激腹膜，出现全腹持续性疼痛，并伴有低血容量性休克的征象。全腹压痛明显、反跳痛，腹壁下可清楚扪及胎体，子宫位于侧方，胎心胎动消失。阴道检查可见鲜血流出，胎先露部升高，开大的宫颈口缩小，若破口位置较低，部分产妇可扪及子宫下段裂口。上述表现可能继发于先兆子宫破裂的症状之后，但子宫体部瘢痕破裂多为完全性子宫破裂，常无先兆破裂典型症状。穿透性胎盘植入者发生子宫破裂时，可表现为持续性腹痛，多伴有胎心率异常，易误诊为其他急腹症或先兆临产。

3. 辅助检查

（1）实验室检查：血常规检查可见血红蛋白值下降，白细胞计数增多。

（2）其他：B型超声检查可显示胎儿与子宫的关系，并确定子宫破裂的部位；腹腔穿刺可证实腹腔内出血。

（五）护理措施

1. 基础护理

（1）生活护理：术后为产妇及家属提供舒适的环境，给予生活上的护理，指导产妇由流质饮食逐渐过渡到半流质、普食，以更好地恢复体力。

（2）卫生指导：有阴道流血者，及时更换会阴垫，保持会阴部清洁、干燥；每日会阴擦洗 2~3 次。

2. 健康宣教

（1）孕期保健：重视孕期保健，定期产检，尽早发现头盆不称、胎位异常等影响胎先露下降的因素。对于既往有子宫手术史、难产史或子宫发育不良、子宫畸形的孕妇，应定期去产科高危门诊检查，做好分娩方式的规划。

（2）出院指导：对于子宫切除的产妇，告知相关的术后注意事项，嘱其门诊定期随访。

3. 专科护理

（1）子宫破裂的预防

1）建立健全三级妇幼保健网，向孕妇宣传保健知识，加强产前保健。

2）有瘢痕子宫、产道异常等高危因素者，应提前住院待产；对有剖宫产史的孕妇，应详细了解上次分娩情况，如手术适应证、手术方式、术中及术后情况、新生儿情况等。

3）严密观察产程进展,警惕并尽早发现先兆子宫破裂征象并及时处理。

4）严格掌握缩宫素应用指征,应用缩宫素引产时,应有专人守护并进行胎儿监测;缩宫素按规定稀释为小剂量静脉缓慢滴注,严防发生过强宫缩;应用前列腺素制剂引产应按指征进行,严密观察。

5）正确掌握手术助产指征及操作常规,阴道助产术后仔细检查软产道,及时发现软产道损伤并予修补。

（2）先兆子宫破裂患者的护理

1）严密观察产程进展,及时发现导致难产的诱因,注意胎心率变化。

2）待产过程中,产妇异常疼痛,出现宫缩过强及下腹部压痛,或腹部出现病理性缩复环时,应立即报告医师并停止缩宫素使用和一切操作,同时密切监测产妇生命体征,按医嘱给予抑制宫缩的药物、吸氧并做好剖宫产的术前准备。

（3）子宫破裂患者的护理

1）做好抢救准备,遵医嘱迅速给予输液、输血,短时间内补充血容量;同时补充电解质及碱性药物,纠正酸中毒;积极进行抗休克处理。

2）快速做好术前准备,启动快速应急团队。

3）保暖、吸氧,并于术中、术后按医嘱应用大剂量抗生素预防感染。

4）严密观察病情并记录生命体征、出入量等。

5）做好新生儿复苏的准备,呼叫并配合新生儿科医生进行新生儿抢救。

4. 治疗用药及措施

（1）先兆子宫破裂:立即有效抑制子宫收缩,可肌内注射哌替啶100mg或全身麻醉,尽快剖宫产结束分娩。

（2）子宫破裂:积极输液、输血,给予吸氧,抢救休克的同时,无论胎儿是否存活均应尽快手术治疗;手术前后使用足量、足疗程的广谱抗生素控制感染。

5. 心理护理

（1）耐心安慰产妇,向产妇及家属解释子宫破裂的治疗计划及对再次妊娠的影响。当产妇发生子宫破裂时,母婴生命受到威胁,家属会觉得震惊、不能接受或怪罪别人。对他们的反应要谅解,并尽快告诉他们手术进行状况及胎儿和母亲是否安全。

（2）若胎儿已死亡,并且产妇得知她不适宜再怀孕时,会有愤怒、悲伤甚至罪恶感,应帮助产妇及家属度过悲伤阶段,允许其悲伤、哭泣,倾听其内心感受并表示理解和同情。

（3）为产妇提供产褥期休养计划,并做好避孕指导。

6. 病情观察　观察孕妇的宫缩强度、宫缩持续时间、间隔时间,腹痛的部位、性质、程度;有无排尿困难及血尿;有无病理性缩复环出现;胎心、胎动及电子胎心监护有无异常;孕妇有无心动过速、低血压、晕厥或休克等症状。

7. 患者安全

（1）风险评估:对孕产妇进行血栓、跌倒、压力性损伤等风险的评估,对高风险者加强健康知识宣教,做好高风险标识及预防措施,避免意外伤害。

（2）新生儿安全:做好新生儿抢救准备,预防新生儿窒息;如要转运,做好新生儿转运安全管理。

8. 人文关怀　采用艺术/音乐治疗舒缓孕产妇的焦虑、紧张情绪,护理操作过程中注重保护孕产妇隐私,加强语言沟通交流,使他们建立对医护人员的信任感,鼓励孕产妇表达自身感受,以同理心对待孕产妇。

三、羊水栓塞的评估与干预

羊水栓塞（amniotic fluid embolism,AFE）是由于羊水进入母体血液循环,而引起的肺动脉高压、低氧血症、循环衰竭、弥散性血管内凝血以及多器官功能衰竭等一系列病理生理变化的过程,其临床特点为起病急骤、病情凶险、难以预测。羊水栓塞是产科特有的罕见并发症。70%发生在阴道分娩产程中,11%发生在阴道分娩后,19%发生在剖宫产术中及术后。有极少部分发生在羊膜腔穿刺术中、中期妊娠引产和外伤时。

（一）病因

羊水栓塞的诱发因素可能包括高龄初产、经产妇、宫颈裂伤、子宫破裂、羊水过多、多胎妊娠、子宫收缩过强、急产、胎膜早破、前置胎盘、剖宫产和刮宫术等,但具体原因不明,可能与下列因素有关。

1. 羊膜腔内压力过高（子宫收缩过强）　临产后,尤其是第二产程子宫收缩时,羊膜腔内压力可高达 100~175mmHg。如果羊膜腔内压力明显超过静脉压,羊水有可能被挤入破损的微血管而进入母体血液循环。

2. 血窦开放　分娩过程中,各种原因引起的宫颈或宫体损伤,静脉或血窦开放,羊水可通过破损血管或胎盘后开放的血窦进入母体血液循环。

3. 胎膜破裂　大部分羊水栓塞发生在胎膜破裂以后,羊水可从子宫蜕膜或宫颈管破损的小血管进入母体血液循环中;羊膜腔穿刺或钳刮术时子宫壁损伤处静脉亦可成为羊水进入母体的通道。

（二）分类

1. 典型羊水栓塞　以骤然出现的低血压（血压与失血量不符合）、低氧血症和凝血功能障碍为特征的急性综合征。

2. 不典型羊水栓塞　有些羊水栓塞的临床表现并不典型,当其他原因不能解释时应考虑羊水栓塞。

（三）对母儿的影响

羊水栓塞可导致母儿残疾甚至死亡等严重的不良结局。

1. 对母体的影响　当母胎屏障破坏时,羊水成分进入母体血液循环,一方面引起机械性的梗阻，另一方面母体将对胎儿抗原和羊水成分发生免疫反应，当胎儿的异体抗原激活母体的炎症介质时，发生炎症、免疫等"瀑布样"级联反应，从而发生类似全身炎症反应综合征，引起肺动脉高压、肺水肿、严重低氧血症、呼吸衰竭、循环衰竭、心搏骤停、严重出血、弥散性血管内凝血及多器官功能衰竭等一系列表现。

2. **对胎儿的影响**　当羊水栓塞发生在分娩时，可能因产妇血压过低，子宫血流灌注不足和缺氧，导致胎儿因缺氧、窒息而出现胎心音异常，最终可导致胎儿死亡。

（四）护理评估

1. **健康史**　评估有无发生羊水栓塞的各种诱因，如胎膜是否破裂（胎膜早破或人工破膜）、有无宫缩过强或强直性子宫收缩、有无前置胎盘或胎盘早剥；了解有无中期妊娠引产或钳刮术及有无羊膜腔穿刺术等手术史；是否急产、宫颈裂伤、子宫破裂。

2. **身体状况**　羊水栓塞的症状有时按顺序出现，有时也可不按顺序出现，表现具有多样性和复杂性。

（1）典型羊水栓塞

1）前驱症状：30%~40% 的患者会出现非特异性的前驱症状，须注意观察孕产妇有无呼吸急促、胸痛、憋气、寒战、呛咳、头晕、乏力、心慌、恶心、呕吐、麻木、针刺样感觉、焦虑、烦躁和濒死感，有无胎心减速、胎心基线变异消失等。对前驱症状的重视有助于及时识别羊水栓塞。

2）心肺功能衰竭和休克：注意观察有无突发性呼吸困难和 / 或发绀、心动过速、低血压、抽搐、意识丧失或昏迷、突发血氧饱和度下降、心电图 ST 段改变及右心受损和肺底部湿啰音等；严重者，孕产妇仅惊叫或打哈欠，或抽搐后呼吸停止、心搏骤停，于数分钟内猝死。

3）凝血功能障碍：以子宫出血为主的全身出血倾向，观察有无切口渗血、全身皮肤黏膜出血、针眼渗血、血尿、消化道大出血等。

4）急性肾衰竭等脏器受损：可发生全身脏器受损，除心肺功能衰竭及凝血功能障碍外，最常受损的器官有中枢神经系统和肾脏。

（2）不典型羊水栓塞：有些羊水栓塞仅出现低血压、心律失常、呼吸短促、抽搐、急性胎儿窘迫、心搏骤停、产后出血、凝血功能障碍或典型羊水栓塞的前驱症状。

3. **辅助检查**

（1）母血涂片查找羊水有形物质：采集下腔静脉血，镜检见到羊水有形成分支持诊断。若临床症状典型，即使镜检无阳性发现也可诊断。

（2）床旁胸部 X 线检查：双肺弥散性点片状浸润影，沿肺门周围分布，伴右心扩大。

（3）床旁心电图或心脏彩色多普勒超声检查：提示右心房及右心室扩大，而左心室缩小，ST 段下降。

（4）与弥散性血管内凝血有关的实验室检查：孕产妇表现为凝血功能障碍。

（5）尸检：是诊断羊水栓塞的重要依据。

（五）护理措施

1. 基础护理

（1）生活护理：为孕产妇及家属提供舒适的环境，给予生活护理，鼓励其进食，以更好地恢复体力。

（2）卫生指导：有阴道流血者，及时更换会阴垫，保持会阴部清洁、干燥；每日会阴擦洗 2~3 次。

（3）减少刺激：孕产妇卧床休息，各类操作尽量集中进行。

2. 健康宣教

（1）告知风险：及早发现如前置胎盘、双胎、巨大胎儿、羊水过多等诱发因素，告知孕产妇及家属羊水栓塞的危险性及治疗过程中可能对母儿造成的影响。

（2）康复与心理辅导：待病情稳定后，对孕产妇及其家属进行针对性的康复与心理辅导。对子宫切除术后患者，应进一步关注子宫切除对其生理及心理的影响。

3. 专科护理

（1）抢救配合

1）维持呼吸及氧合作用：可取半卧位，保持气道通畅，尽早进行面罩吸氧、气管插管或人工辅助呼吸，维持氧供以避免呼吸停止和心搏骤停。

2）开放 2 条及以上有效的静脉通道，尽快配合抽取血标本。

3）意识丧失者给予冰帽物理降温。

（2）产科护理

1）羊水栓塞发生于第一产程者，应做好剖宫产术前准备，立即终止妊娠以去除病因；发生于第二产程者，应及时做好阴道助产，尽快结束分娩；发生于中期妊娠钳刮术中或羊膜腔穿刺时，应立即停止手术，进行抢救。

2）观察出血量及凝血情况，如子宫出血不止，应遵医嘱做好子宫切除术术前准备。

3）严密监测孕产妇生命体征的变化，做好出入量记录。

4. 治疗用药及措施

（1）血流动力学支持

1）维持血流动力学稳定：羊水栓塞的初始阶段表现为肺动脉高压和右心功能不全。治疗的首选药物是多巴酚丁胺、磷酸二酯酶 -5 抑制剂，其兼具强心和扩张肺动脉的作用。

2）解除肺动脉高压：推荐使用磷酸二酯酶 -5 抑制剂、一氧化氮及内皮素受体拮抗剂等特异性舒张肺血管平滑肌的药物，也可考虑给予盐酸罂粟碱、阿托品、氨茶碱、酚妥拉明等药物。

（2）抗过敏：糖皮质激素用于 AFE 的治疗存在争议。基于临床实践的经验，早期使用大剂量糖皮质激素应作为有益的尝试。可予氢化可的松 500~1 000mg/d 静脉滴注，或甲泼尼龙 80~160mg/d 静脉滴注，或地塞米松 20mg 静脉推注后再予 20mg 静脉滴注。

（3）凝血功能障碍的处理：①应密切观察产妇全身出血和凝血状况，积极处理产后出血；②及时补充凝血因子，包括输注大量的新鲜血、血浆、冷沉淀、纤维蛋白原等，必要时可静脉输注氨甲环酸；③肝素治疗羊水栓塞所致弥散性血管内凝血的争议很大，由于弥散性血管内凝血早期高凝状态难以把握，使用肝素治疗弊大于利，故不推荐肝素治疗。

（4）防治肾衰竭：准确及时记录尿量，少尿或无尿阶段遵医嘱应用利尿剂，防治肾衰竭。

5. 心理护理 一旦发生羊水栓塞，医护人员都需要冷静、沉着，保证抢救工作有条不紊，不应将自身的忧虑与孕产妇的焦虑相互交织。如孕产妇神志清醒，应鼓励孕产妇，使其有信心，相信病情会得到控制。医护人员应对家属焦虑的心理表示理解，向家属介绍孕产妇病情的实际情况，告知其应避免以焦虑的状态与孕产妇接触，以免影响孕产妇的情绪，进而影响救治工作。

6. 病情观察 强调多学科合作，尽快联系麻醉科、心内科、儿科等多学科进行会诊；护理团队合作，严密监测患者病情变化，准确记录出入量、出血量等。

7. 患者安全

（1）风险评估：对孕产妇进行血栓、跌倒、压力性损伤等风险的评估，对高风险者加强健康知识宣教，做好高风险标识，避免意外伤害；注意转运过程的安全，保持孕产妇呼吸和循环功能的稳定。

（2）新生儿安全：做好新生儿抢救准备，预防新生儿窒息；如须转运，做好新生儿转运安全管理。

8. 人文关怀 护理操作过程中注重保护孕产妇隐私；注意语言沟通时的语调和语速，使孕产妇建立对医护人员的信任感；鼓励孕产妇表达自身感受，以同理心对待孕产妇。

四、胎盘植入的评估与干预

胎盘植入指胎盘绒毛不同程度地侵入子宫肌层的一组疾病。胎盘植入可出现严重的产后出血、休克，以致子宫切除，其产褥感染的概率也相应增加，严重者可致患者死亡。

（一）病因

胎盘植入可发生于子宫体部、子宫角等胎盘着床部位，但多发生于子宫前壁下段，常与子宫内膜创伤、子宫内膜发育不良等因素有关。剖宫产史以及前置胎盘为胎盘植入最常见的高危因素。其他高危因素还包括高龄妊娠、子宫穿孔史、胎盘植入史、子宫肌瘤剔除术史、多次人工流产史、引产史等。

（二）护理评估

1. **健康史**　评估产妇是否高龄妊娠，有无前置胎盘史、子宫穿孔史、胎盘植入史、子宫肌瘤剔除术史、多次人工流产史、引产史等。

2. **身体状况**　发生于子宫体部的胎盘植入产妇产前常无明显的临床症状，但由于胎盘植入多合并前置胎盘，因此常见症状是产前反复、无痛性阴道出血；而穿透性胎盘植入合并子宫破裂者可诉腹痛，多伴胎心率变化。胎盘植入者分娩后主要表现为胎盘娩出不完整；或胎盘娩出后发现胎盘母体面不完整；或胎儿娩出后超过 30 分钟胎盘仍不能自行剥离，伴或不伴阴道出血；行徒手取胎盘时剥离困难；或发现胎盘与子宫肌壁粘连紧密无缝隙；或行剖宫产时发现胎盘植入，甚至穿透子宫肌层。

3. **辅助检查**　彩色多普勒超声检查是判断胎盘位置、预测胎盘植入最常用的方法。磁共振检查多用于评估子宫后壁的胎盘植入、胎盘侵入子宫肌层的深度、宫旁组织和膀胱受累程度以及临床上高度怀疑但超声不能确诊者。胎盘植入的最终确诊需要根据手术中或分娩时所见或分娩后的病理学诊断。

（三）护理措施

1. **基础护理**

（1）生活护理：为孕产妇及家属提供舒适的环境，给予生活上的护理，鼓励其进食，以更好地恢复体力。

（2）卫生指导：有阴道出血者，及时更换会阴垫，保持会阴部清洁、干燥；每日会阴擦洗 2~3 次。

（3）减少刺激：孕产妇卧床休息，各类操作尽量集中进行。

2. **健康宣教**　由于本次妊娠及手术对子宫的伤害严重，再次妊娠风险加倍，对产妇及家属进行出院后指导，对包括产后复查时间、避孕方法、再次妊娠间隔时间等问题进行反复讲解、提问，在确保其理解后助其办理出院。

3. **专科护理**

（1）严密观察生命体征和血氧饱和度，留置导尿管，观察尿量并记录，注意保暖。

（2）保持呼吸通畅：低流量持续吸氧，氧流量 2~4L/min；休克时肺灌注流量减少，不能提供足够的氧气，除面罩外，必要时气管插管正压给氧。

（3）若胎儿娩出后无胎盘剥离征象，阴道有中量新鲜血液流出，立即建立两条及以上的有效静脉通道以补充血容量，确保重要脏器达最佳灌注效果。首选静脉留置针，选择前臂处较易固定的静脉为宜。输注过程中随时关注穿刺部位及输液管情况，确保输液、输血通畅。

（4）管道、压力性损伤护理：对引流管、导尿管、静脉留置管，按院内规定贴上分类标识,在床尾挂防滑脱警示牌,每班交接,保持管道通畅。建立压力性损伤评估预报制度,术前、术后均对产妇状况行压力性损伤风险评分。

（5）疼痛管理,提高孕产妇舒适度。术后疼痛是影响治疗质量和产妇生活质量的重要因素之一,疼痛作为人类第五生命体征已成为共识,可根据疼痛评分遵医嘱给予药物镇痛;同时,通过沟通减轻产妇焦虑,帮助其顺利度过术后疼痛期。

4. 治疗用药及措施

（1）阴道分娩处理:阴道分娩时,若胎儿娩出后30分钟胎盘未剥离,切忌用力牵拉脐带,避免因存在胎盘植入而发生子宫内翻。因胎盘粘连进行徒手剥离胎盘时,先试行剥离,如发现胎盘植入而阴道出血不多时,应停止操作,不可强行剥离,立即报告医生,由医生决定进一步治疗方案。可以在征得产妇同意的情况下将胎盘原位保留,采取药物促进子宫收缩、米非司酮口服、子宫动脉栓塞及预防感染等保守治疗,治疗过程中若出现严重出血及感染须行子宫切除。

（2）剖宫产处理

1）如产前已确诊,应转至具备及时输血、行紧急子宫切除术、感染防治等条件的医疗机构分娩,由有胎盘植入处置经验的产科医生、麻醉科医生及有早产儿处置经验的儿科医生组成的救治团队进行处理。对于前置胎盘伴胎盘植入者建议妊娠满36周后即可择期剖宫产终止妊娠。

2）手术时提前准备好充足血源,进行多学科会诊,制订完备的治疗方案。子宫切口依胎盘附着位置而定,原则上应避开胎盘或胎盘主体部分,术中可采用多样化止血措施。

3）术后应预防性应用抗生素。

5. 心理护理　不良妊娠结局作为意外事件对产妇及其家人精神上的打击不容忽视。产妇多表现为自责和悲伤,可通过倾听、交谈、释疑、鼓励等方式真诚地关心与帮助产妇。

6. 病情观察　监测产妇生命体征、尿量,观察子宫收缩及阴道流血情况,保留会阴垫,准确测定出血量。

7. 患者安全

（1）风险评估:对产妇进行血栓、跌倒、压力性损伤等风险的评估,对高风险者加强健康知识宣教,做好高风险标识,避免意外伤害。

（2）新生儿安全:做好新生儿抢救准备,预防新生儿窒息;如须转运,做好新生儿转运安全管理。

8. 人文关怀　提供人文关怀护理,使产妇建立对医护人员的信任感,采用导乐陪伴技术,配合呼吸、按摩及音乐疗法等放松技巧,以缓解其紧张情绪。

（陈珠丽）

第十二章 异常产褥的评估与干预

第一节 产褥感染的评估与干预

产褥感染（puerperal infection）为分娩和产褥期的生殖道感染，可导致局部或全身的炎症反应，发病率约为6%，是孕产妇死亡的主要原因之一。

（一）病因

1. **诱因** 正常妊娠和分娩不会增加感染的机会，任何降低机体免疫力与增加病原体致病能力的因素均可成为诱因。

2. **病原体种类** 以厌氧菌为主，也包括需氧链球菌、大肠埃希菌、葡萄球菌、厌氧链球菌等。

3. **感染途径**

（1）内源性感染：存在感染诱因时，机体抵抗力下降，病原体致病能力增强，部分内源性非致病微生物可以转化为致病微生物而导致感染的发生。

（2）外源性感染：病原体由外界入侵生殖道后引发的感染，与消毒不严格或污染的手术器械、临产前性生活等有关。

（二）对母儿的影响

1. **对产妇的影响** 轻者可引起生殖道局部感染、子宫复旧不良；重者引发全身感染、脓毒血症等。

2. **对新生儿的影响** 产妇的特殊用药可能会导致母乳喂养暂停，且有交叉感染风险。

（三）临床表现

产褥感染以发热、疼痛、异常恶露为主要症状。

1. **外阴伤口感染** 伤口表现为红肿、硬结、化脓，伴有压痛，严重者伤口可能裂开伴低热等。

2. **急性阴道炎、宫颈炎** 根据阴道感染部位由浅入深依次可表现为黏膜充血、水肿、溃疡、脓性分泌物增多、阴道旁结缔组织炎，产妇可有低热、畏寒、脉速等表现。

3. **急性子宫内膜炎、子宫肌炎** 子宫内膜炎表现为内膜充血、坏死、恶露增多且伴有臭味；子宫肌炎表现为高热、寒战、头痛、心率快、白细胞增多、下腹痛、子宫复旧不良、子宫压痛明显、恶露异常等。

4. **急性盆腔结缔组织炎、急性输卵管炎** 可有肛门坠胀感伴高热、寒战、脉速、头痛等，下腹明显压痛、肌紧张和反跳痛，严重者可发展为"冰冻骨盆"。

5. **急性盆腔腹膜炎及弥漫性腹膜炎** 可有全身中毒表现，如高热、恶心、呕吐、腹胀，腹部压痛、反跳痛、肌紧张。如脓肿累及直肠子宫陷凹或形成局限性脓肿时，可有腹泻、里急后重和排尿困难。

6. **血栓性静脉炎** 临床表现与血栓所在部位有关，例如下肢小腿出现深静脉血栓可引起腓肠肌和足底部的疼痛和压痛。

7. **脓毒血症及败血症** 可出现严重的全身症状和感染性休克症状。

（四）辅助检查

1. **血常规** 白细胞计数和C反应蛋白的升高有助于感染的早期诊断。

2. **分泌物培养** 分泌物培养、血培养和药物敏感试验有助于诊断病原体类型及指导用药。

3. **B超、CT及MRI检查** 对炎性包块、脓肿进行辅助诊断。

（五）处理原则

产褥感染的处理原则为：对症处理；抗生素治疗遵循广谱、足量、有效的原则；积极处理脓肿与宫内感染病灶。

（六）护理评估

1. **健康史** 全面评估产妇孕产期是否存在产褥感染的诱发因素，如有无贫血、生殖道感染、胎膜早破、产程延长、软产道损伤、手术助产等。

2. **身体状况** 评估产妇伤口愈合情况、子宫复旧状况及全身症状，如会阴伤口有无红肿、硬结、脓性分泌物等，恶露的颜色、气味和性状及生殖道的分泌物性状，宫高、子宫硬度及压痛等。

3. **辅助检查** 从血常规、分泌物培养、B超、CT及MRI等检查全面评估感染情况。

4. **心理-社会状况** 评估产妇的不良情绪与社会支持系统。

（七）护理措施

1. **基础护理**

（1）休息：提供安静、舒适的病室环境，保证产妇得到足够的休息。

（2）营养：鼓励产妇多饮水，进高热量、高蛋白、高维生素、易消化的饮食，增强免疫力。

2. **健康宣教**

（1）卫生指导：及时更换会阴垫，保持会阴部清洁。

（2）疾病知识：告知产妇如有恶露异常、腹痛、发热应及时就诊，治疗期间禁盆浴；指导产妇半坐卧位，促进恶露排出与炎症局限，按时复查。

3. **专科护理**

（1）会阴：做好会阴的清洁与消毒。

（2）脓肿病灶：做好引流术、清宫术等配合与护理。

4. 治疗用药及措施　遵医嘱准确用药，如纠正贫血、抗感染等，做好用药后的观察等。

5. 心理护理　疏导产妇情绪，协助构建良好的社会支持系统。

6. 病情观察

（1）全身症状：监测生命体征，观察是否有高热、疼痛等。

（2）子宫复旧：评估恶露性质、子宫及附件有无压痛等。

（3）局部伤口：评估会阴部伤口有无红肿、硬结、脓性分泌物等。

7. 患者安全

（1）产妇：产褥期血液处于高凝状态，感染可增加脱水风险，须重视产妇血栓风险管理。

（2）新生儿：预防母婴交叉感染，关注新生儿喂养。

8. 人文关怀　加强沟通，保护产妇隐私，鼓励其表达自身感受。

（傅文静　宋　勤）

第二节　晚期产后出血的评估与干预

晚期产后出血（late postpartum hemorrhage）指分娩 24 小时后发生的生殖道大量出血，出血量没有统一的标准，通常指出血量超过产妇的月经量。晚期产后出血的发生率为 0.5%~2%。未及时治疗的晚期产后出血可能危及生命。

（一）病因

1. 妊娠物残留，如胎盘、胎膜、蜕膜残留；胎盘植入。

2. 胎盘附着处复旧不全。

3. 子宫肌炎、子宫内膜炎、盆腔或腹腔感染、产褥期败血症等。

4. 剖宫产切口愈合不良，如感染、裂开。

5. 外阴、阴道血肿，阔韧带及腹膜后血肿。

6. 子宫动静脉畸形、假性动脉瘤。

7. 子宫及子宫颈肿瘤、胎盘部位超常反应等。

（二）分类

晚期产后出血根据不同的病因分为：子宫复旧不全、妊娠物残留、胎盘植入、剖宫产术后切口愈合不良及特殊类型的晚期产后出血。

（三）对母儿的影响

晚期产后出血未及时治疗，可发生贫血、感染、失血性休克及脏器受损，危及产妇生命。

（四）临床表现

1. **症状**

（1）阴道出血：多发生于产后 10~30 日左右，可为突发大量出血和反复少量出血。

（2）腹痛与发热：感染时出现，常伴有恶露异常。

（3）全身症状：继发性贫血、低血容量性休克。

2. **体征**　子宫复旧不良者可有子宫增大、变软，宫口松弛，感染者可有子宫压痛。

（五）辅助检查

1. **血常规**　有助于了解贫血及感染状况。

2. **血 β-hCG 值测定**　对妊娠滋养细胞疾病有鉴别意义。

3. **超声检查**　可了解子宫复旧情况、子宫切口愈合和血肿情况。

4. **病原体和药敏试验**　对于感染者，有助于确定病原体种类及指导用药。

5. **病理检查**　有助于确定出血原因。

6. **CT 和 MRI 检查**　可帮助评估病灶范围、与子宫肌层关系及宫旁浸润情况等。

7. **数字减影血管造影（digital subtraction angiography，DSA）**　有助于怀疑子宫血管异常者的诊疗。

（六）处理原则

晚期产后出血的处理原则为：处理病因，止血、抗感染。

（七）护理评估

1. **健康史**　评估是否有妊娠物残留、胎盘附着处复旧不全、产褥感染；剖宫产切口愈合情况；是否有生殖道血肿及肿瘤、胎盘部位超常反应、可引起凝血功能异常的全身性疾病等。

2. **身体状况**　评估产妇生命体征、出血量，是否存在休克和感染征象。

3. **辅助检查**　血常规检查、病原微生物检查及超声、CT、MRI、DSA 等检查可较全面评估产妇病情。

4. **心理 - 社会状况**　评估产妇的心理状态及社会支持系统。

（八）护理措施

1. **基础护理**

（1）生活护理：保持环境安静、舒适，保证患者休息及充足睡眠。

（2）个人卫生：指导产妇及时更换产褥垫，保持会阴局部清洁、干燥。

2. **健康宣教**

（1）饮食指导：指导孕妇进食高蛋白、高热量、高维生素、含铁丰富的食物，以增强机体免疫力及预防贫血等。

（2）疾病知识：教会产妇识别晚期出血，告知产妇出现异常阴道流血时应及时就医。

3. 专科护理

（1）保守治疗者：使用宫缩剂、抗生素并进行预防贫血等对症处理。

（2）需手术治疗者：建立静脉通道、补液、备血，做好清宫术、子宫动脉栓塞术等配合及护理。

4. 治疗用药

（1）宫缩剂：遵医嘱使用宫缩剂。

（2）抗生素：对于异常阴道流血、怀疑感染者，使用抗生素。

5. 心理护理　向产妇解释出血的原因，缓解其焦虑情绪。

6. 病情观察　监测生命体征，评估阴道出血量、恶露性质、子宫复旧情况、腹部体征及会阴部伤口情况。

7. 患者安全　做好血栓、跌倒、压力性损伤等风险的管理。

8. 人文关怀　保护产妇隐私，加强沟通，鼓励产妇表达自身感受。

（傅文静　宋　勤）

第三节　产褥期精神障碍的评估与干预

产褥期精神障碍是产妇在产褥期发生的精神障碍，其中产褥期抑郁症最多见。产褥期抑郁症（postpartum depression）主要表现为产褥期持续和严重的情绪低落及一系列症状。产褥期抑郁症对产妇身心健康、家庭生活及婴儿智力和运动发育均存在一定的影响。

（一）病因

产褥期抑郁症病因尚不明确，可能与以下因素有关：

1. 产科因素　非计划妊娠、流产，孕期、产时或产后并发症，滞产及手术助产等。

2. 内分泌因素　产后体内激素水平的急剧变化是产褥期抑郁症发病的原因之一。

3. 心理因素　产妇的个性特征，如情绪不稳定、社交关系不佳等。

4. 家庭社会因素　孕期发生不良的生活事件，社会支持系统不完善。

5. 遗传因素　有精神障碍家族史、精神创伤史等的产妇是产褥期抑郁症高发人群。

（二）对母儿的影响

1. 对产妇的影响　影响产妇身心及家庭生活，严重者可发生自伤甚至自杀行为。

2. 对婴儿的影响 可能损害婴儿智力和运动发育。

（三）临床表现

1. 情绪改变 主要表现为情绪低落，情绪淡漠、压抑、焦虑、恐惧、易怒等，具有昼轻夜重的特点；有时也表现为孤独、伤心等。

2. 自我评价低 对事物缺乏兴趣，自卑、自暴自弃等。

3. 创造性思维受损 反应迟钝，对事物主动性降低。

4. 对生活缺乏信心 觉得生活无意义，表现为厌食、睡眠障碍、疲倦、性欲减退等。

（四）辅助检查

1. 爱丁堡产后抑郁量表（Edinburgh postnatal depression scale，EPDS）是最常用的筛查工具，共 10 项内容，总分 30 分，评分≥13 分为筛查阳性，可转精神专科明确诊断。

2. 患者健康问卷 -9（patient health questionnaire-9，PHQ-9） 评估患者过去 2 周的症状及频率，共 9 个项目，总分 27 分，评分≥15 分为筛查阳性。

3. 其他评估量表 常见的有贝克抑郁量表等。

（五）处理原则

产褥期抑郁症的处理原则为：结合药物治疗、心理治疗、物理治疗进行综合、全程、分级、多学科协作诊疗。

（六）护理评估

1. 健康史 评估产妇有无家族精神病史，本次妊娠、分娩情况等。

2. 身体状况 评估产妇的抑郁相关身体状况，如生活自理能力、婴儿照顾能力等。

3. 辅助检查 采用抑郁相关评估量表进行评估。

4. 心理 - 社会状况 评估产妇的心理状态与性格特征，评估产妇的社会支持系统等。

（七）护理措施

1. 基础护理 提供安静、舒适环境，保证产妇充足的营养摄入及睡眠，鼓励产妇多次、短暂活动。

2. 健康宣教

（1）宣教产褥期抑郁症的危害及进行高危因素评估的重要性。

（2）对产妇家属进行产褥期抑郁症相关预防及识别知识的指导，强化产妇社会支持系统。

3. 专科护理 观察产妇情绪及行为变化，必要时转至精神科治疗。

4. 治疗用药 遵医嘱使用抗抑郁药物并观察用药后效果及不良反应，用药期间指导正确的喂养方式。

5. **心理护理**　尽量规避引起产妇情绪波动的因素,做好产妇心理疏导工作,鼓励其宣泄自身感受。

6. **病情观察**　注意观察产妇的语言和非言语性的情感反应。

7. **患者安全**　对产妇自杀行为及伤婴行为等做好风险管理。

8. **人文关怀**　以同理心对待产妇,适时开展艺术治疗等舒缓产妇情绪。

（傅文静）

第三篇

产科护理技术操作

第十三章　妊娠期护理技术

第一节　测量宫高、腹围

【目的】

评估妊娠周数、胎儿大小及羊水量。

【用物】

医嘱单、软尺、快速手消毒液。

【操作步骤】

操作步骤见表 13-1-1。

表 13-1-1　测量宫高、腹围的操作步骤

步骤	要点与说明
1. 评估	
（1）护士：是否熟悉软尺的使用方法，操作流程是否熟练	
（2）孕妇：评估孕妇的病情、需求、自理能力、配合程度及腹部皮肤完整性	
（3）环境：环境是否宽敞明亮、有围帘，房间温湿度是否适宜	
2. 准备	
（1）护士：着装整齐，修剪指甲，洗手	
（2）孕妇：排空膀胱，卧床休息	
3. 实施	
（1）核对孕妇身份信息	

续表

步骤	要点与说明
（2）解释操作目的和注意事项,取得孕妇配合,拉上床旁围帘,保护隐私	
（3）放下床挡,协助孕妇取仰卧屈膝位,双腿稍分开,暴露腹部	注意保暖和隐私保护
（4）操作者站于孕妇右侧,左手将软尺零点置于宫底,右手将软尺置于耻骨联合上缘中点,使之紧贴腹部,读取数值并记录宫高	注意卷尺松紧适宜
（5）将软尺经肚脐绕腹部 1 周,使之紧贴腹部,读取数值并记录腹围	
（6）协助孕妇整理衣物,取舒适体位	
（7）拉上床挡,拉开围帘	
（8）整理用物	
（9）洗手,做好记录	
4. 评价	
（1）孕妇:宫高、腹围与妊娠周数相符,配合度高	
（2）护士:操作方法正确、熟练,关爱孕妇	

（张 婷）

第二节　听诊胎心音

【目的】

1. 监测胎心音是否正常。

2. 了解胎儿在宫内的情况。

【用物】

医嘱单、快速手消毒液、多普勒胎心仪、耦合剂、秒表、卫生纸、生活垃圾袋。

【操作步骤】

操作步骤见表 13-2-1。

表13-2-1　听诊胎心者的操作步骤

步骤	要点与说明
1. 评估	
（1）护士:是否熟悉四步触诊法及胎心仪使用,操作流程是否熟练	

续表

步骤	要点与说明
（2）孕妇：评估孕妇的病情、需求、自理能力及配合程度；评估宫缩情况；评估腹部皮肤完整性	
（3）环境：环境是否宽敞明亮、有围帘，房间温湿度是否适宜	
2. 准备	
（1）护士：着装整齐，修剪指甲，洗手	
（2）孕妇：排空膀胱，卧床休息	
3. 实施	
（1）核对孕妇身份信息	
（2）向孕妇解释操作目的和注意事项，取得其配合，拉上床旁围帘，保护隐私	
（3）放下床挡，协助孕妇取舒适仰卧位，暴露腹部，运用四步触诊法判断胎方位，并找到胎背位置	（1）注意保暖和隐私保护 （2）通常枕先露时胎背位于孕妇脐部下方（左或右），臀先露时胎背位于近脐部上方（左或右），横位时胎背位于脐部周围
（4）检测多普勒胎心仪功能状态后，将适量耦合剂涂抹于探头上	
（5）将探头放置于孕妇腹部近胎背处听诊胎心音，若孕妇有宫缩，应选择在宫缩间歇期听诊	（1）听到胎心搏动声后，计时1min，即为每分钟胎心率，正常为110~160次/min （2）注意胎心音的节律和速度，并与脐带杂音进行区分
（6）用纸巾擦净孕妇腹部耦合剂，协助其整理衣物，取舒适体位	
（7）拉上床挡，拉开围帘	
（8）整理用物	
（9）洗手，再次核对孕妇身份，做好记录	
4. 评价	
（1）孕妇：胎心音正常，配合度高	
（2）护士：操作方法正确、熟练，关爱孕妇	

（张　婷）

第三节　胎儿电子监护

【目的】
1. 连续观察并记录胎心率、宫缩的动态变化。
2. 评估胎儿在宫内的安危情况，监测有无宫内缺氧。
3. 了解胎心率、胎动、宫缩之间的关系。

【用物】
医嘱单、快速手消毒液、胎儿电子监护仪（内含监护纸）、耦合剂、胎心监护带、卫生纸。

【操作步骤】
操作步骤见表13-3-1。

表13-3-1　胎儿电子监护的操作步骤

步骤	要点与说明
1. 评估	
（1）护士：是否熟悉四步触诊法及胎儿电子监护仪使用，操作流程是否熟练	
（2）孕妇：评估孕妇的病情、进食需求、自理能力、配合程度及有无宫缩；评估腹部皮肤完整性	尽量避免在孕妇空腹状态下行胎儿电子监护
（3）环境：环境是否宽敞明亮、有围帘，房间是否温湿度适宜	
2. 准备	
（1）护士：着装整齐，修剪指甲，洗手	
（2）孕妇：排空膀胱，备好胎心监护带，卧床休息	
3. 实施	
（1）核对孕妇身份信息	
（2）向孕妇解释操作目的和注意事项，取得其配合，拉上床旁围帘，保护隐私	
（3）连接胎儿电子监护仪电源并开机，检查仪器是否处于备用状态，检测胎心探头、宫腔压力探头以及打印是否正常	

续表

步骤	要点与说明
（4）放下床挡,将胎心监护带放置于孕妇腰背部,协助取半坐卧位,暴露腹部	（1）尽量避免仰卧位,对于胎膜早破的孕妇,无法采取半坐卧位时,可取侧卧位 （2）注意保暖和隐私保护
（5）运用四步触诊法判断宫底、胎方位和胎背位置,洗手	
（6）将适量耦合剂涂抹于胎心探头上,并固定于胎背处;将宫腔压力探头放置于宫底下约2横指处,并固定	（1）注意固定胎监带时松紧适宜,能容下一指即可 （2）宫腔压力探头上不可涂抹耦合剂
（7）协助孕妇整理衣物,拉上床挡,洗手	
（8）再次核对孕妇身份,在胎儿电子监护仪上输入孕妇登记号,将宫腔压力归零后,打印并记录	（1）若孕妇有宫缩,应注意在宫缩间歇期才能将宫腔压力归零 （2）操作过程中应加强对胎儿电子监护情况的动态观察,加强巡视,如有异常应协助孕妇取左侧卧位并吸氧,及时通知医生
（9）胎儿电子监护结束后,关机并断开电源,取下胎心探头及宫腔压力探头	
（10）用纸巾擦净孕妇腹部耦合剂,协助其整理衣物,取舒适体位	
（11）拉开围帘	
（12）整理用物	
（13）洗手,取下胎心监护纸交与医生判读结果,粘贴于病历中保存	

4. 评价

（1）孕妇:胎儿电子监护正常,配合度高

（2）护士:操作方法正确、熟练,关爱孕妇

（张　婷）

第四节　阴 道 检 查

【目的】

1. 评估宫颈,包括宫颈管消退情况,宫颈软硬、厚薄程度,宫口扩张程度。
2. 评估是否破膜,了解羊水性状。
3. 评估骨盆情况,包括骨盆腔大小及尾骨活动度。
4. 确定胎方位、胎先露下降情况。

【用物】

碘伏、大棉签、会阴垫、无菌手套、手消毒液。

【操作步骤】

操作步骤见表 13-4-1。

表 13-4-1　阴道检查的操作步骤

步骤	要点与说明
1. 评估	
（1）护士:是否熟悉阴道检查流程,是否动作轻柔、操作熟练	
（2）孕妇:孕妇的病情、意识水平及合作程度;子宫收缩情况、产程进展以及有无禁忌证	
（3）环境:是否关闭门窗、屏风遮蔽、温度适宜并减少人员走动,保护隐私	
2. 准备	
（1）护士:着装整齐,语言柔和恰当,态度和蔼可亲,指甲平整,正确手卫生	
（2）孕妇:指导或协助孕妇排空膀胱,仰卧位或膀胱截石位,检查床头稍抬高	
3. 实施	
（1）核对孕妇身份:姓名、登记号	
（2）向孕妇解释操作目的和注意事项,取得其配合,拉上床旁围帘,保护孕妇隐私	
（3）放下床挡,检查者立于孕妇右侧,佩戴无菌手套,使用碘伏棉签依次消毒阴道口、小阴唇、大阴唇,再次用碘伏棉签消毒阴道口	注意保暖和隐私保护

步骤	要点与说明
（4）左手置于宫底部,轻压宫底,右手示指指腹向上,轻轻滑入阴道,其余手指屈曲;示指指腹向后触及尾骨尖端,了解尾骨活动度;触摸两侧坐骨棘是否突出;触摸胎先露,确定胎先露高低,了解胎先露前有无异常;探查宫口大小,宫颈软硬度,宫颈位置。头先露者了解矢状缝位置、胎头大小、胎方位,宫缩时胎头下降有无旋转;已破膜者可了解羊水颜色、量、性质、气味	准确记录羊水颜色、量、性质及有无异味
（5）操作中关注孕妇的反应,并适时沟通交流,检查后及时告知情况	
（6）协助孕妇穿好衣物	
（7）拉上床挡,拉开围帘	
（8）整理床单元,清理用物	
（9）做好手卫生,及时记录	

4. 评价

　　（1）孕妇:清楚了解产程情况及羊水情况,配合度高

　　（2）护士:操作方法正确、熟练,关爱孕妇

（应雪　赵静）

第十四章　分娩期护理技术

第一节　人 工 破 膜

【目的】

1. 了解羊水情况。

2. 加强宫缩,促进产程进展。

【用物】

1. 物品准备

(1)冲洗碗包:包内物品有治疗碗 1 个,有齿环钳 1 把,棉球数个。

(2)阴道检查包:包内物品有治疗碗 1 个、50ml 的小量杯 1 个、18cm 弯血管钳 1 把、橡胶导尿管 1 根、棉签若干、无菌干纱布 1 块、一次性洞巾 1 张。

(3)一次性消毒会阴垫(或橡胶布和治疗巾)、免洗手消毒液及垃圾桶。

2. 药物准备　37℃的 0.9% 外用氯化钠溶液,碘伏。

【操作步骤】

操作步骤见表 14-1-1。

表 14-1-1　人工破膜的操作步骤

步骤	要点与说明
1. 评估	
(1)产妇的认知水平、合作程度、心理状态	
(2)产科情况:有无禁忌证,宫颈成熟度评分,产程进展情况	
(3)外阴清洁情况,膀胱是否充盈	
2. 准备	
(1)核对产妇身份信息,做好解释	
(2)排空膀胱	
(3)取膀胱截石位,臀下垫会阴垫(橡胶布、治疗巾)	做好隐私保护,冬季注意保暖

续表

步骤	要点与说明
3. 实施	
（1）听胎心	破膜前、后应听胎心音,确定胎心率在 110~160 次 /min
（2）会阴清洁消毒	
（3）阴道检查	破膜前应检查有无脐带先露、海绵样组织
1）戴无菌手套,评估宫颈成熟度、胎方位	评估宫颈成熟度（如宫口大小,宫颈管消退情况,宫颈质地、位置,胎先露位置）,评估宫口处有无海绵样、条索状组织
2）扪及羊膜囊突出处,行人工破膜:用左手示指、中指深入阴道指引,右手持弯血管钳夹住胎膜后撕开,用手指将破口扩大,破膜后手指应停留在阴道内,经 1~2 次宫缩后,再将手指取出。当羊水少时,轻轻上推胎头,以利羊水流出,便于判断	（1）宫缩间歇期破膜 （2）注意观察是否可见胎发,观察流出的羊水量及羊水颜色
（4）破膜后立即听胎心	（1）动态观察孕妇体温、血压、宫缩、胎心率、阴道流液量及性状,有无胎盘早剥等并发症的发生 （2）若胎头高浮,指导卧床休息;反之,可采取自由体位 （3）保持外阴清洁,未临产者每天擦洗外阴 2 次 （4）破膜时间超过 12h 仍未分娩者,遵医嘱使用抗生素预防感染
4. 评价	
（1）产妇:配合度高,胎心正常,羊水性状及量正常	
（2）护士:操作方法正确、熟练,关爱产妇	

（余晓丽　邵斐斐）

第二节　催 引 产 术

【目的】

1. **引产**　诱发有效宫缩以发动临产或预测胎儿在宫内储备能力。

2. **催产**　加强宫缩,促进产程进展。

【用物】

1. **物品准备**

(1)输液用物(输液器、敷贴、18G 留置针、小棉签、手套、压脉带、胶布),1ml 注射器、弯盘、治疗盘。

(2)输液泵、胎儿电子监护仪、多普勒胎心仪、心电监护仪。

2. **药品准备**　缩宫素 10U、乳酸林格氏液 500ml、碘伏、免洗手消毒液,必要时备 25% 硫酸镁 20ml 及生理盐水 100ml。

【操作步骤】

1. **缩宫素引产流程**(表 14-2-1)

表 14-2-1　缩宫素引产的操作步骤

步骤	要点与说明
1. 评估 (1)产妇孕周情况,宫颈成熟度,骨盆大小、形态 (2)有无阴道分娩的禁忌证及不适宜引产的内科合并症及产科并发症 (3)产妇及家属是否充分知情、同意引产,是否了解其必要性、方法、潜在风险;产妇的心理状况及依从性 (4)胎儿大小、胎方位、头盆关系 (5)胎肺是否成熟 (6)胎儿 B 超检查情况,胎儿电子监护结果	(1)胎儿电子监护无应激试验(NST)有或无反应型,且 Bishop 宫颈成熟度评分≥7 分,拟行缩宫素引产 (2)地诺前列酮栓取出后,至少间隔 30min 方可使用缩宫素 (3)米索前列醇(PGE1)使用后,至少间隔 4h 方可使用缩宫素 (4)人工破膜后至少观察 30min,充分评估宫缩情况后方可使用缩宫素
2. 准备 (1)用物准备齐全 (2)配制液体:乳酸林格氏液 500ml 加入缩宫素 2.5U	(1)双人核对,确保剂量准确

步骤	要点与说明
	（2）禁止肌内注射、皮下注射、穴位注射及鼻黏膜用药
	（3）用量不宜过大，缩宫素引产液体量每天不超过1 000ml，防止发生水中毒
3. 实施	
（1）核对产妇身份信息及输液执行单，解释	
（2）按静脉输液流程，用 18G 留置针建立静脉通道	
（3）输入配制好的缩宫素液体，用输液泵控制速度	（1）用缩宫素引产的速度方案：从 8 滴 /min 开始，每隔 20min 调整 1 次。应用等差法，即从 8 滴 /min 调整至 16 滴 /min，再增至 24 滴 /min；为安全起见也可从 8滴 /min 开始，每次增加 4 滴
	（2）用输液泵控制速度时，每分钟缩宫素滴数可换算为每小时毫升数，以输液器滴系数 20 为例，1 滴 /min 即 3ml/h，则 4 滴 /min 为 12ml/h，8 滴 /min 为 24ml/h
（4）专人负责，密切观察	小剂量、低浓度、慢速度
1）观察宫缩强度、频率、持续时间及胎心率变化，并及时记录。有规律宫缩行胎儿电子监护	（1）有效宫缩的判断标准：10min 内出现 3次宫缩，每次宫缩持续 30~60s。当出现有效宫缩后，行胎儿电子监护查看 OCT 结果
	（2）若规律宫缩临产后，按产程观察及处理
2）调整缩宫素输注速度应做好记录	（1）若宫缩过频、过强，有过度刺激反应（连续 2 个 10min 内均伴有 5 次及以上宫缩，或者宫缩持续时间超

步骤	要点与说明
	过 120s,伴有或不伴有胎心率减速/异常)或出现胎儿宫内不良状况(胎心音异常,如出现晚期减速、重度变异减速、延长减速等),应立即停用缩宫素,同时通知医生,行宫内复苏及硫酸镁抑制宫缩,必要时做好术前准备
	(2)若出现宫缩异常(强制性宫缩)、先兆子宫破裂征象、胎盘早剥、羊水栓塞、过敏反应、低血压、急产的可能,应停用缩宫素
	(3)若有效宫缩 6~8h 后宫口未开,停用缩宫素后观察 30min,胎儿电子监护示胎心率正常、宫缩不规律或无宫缩者,转回病房休息
	(4)缩宫素引产成功率与宫颈成熟度、孕周、胎先露高低有关,如连续使用 3d,仍无明显进展视为引产失败,应改用其他引产方法或行剖宫产
3)每 4h 测产妇血压、心率、体温 1 次,观察不良反应	监测生命体征,一般每 4h 测血压及脉搏。可根据病情变化加强生命体征监护,必要时持续心电监护

4. 评价

(1)产妇:情绪稳定,胎心正常,无不良反应

(2)护士:沟通良好,严密观察,处理正确,关爱产妇

2. 缩宫素催产流程(表14-2-2)

表14-2-2 缩宫素催产的操作步骤

步骤	要点与说明
1. 评估	
协调性宫缩乏力,且宫口≥3cm,胎心音及胎方位正常、头盆相称	一般在人工破膜后仍无有效宫缩才行缩宫素催产
2. 准备	
(1)用物准备齐全	
(2)配制液体:乳酸林格式液 500ml 加入缩宫素 2.5U	双人核对,确保剂量准确
3. 实施	
(1)核对产妇身份信息及输液执行单,做好解释	
(2)按静脉输液流程,用 18G 留置针建立静脉通道	
(3)输入配制好的缩宫素液体,用输液泵控制速度	(1)用缩宫素催产的速度方案:从 4 滴/min 开始,每隔 15~30min 调整 1 次。应用等差法,即从 4 滴/min 调整至 8 滴/min,再增至 12 滴/min,最大速度可至 40 滴/min。若仍无有效宫缩,可将 5U 缩宫素加入 500ml 乳酸林格式液中,速度较前减半开始,每次增加 4 滴/min;最大速度均不超过 40 滴/min (2)用输液泵控制速度时,每分钟缩宫素滴数可换算为每小时毫升数,以输液器滴系数 20 为例,1 滴/min 即 3ml/h,则 4 滴/min 为 12ml/h,8 滴/min 为 24ml/h,以此类推
(4)专人负责,密切观察	小剂量、低浓度、慢速度
1)观察产妇宫缩强度、频率、持续时间及胎心率变化并及时记录。有规律宫缩行胎儿电子监护	(1)若达到有效宫缩后,按产程观察并处理,必要时减慢缩宫素输注速度或停止输注缩宫素

续表

步骤	要点与说明
	（2）若宫缩过频、过强，有过度刺激反应（连续 2 个 10min 内均伴有 5 次及以上宫缩，或者宫缩持续时间超过 120s，伴有或不伴有胎心率减速 / 异常）或出现胎儿宫内不良状况（胎心音异常，如出现晚期减速、重度变异减速、延长减速等），应立即停用缩宫素，同时通知医生，行宫内复苏及硫酸镁抑制宫缩，必要时做好术前准备
2）调整缩宫素输注速度并记录	
3）每 4h 测产妇血压、心率、体温 1 次，观察不良反应	
4. 评价	
（1）产妇：情绪稳定，胎心正常，产程进展顺利，无不良反应	
（2）护士：沟通良好，严密观察，处理正确，关爱产妇	

（余晓丽　邵斐斐）

第三节　正常分娩助产

【目的】

1. 适时适度保护会阴，避免会阴严重撕裂伤。

2. 使胎儿按照分娩机制娩出，保证母婴安全。

【用物】

碘伏、冲洗碗、肥皂水、温水、大棉签、无菌手套、产包、大绒布、腿套、围裙、辐射台、复苏球囊、面罩、气管插管与导丝、胎粪吸引管、吸痰管、喉镜、叶片、脐静脉穿刺包、肾上腺素、生理盐水、空针、保鲜膜、血气分析仪。

【操作步骤】

操作步骤见表 14-3-1。

表14-3-1　正常分娩助产的操作步骤

步骤	要点与说明
1. 评估	
（1）护士：是否熟练掌握接产技术、异常情况的识别及处理流程，台下巡回人员是否熟练掌握新生儿复苏技能	
（2）产妇：病情、合并症、并发症、配合程度、会阴条件、胎儿大小；产程进展情况，胎心监护情况	
（3）环境：温度是否适宜，可根据情况调节灯光，使用音乐等。是否关闭门窗，减少人员走动，保护产妇隐私	
2. 准备	
（1）护士：着装整齐，戴口罩，外科手消毒，台下巡回人员（熟练掌握新生儿复苏技能）就位	
（2）产妇：根据产妇情况及意愿选择体位	
3. 实施	
（1）核对产妇身份：姓名、登记号	
（2）向产妇解释产程进展并准备接产，协助产妇采取舒适体位	注意保暖和隐私保护
（3）行外阴冲洗、消毒，外科手消毒；铺台，将接生用物摆放在合适的位置；指导产妇自主用力，观察胎先露拨露程度；适度使胎头俯屈和保护会阴，示教产妇做"哈气"动作，减少会阴裂伤；协助胎头外旋转，娩出胎肩	接产过程中及时听取产妇主诉，互相配合，控制胎头速度，必要时寻求帮助
（4）将新生儿置于母亲腹部，必要时清理口鼻黏液，擦干全身，行 Apgar 评分。若新生儿情况正常，持续放在母亲胸腹部进行母婴皮肤接触及早吸吮，延迟结扎脐带，母婴皮肤接触至少 90s；更换手套进行脐带处理，与母亲确认新生儿性别。若新生儿情况异常，应立即予新生儿复苏	
（5）观察胎盘剥离征象，正确娩出胎盘，检查脐带、胎盘、胎膜	
（6）正确测量出血量，检查生殖道情况，按照解剖结构缝合伤口，缝合后，清洁会阴部	

续表

步骤	要点与说明
（7）协助产妇取舒适体位,注意母婴保暖,向产妇宣教会阴伤口护理、母乳喂养、产褥护理知识等	
（8）分类处理接产用物,垃圾分类	
（9）评估产妇生命体征及子宫收缩、宫底位置、阴道出血情况,评估新生儿反应,如吸吮情况;洗手,正确记录分娩过程、新生儿情况	

4. 评价

（1）产妇:分娩顺利,产妇及新生儿无难产及产伤发生

（2）护士:接产方法正确、熟练,关爱产妇及新生儿

（赵　静　应雪）

第四节　阴道助产技术

【目的】

运用助产工具使胎儿顺利经阴道娩出,使母儿迅速脱离危险,保证母儿安全。

【用物】

碘伏、冲洗碗、肥皂水、温水、大棉签、无菌手套、产包、助产器械、大绒布、腿套、围裙、辐射台、复苏球囊、面罩、气管插管与导丝、胎粪吸引管、吸痰管、喉镜、叶片、脐静脉穿刺包、肾上腺素、生理盐水、空针、保鲜膜、血气分析仪。

【操作步骤】

操作步骤见表14-4-1。

表14-4-1　阴道助产技术的操作步骤

步骤	要点与说明
1. 评估	
（1）用物:各种用物功能完整,例如胎头吸引器有无损坏或漏气,新生儿复苏用物是否处于功能备用状态	
（2）产妇和胎儿:产妇生命体征、软产道条件(是否需要进行会阴侧切)、胎方位、胎儿大小	

续表

步骤	要点与说明
2. 准备	
（1）产妇：核实胎头位置和胎方位。若未行麻醉镇痛，行会阴神经阻滞麻醉后，评估是否行会阴侧切术	
（2）操作人员：着装整齐，语言柔和恰当，态度和蔼可亲，修剪指甲、洗手、戴口罩，注意手卫生	除助产士、产科医生外，应提前通知新生儿科医生到场
3. 实施	
（1）核对及解释：核对产妇信息，向产妇解释产程进展，准备胎头吸引术，协助产妇采取合适分娩体位	注意保暖，适当遮挡产妇，保护隐私
（2）行外阴冲洗、消毒，外科手消毒；铺台，将接生用物及胎头吸引器摆放在合适的位置；指导产妇正确自主用力；协助产科医生进行胎头吸引术	（1）配合医生进行胎头吸引术或产钳助产术时，应适度保护会阴，与操作者进行良好的沟通，避免发生严重会阴撕裂伤及肩难产（2）及时听取产妇主诉，及时向产妇反馈信息，互相配合
（3）新生儿即时护理：新生儿如需急救，交由新生儿复苏团队；新生儿如不需急救，将新生儿置于母亲腹部，必要时清理口鼻黏液，擦干全身，丢弃湿毛巾，延迟脐带结扎，行持续母婴皮肤早接触至少 90s 及早吸吮	（1）行胎头吸引术娩出的新生儿，注意检查其头皮有无破损及血肿；行产钳助产术娩出的新生儿，注意检查新生儿头皮有无破损及血肿，面部有无产钳压痕，产钳压痕的位置、大小及表面皮肤有无破损；行臀助产术娩出的新生儿，注意检查有无锁骨骨折及臂丛神经损伤，髋关节有无脱臼及骨折（2）行新生儿体格检查时如有异常，及时汇报并处理
（4）胎盘娩出：观察胎盘剥离征象，检查脐带、胎盘、胎膜	
（5）检查会阴伤口和缝合：正确测量出血量，检查生殖道情况；按照解剖结构缝合伤口；缝合后，清洁会阴部	

续表

步骤	要点与说明
（6）用物处理：分类处理接产及助产器械、接产敷料，进行垃圾分类，传染病患者用物进行标识及分类处理	
（7）洗手，做好记录	
4. 评价	
（1）产妇：生命体征平稳，子宫收缩良好，阴道出血少，无会阴血肿	如发现血肿，及时汇报并积极处理
（2）新生儿：反应良好，喂养时吸吮有力	

（李　娟　杨雯茜）

第五节　特殊情况下的接产技术

一、早产接产技术

【目的】

以适宜的方法协助早产儿分娩，避免母婴不良结局。

【用物】

分娩用物、新生儿复苏抢救用物、宫缩剂、麻醉药品、新生儿抢救药物。

【操作步骤】

操作步骤见表14-5-1。

表14-5-1　早产接产的操作步骤

步骤	要点与说明
1. 评估	
（1）护士：是否能独立完成接产及常规会阴缝合工作且操作流程熟练	
（2）产妇：病情、心理状况、会阴条件等	（1）注意核查孕周，观察宫缩、宫口扩张、胎先露下降等情况 （2）重视胎儿胎心监护及羊水变化

续表

步骤	要点与说明
（3）环境：是否整洁明亮、人员走动减少，室温是否调节至 26~28℃，辐射台、产床、胎儿电子监护仪、心电监护仪等仪器、设备处于功能状态	
2. 准备	
（1）护士：着装整齐规范，修剪指甲，戴口罩、帽子，外科手消毒，穿手术衣、戴无菌手套	
（2）产妇：排空膀胱，取分娩体位，外阴清洁和消毒	注意保暖和隐私保护
3. 实施	
（1）向产妇进行自我介绍，核对产妇身份（姓名、登记号）	
（2）向产妇介绍操作目的和注意事项，指导产妇正确呼吸配合方法	注意安抚产妇情绪，提供心理支持
（3）铺台	注意无菌原则
（4）行会阴神经阻滞麻醉/局部麻醉	注意询问产妇是否有麻醉药物过敏史，观察麻醉药物副作用
（5）保护会阴，协助胎儿娩出	（1）观察胎先露拨露情况，适时适度保护会阴 （2）控制胎头娩出速度，胎头娩出后协助娩出前肩及后肩 （3）分娩后，提倡在不需要进行新生儿复苏的情况下，延迟结扎脐带，脐带可根据情况保留至少4cm，利于建立脐静脉通道
（6）胎盘娩出，检查软产道，缝合会阴	注意检查胎盘是否完整
（7）按医院感染管理要求分类处理用物	
（8）洗手，做好记录	
4. 评价	
（1）产妇：配合度高，无母婴不良结局发生	
（2）护士：操作方法正确、熟练，人文关怀效果好	

二、意外紧急分娩接产技术

【目的】

没有准备的正常分娩情况下，协助胎儿娩出，保证母婴安全。

【用物】

尽量寻找新的布类、油布等作为清洁的接产表面，防漏水的清洁袋或者容器，清洁用水。

【操作步骤】

操作步骤见表 14-5-2。

表 14-5-2　意外紧急分娩接产的操作步骤

步骤	要点与说明
1. 评估	
（1）护士：能独立完成接产工作	呼叫求助，同时呼叫"120"或附近医院工作人员协助
（2）产妇：评估孕周、分娩史、病情、意识水平以及合作程度	
（3）环境：积极寻找清洁的分娩急救环境，疏散人群，减少人员走动，创造相对封闭的急救空间	
2. 准备	
（1）护士：快速清洁洗手	
（2）产妇：置于清洁布类上，取舒适的分娩体位，暴露和清洁会阴	注意保暖和隐私保护
3. 实施	
（1）自我介绍，向产妇解释，取得配合，指导正确呼吸方法	注意安抚产妇情绪，提供心理支持
（2）协助娩出胎头与胎肩	（1）协助娩出胎儿时，需控制胎头娩出速度，不得用力牵拉胎体，避免损伤新生儿 （2）评估新生儿呼吸情况（必要时清理呼吸道），放入产妇怀中，积极保暖，暂不断脐 （3）注意记录分娩时间
（3）娩出胎盘	（1）等待胎盘自然娩出，不可强行牵拉脐带 （2）将胎盘置于防漏水的清洁袋或者容器内，暂不断脐，与新生儿一同包好，入院后处理

步骤	要点与说明
	（3）需评估产妇子宫收缩及阴道流血情况,注意保暖,给予温热饮食
（4）转运产妇及新生儿入院	（1）入院后评估产妇情况,包括子宫收缩、阴道流血、软产道裂伤等情况,新生儿按正常接生方法断脐
	（2）产妇及新生儿给予破伤风抗毒素注射

4. 评价

（1）产妇:减少母婴不良结局发生

（2）护士:关爱产妇及新生儿

（李 娟 张 静）

第六节 分娩后胎盘检查与处理

一、胎盘检查

【目的】

1. 确认胎盘的完整性。

2. 明确胎盘是否存在异常情况。

【用物】

无菌干纱布、产盆、量尺、秤、快速手消毒液。

【操作步骤】

操作步骤见表14-6-1。

表14-6-1 胎盘检查的操作步骤

步骤	要点与说明
1. 评估	
（1）助产士:熟悉胎盘检查的方法,操作流程熟练	
（2）产妇:评估产妇的病情、意识水平、认知水平、自理能力及合作程度,阴道流血情况以及会阴伤口情况	
（3）环境:环境宽敞明亮,房间温湿度适宜	

续表

步骤	要点与说明
2. 准备	
（1）助产士：着装整齐,戴橡胶手套	
（2）产妇：知晓并同意	
3. 实施	
（1）核对产妇身份,姓名、登记号	
（2）向产妇解释操作目的和注意事项,取得其配合,保护产妇隐私	
（3）将胎盘铺平,纱布蘸干胎盘母体面胎盘小叶血迹,检查小叶有无缺损、有无压迹、有无钙化,提起胎盘,使胎盘自然下垂,检查胎膜（羊膜和绒毛膜）是否完整、胎膜破口位置,检查胎盘胎儿面有无血管断裂,及时发现副胎盘,量取胎盘大小	若有副胎盘、部分胎盘残缺或大部分胎膜残缺时,应遵循无菌原则,在 B 超引导下清除残留组织。若确认仅有少量胎膜残留,可给予子宫收缩剂待其自然排出
（4）检查脐带附着位置,脐带断端血管,有无真结、假结、扭转,量取脐带长度及宽度	
（5）称取胎盘重量	
（6）用物按医院感染管理要求处置	
（7）洗手,做好记录	
4. 评价	
（1）产妇：充分知晓,配合度高	
（2）助产士：操作方法正确、熟练,关爱产妇	

二、胎盘人工剥离术

【目的】

1. 及时清除宫腔内的胎盘组织。
2. 预防产后出血及感染的发生。

【用物】

聚维酮碘溶液,生理盐水,缩宫素,急救药品,快速手消毒液。

【操作步骤】

操作步骤见表 14-6-2。

表 14-6-2　胎盘人工剥离术的操作步骤

步骤	要点与说明
1. 评估 （1）助产士：熟悉胎盘人工剥离的方法，操作流程熟练 （2）产妇：评估产妇的病情、意识水平、认知水平、自理能力及合作程度，阴道流血情况以及会阴伤口情况 （3）环境：环境宽敞明亮，房间温湿度适宜 2. 准备 （1）医生：穿手术衣，戴无菌手套 （2）产妇：指导或协助产妇取膀胱截石位 3. 实施 （1）核对产妇身份、姓名、登记号 （2）向产妇解释操作目的和注意事项，取得其配合，保护产妇隐私 （3）消毒外阴	
（4）术者右手五指并拢呈圆锥形沿脐带进入子宫腔找到胎盘边缘，手背紧贴子宫壁，以手掌的尺侧缘慢慢将胎盘从边缘部开始逐渐与子宫壁分离，左手在腹部配合按压子宫底，待胎盘全部剥离后，用手牵拉脐带协助胎盘娩出	（1）严格执行无菌技术操作，动作轻柔，切勿粗暴，避免子宫内翻，尽量一次进入宫腔，不可多次进出。如果剥离存在困难，应考虑可能为胎盘植入，切不可强行剥离 （2）术后注意观察子宫收缩及阴道流血情况，宫缩不佳时应按摩子宫，并给予子宫收缩剂，必要时做好输液输血准备 （3）认真检查胎盘、胎膜是否完整 （4）监测有无体温升高、下腹部疼痛、阴道分泌物异常等感染征象，必要时应用抗生素预防感染

续表

步骤	要点与说明
（5）再次消毒外阴	
（6）用物按医院感染管理要求处置	
（7）洗手，做好记录	
4. 评价	
（1）产妇：充分知晓，配合度高	
（2）医生：操作方法正确、熟练、关爱产妇	

（王永红　何秋阳）

第七节　产道损伤修补术

一、会阴切开及缝合

【目的】

1. 扩大产道，缩短第二产程。

2. 避免严重的会阴撕裂伤。

【用物】

分娩布类包、分娩器械包、0.5% 利多卡因 10ml（或 0.5%~1% 的普鲁卡因）、0.9% 氯化钠注射液、注射器（10ml、20ml、50ml）、2-0 可吸收缝线、3-0 可吸收缝线、皮肤消毒液、无菌手套。

【操作步骤】

操作步骤见表 14-7-1。

表 14-7-1　会阴切开及缝合的操作步骤

步骤	要点与说明
1. 评估	
（1）助产士：熟悉会阴切开适应证及缝合要点，操作流程熟练	
（2）产妇：评估产妇的病情、需求、自理能力及配合程度	尽量避免会阴侧切后经阴道分娩困难转剖宫产者
（3）环境：安全，注意隐私保护，减少人员走动	
2. 准备	解释目的、操作过程、注意事项以及配合要点
（1）助产士：洗手，戴口罩、帽子，穿手术衣，戴无菌手套	

步骤	要点与说明
（2）产妇：沟通交流,取得知情同意,冲洗消毒外阴,排空膀胱	

3. 实施

步骤	要点与说明
（1）实施麻醉：术者将一手示指及中指深入阴道,触及切开侧坐骨棘和骶棘韧带,一手持套有9号阻滞针头的20ml/50ml注射器,于宫缩间歇期从双侧坐骨结节与肛门连线中点处注射形成皮丘后进针,在阴道内手指的指引下向坐骨棘尖端内侧约1cm处进针,回抽无回血,注射0.5%利多卡因5~10ml。针头退出的同时回抽无回血,进行注射直至皮下,于同侧侧切方向的大小阴唇会阴体皮下做扇形注射,正中切开时,在会阴体局部行浸润麻醉	针对已实施硬膜外镇痛分娩的产妇,可于会阴切开及缝合术前注入适量麻醉剂减轻疼痛。麻醉方式可单独使用,也可联合使用。麻醉穿刺过程中左手须一直放于阴道内、胎头与阴道壁之间,防止针头穿过阴道壁刺伤胎儿头皮。注入药液前必须常规回抽证实无回血,切忌将麻醉药物注入血管、直肠、胎儿头皮
（2）会阴切开：以左侧切为例,宫缩前将左手示指及中指伸入阴道胎头间撑起阴道壁,右手放入侧切剪,宫缩时自会阴后联合中线向左侧45°剪开,会阴高度膨隆时为60°~70°,会阴体短以阴唇后联合左上方0.5cm为切口入点,根据产妇会阴条件、胎儿大小、耻骨弓角度等情况调整长度,一般3~5cm,若行会阴正中切开术时,沿会阴后联合正中垂直剪开2~3cm。剪刀与皮肤垂直,全层切开,切开后予干纱布压迫切口止血,局部小血管断裂有活动性出血者,可钳夹结扎	把握切开的时机：当胎头拨露后、着冠前,会阴高度扩张变薄时,预计切开后1~2次宫缩即能娩出胎儿为宜。在宫缩开始会阴部张力增加时切开,切开后予干纱布压迫切口止血。切开过早,增加创面出血的同时,延长伤口暴露时间,增加感染机会；切开过迟,易造成会阴严重裂伤、第二产程延长、新生儿窒息加重等。产前仔细检查,排除软产道异常（会阴阴道瘢痕、阴道纵隔、静脉曲张等）,根据会阴条件、胎儿大小、是否手术助产等因素综合决定切口的长度及深度。会阴体短者,适宜侧斜切口；会阴体过长者,适宜会阴正中切开术,因切口有自然延长撕裂至肛门括约肌危险,助产经验不足者慎用

续表

步骤	要点与说明
（3）娩出胎儿,暴露宫颈及阴道下段,检查软产道有无裂伤、血肿,检查肛门括约肌有无损伤	
（4）缝合 1）阴道黏膜:示、中指撑开阴道壁,暴露阴道黏膜切口顶端及整个切口。用2-0可吸收缝线,从切口顶端上方0.5cm处开始缝合,以约0.8~1.0cm的针距间断或连续缝合阴道黏膜及黏膜下组织,最后至处女膜外环处对齐打结 2）缝合肌层:用2-0可吸收缝线,从切口下顶端开始以约0.8~1.0cm针距间断缝合,根据切口长度一般缝3~4针,进出针距皮肤切缘约0.5cm 3）缝合皮下及皮肤:用3-0可吸收缝线皮内连续缝合	切口缝合应按解剖层次对齐,缝合以不留无效腔、彻底止血、松紧适宜和针距适中为原则。充分暴露视野,识别切口顶端,考虑血管回缩,防止血肿形成。缝针勿过密过紧,以免影响组织愈合,加重疼痛
（5）缝合后处理:取出带尾纱布,检查伤口,术后常规行肛门指诊,处理用物,记录	如有缝线穿透直肠壁,应拆除重缝
（6）术后护理:常规会阴擦洗,2次/d,大小便后清洗外阴并擦干,保持会阴伤口清洁干燥。每日检查切口有无渗血、红肿、硬结、脓性分泌物等感染征象。采取切口对侧卧位或平卧位,勤换卫生巾或产褥垫,减少恶露对切口的污染。水肿者可予50%硫酸镁或95%乙醇湿敷,2次/d	
4. 评价	
（1）产妇:减少疼痛,舒适度高	
（2）护士:操作方法正确、熟练、规范,正确恢复组织结构,关爱产妇	缝合前、后均需要清点缝针、纱布及器械数目,避免用物遗留

二、会阴、阴道损伤修补术

【目的】

1. 修复阴道、会阴等裂伤部位,达到解剖及功能恢复。

2. 处理断裂血管和生殖道血肿,防治软产道损伤所致出血和休克。

【用物】

同会阴切开及缝合术(不需会阴侧切剪)。

【操作步骤】

操作步骤见表 14-7-2。

表14-7-2　会阴、阴道损伤修补术的操作步骤

步骤	要点与说明
1. 评估	
（1）护士：熟悉会阴、阴道损伤缝合要点，操作流程熟练	确保术者能胜任会阴评估及修复，或转至经验丰富医师
（2）产妇：评估产妇的病情、需求、自理能力及配合程度。	将产妇置于舒适体位，注意保护产妇隐私，检查和修复前与产妇沟通，取得知情同意
（3）环境：安全，注意隐私保护，减少人员走动	保证照明充足，充分暴露损伤部位，尽量直视下操作，避免因盲目操作致缝线穿透直肠壁
2. 准备	
（1）护士：洗手，戴口罩、帽子，穿手术衣，戴无菌手套	
（2）产妇：沟通交流，取得知情同意，冲洗消毒外阴，排空膀胱	
3. 实施	
（1）评估会阴及阴道有无损伤、会阴裂伤程度、伤口出血程度及伤口的疼痛情况	（1）会阴裂伤程度（见表14-7-1）尽快进行评估和修复，以尽量减少对母婴的干预 （2）检查和修复过程中确保充分止痛
（2）缝合 1）I度修补：用2-0可吸收缝线连续或间断缝合阴道黏膜，如无解剖结构改变、不出血，可不缝合。用3-0可吸收缝线皮内连续缝合皮肤 2）II度修补：同I度裂伤缝合，且连续缝合优于间断缝合	在发生伤及肛门括约肌的裂伤时，修复过程中推荐使用一次抗生素。由经验丰富的医生完成III度及IV度会阴裂伤缝合
（3）术后观察及护理	缝合完毕常规作直肠指诊，如有缝线穿透直肠壁，应拆除重缝
4. 评价	
（1）产妇：减少疼痛，舒适度高	
（2）护士：操作方法正确、熟练、规范，关爱产妇	

表14-7-3　会阴裂伤程度

撕裂程度	损伤特点
Ⅰ度	会阴部皮肤和/或阴道黏膜损伤
Ⅱ度	伴有会阴部肌肉损伤、但未伤及肛门括约肌
Ⅲ度	
Ⅲa	肛门外括约肌裂伤深度≤50%
Ⅲb	肛门外括约肌裂伤深度>50%
Ⅲc	肛门外括约肌和肛门内括约肌均受损
Ⅳ度	肛门内外括约肌均受损,并累及直肠黏膜

（王永红　李若雨）

第十五章 产褥期护理技术

第一节 子宫按摩术

【目的】

促进子宫收缩,减少产后出血。

【用物】

医嘱单、快速手消毒液、会阴垫。

【操作步骤】

操作步骤见表 15-1-1。

表 15-1-1 子宫按摩术的操作步骤

步骤	要点与说明
1. 评估	
（1）护士：熟悉子宫按摩方法,操作流程熟练	
（2）产妇：评估产妇的需求、自理能力及配合程度; 评估产妇的病情,重点是有无产后出血的高危因素、宫底位置、轮廓、质地以及阴道流血情况	
（3）环境：环境宽敞明亮,有围帘,房间温湿度适宜	
2. 准备	
（1）护士：着装整齐,修剪指甲,洗手	
（2）产妇：排空膀胱,准备会阴垫	
3. 实施	
（1）核对产妇身份信息	
（2）向产妇解释操作目的和注意事项,取得其配合,拉上床旁围帘,保护隐私	
（3）放下床挡,臀下垫会阴垫,协助产妇取屈膝仰卧位,双腿外展,脱下对侧裤腿盖于近侧腿上,用被子盖住其上半身及对侧大腿,暴露腹部及外阴	注意保暖
（4）使用腹壁按摩子宫法：一手压住耻骨联合,另一手放在宫底处,拇指置于前壁,其余四指置于后壁按摩宫底	（1）按摩时应均匀且有节律 （2）注意观察产妇的面色、表情、宫底位置、轮廓、质地以及阴道流血情况,关注产妇主诉

续表

步骤	要点与说明
	（3）按摩子宫的力度应适中,使用正确的手法,勿使用暴力。若有镇痛泵,按摩前可追加镇痛药
（5）取下会阴垫	（1）根据情况对会阴垫进行称重,准确评估阴道流血量 （2）若行子宫按摩后,子宫收缩未见好转、阴道流血量仍多,应及时通知医生处理
（6）协助产妇穿好裤子,整理衣物,取舒适体位,整理床单元	
（7）拉上床挡,拉开围帘	
（8）洗手,做好记录	

4. 评价

（1）产妇:子宫复旧好,阴道流血少,配合度高

（2）护士:操作方法正确、熟练,关爱产妇

知识拓展

不建议常规按摩子宫预防产后出血

对于经阴道分娩的产妇,以前通常常规按摩子宫以预防产后出血。但是系统评价分析以及大样本临床随机对照试验表明,第三产程常规按摩子宫并没有降低产后出血的发生率以及治疗性宫缩剂的使用比例。对于宫缩情况良好者,不建议第三产程常规按摩子宫以预防产后出血,但在产后应该常规触摸宫底,关注子宫收缩情况。对于高龄以及产程较长、产程异常、胎膜早破、绒毛膜羊膜炎、使用助产的产妇等,需要特别注意预防产后出血,严密观察。

（张 婷 唐 英）

第二节　外 阴 擦 洗

【目的】

1. 保持会阴及肛门清洁,促进舒适。

2. 防止生殖系统、泌尿系统逆行感染。

【用物】

医嘱单、快速手消毒液、薄膜手套、外阴擦洗包(内含弯盘1个,无菌镊子2个,浸有1∶10稀释碘伏液的棉球、干棉球若干)、黄色垃圾袋。

【操作步骤】

操作步骤见表15-2-1。

表15-2-1　外阴擦洗的操作步骤

步骤	要点与说明
1. 评估	
（1）护士:熟悉外阴擦洗方法,操作流程熟练	
（2）孕产妇:评估孕产妇的病情、需求、自理能力及配合程度;评估阴道流血及流液情况、会阴部皮肤完整性、清洁程度;评估导尿管或引流管情况	
（3）环境:环境宽敞明亮,有围帘,房间温湿度适宜	
2. 准备	
（1）护士:着装整齐,修剪指甲,洗手	
（2）孕产妇:排空大小便,先用温水清洗会阴部,准备会阴垫、卫生巾	
3. 实施	
（1）核对孕产妇身份信息	
（2）向孕产妇解释操作目的和注意事项,取得其配合,拉上床旁围帘,保护隐私	
（3）放下床挡,臀下垫会阴垫,协助孕产妇取屈膝仰卧位,双腿外展,脱下对侧裤腿盖于近侧腿上,用被子盖住其上半身及对侧大腿,充分暴露外阴	注意保暖
（4）将外阴擦洗包放置于双腿之间,打开擦洗包	
（5）打开擦洗包治疗巾,竖向摆放治疗巾,将治疗巾垫于其臀部	

续表

步骤	要点与说明
（6）戴一次性手套后，双手持镊子分开碘伏棉球，左手分开小阴唇，充分暴露尿道口，右手持镊子夹取碘伏棉球，按照自上而下、由内向外的顺序，依次擦洗尿道口、对侧小阴唇、近侧小阴唇、对侧阴唇沟、近侧阴唇沟、阴阜、对侧大阴唇至大腿根部、近侧大阴唇至大腿根部、肛门	（1）擦洗过程应遵守由内向外、自上而下、先对侧再近侧、一个棉球只用一次的原则 （2）擦洗时注意观察会阴部以及阴道流血、流液情况，若有异常及时通知医生 （3）会阴部有伤口/切口时，先擦洗伤口/切口部位，再按擦洗原则进行擦洗；若伤口/切口部位发生感染，则最后擦洗；感染孕产妇的操作应放在最后，避免交叉感染 （4）留置导尿管者，注意观察导尿管固定是否妥善、引流是否通畅以及尿液的颜色与性状 （5）擦洗时动作应轻柔，避免镊子尖端划伤会阴部皮肤
（7）取另一镊子夹取干棉球，先擦干阴阜至对侧大阴唇至大腿根部，后擦干近侧大阴唇至大腿根部至肛门	
（8）操作完毕后取下治疗巾，协助孕产妇更换干净的会阴垫或卫生巾	
（9）脱手套并洗手，协助孕产妇穿好裤子，取舒适体位，整理床单元	
（10）拉上床挡，拉开围帘	
（11）洗手，再次核对孕产妇身份，做好记录	

4. 评价

（1）孕产妇：会阴部清洁，配合度高

（2）护士：操作方法正确、熟练，关爱孕产妇

（张　婷）

第三节 会阴湿热敷

【目的】

1. 促进会阴局部血液循环,增强白细胞的吞噬作用和组织活力,有助于刺激局部组织生长及修复。

2. 消肿、消炎以及促进会阴伤口/切口愈合。

【用物】

医嘱单、无菌治疗碗1个、无菌干纱布数块、无菌镊子2把、治疗巾1张、热水袋1个(水温45~50℃)、湿敷溶液(50%硫酸镁或95%乙醇),其余同外阴擦洗用物。

【操作步骤】

操作步骤见表15-3-1。

表15-3-1 会阴湿热敷的操作步骤

步骤	要点与说明
1. 评估	
(1)护士:熟悉会阴湿热敷方法,操作流程熟练	
(2)产妇:评估产妇的病情、需求、自理能力、配合程度;评估恶露情况、会阴清洁情况;评估会阴有无伤口/切口、水肿、血肿及分泌物;评估导尿管或引流管情况	
(3)环境:环境宽敞明亮,有围帘,房间温湿度适宜	
2. 准备	
(1)护士:着装整齐,修剪指甲,洗手	
(2)产妇:排空膀胱,先用温水清洗会阴部,准备毛巾、会阴垫、卫生巾	
3. 实施	
(1)核对产妇身份,姓名、登记号	
(2)向产妇解释操作目的和注意事项,取得其配合,拉上床旁围帘,保护隐私	
(3)放下床挡,臀下垫会阴垫,协助产妇取屈膝仰卧位,双腿外展,脱下对侧裤腿盖于近侧腿上,用被子盖住产妇上半身及对侧大腿,充分暴露外阴	注意保暖

续表

步骤	要点与说明
（4）按外阴擦洗方法清洁会阴	
（5）打开无菌治疗碗,倒入湿敷溶液,放入纱布使之浸湿,用镊子拧至水不滴落后,将湿纱布置于会阴处,并用治疗巾覆盖	（1）湿热敷的范围一般为病损范围的2倍 （2）湿热敷的时间一般为15~20min （3）湿热敷的温度一般为41~48℃ （4）会阴部有伤口/切口进行湿热敷时,应严格进行无菌操作,以防感染
（6）将毛巾折成大小合适的小方块,盖于治疗巾外,再放上热水袋	过程中应加强观察,尤其是感觉不灵敏、昏迷以及休克的产妇,以防温度过高烫伤会阴部皮肤或组织
（7）盖上被子,拉上床挡	
（8）洗手,再次核对产妇身份,记录	
（9）热敷完毕后,取下热水袋、毛巾、治疗巾和纱布	
（10）协助产妇更换卫生巾或会阴垫,穿好裤子,取舒适体位,整理床单元	
（11）拉上床挡,拉开围帘	
（12）洗手,做好记录	

4. 评价

（1）产妇:会阴伤口/切口愈合良好,水肿程度减轻,配合度高

（2）护士:操作方法正确、熟练,关爱产妇

（张　婷　唐　英）

第四节　会阴冲洗

【目的】

1. 保持产妇会阴及肛门清洁,去除分泌物和异味,促进产妇的舒适及会阴伤口/切口的愈合。

2. 防止生殖系统、泌尿系统逆行感染。

【用物】

执行单、快速手消毒液、水温计、长棉签、冲洗液(1:20稀释碘伏水,加热至38~41℃)、薄膜手套、医疗垃圾袋、生活垃圾袋。

【操作步骤】

操作步骤见表15-4-1。

表15-4-1　会阴冲洗的操作步骤

步骤	要点与说明
1. 评估	
（1）护士：熟悉会阴冲洗方法,操作流程熟练	
（2）产妇：评估产妇的病情、需求、自理能力、配合程度；评估恶露情况、会阴清洁情况；评估会阴有无伤口/切口、水肿、血肿及分泌物；评估导尿管或引流管情况；评估宫腔或阴道有无填塞纱条	
（3）环境：环境宽敞明亮,有围帘,房间温湿度适宜	
2. 准备	
（1）护士：着装整齐,修剪指甲,洗手	
（2）产妇：排空大小便,先用温水清洗会阴部,准备便盆、会阴垫、卫生巾	
3. 实施	
（1）核对产妇身份信息	
（2）向产妇解释操作目的和注意事项,取得其配合,拉上床旁围帘,保护隐私	
（3）放下床挡,臀下放置便盆,便盆下垫会阴垫,协助产妇取屈膝仰卧位,双腿外展,脱下对侧裤腿盖于近侧腿上,用被子盖住产妇上半身及对侧大腿,充分暴露外阴	注意保暖

续表

步骤	要点与说明
（4）戴薄膜手套后，左手握冲洗液，右手持长棉签，先于大腿根部试水温，温度合适后一边冲洗一边擦拭，按照自上而下、由内向外的顺序，依次擦洗阴道口、小阴唇、大阴唇、阴阜、大腿内上 1/3、会阴、臀部、肛门	（1）若会阴有伤口 / 切口，先擦拭此部位，并以伤口 / 切口为中心逐渐向外擦洗；若伤口 / 切口部位发生感染，则最后擦拭；感染患者的操作应放在最后，避免交叉感染 （2）注意观察会阴部及会阴伤口 / 切口有无红肿及渗血、渗液，恶露的颜色、气味及性状，若有异常应及时通知医生 （3）采用细水流缓慢而持续地冲洗，避免污染产妇腹部敷料、衣物及床单元 （4）留置导尿管者，注意清洗导尿管，并注意观察导尿管固定是否妥善、引流是否通畅以及尿液的颜色与性状 （5）会阴部血迹较多时，注意擦拭至干净为止
（5）取干棉签，先擦干阴阜至对侧大阴唇至大腿根部，后擦干近侧大阴唇至大腿根部至肛门	
（6）取下便盆，用后棉签丢于黄色垃圾袋，协助产妇更换干净的会阴垫或卫生巾	
（7）脱手套并洗手，协助产妇穿好裤子，取舒适体位，整理床单元	
（8）拉上床挡，拉开围帘	
（9）洗手，再次核对产妇身份，做好记录	

4. 评价

　　（1）产妇：会阴部清洁，配合度高

　　（2）护士：操作方法正确、熟练，关爱产妇

（张　婷）

第五节　坐　　浴

【目的】

1. 促进局部血液循环,增加局部抵抗力,减轻炎症和疼痛。
2. 清洁创面,促进组织修复。

【用物】

执行单、坐浴盆 1 个、无菌纱布 2 块、41~43℃的坐浴溶液、30cm 高坐浴架

【操作步骤】

操作步骤见表 15-5-1。

表 15-5-1　坐浴的操作步骤

步骤	要点与说明
1. 评估	
（1）护士:熟悉坐浴方法,操作流程熟练	
（2）产妇:评估产妇的病情、需求、自理能力及配合程度,创面有无红肿、渗液、渗血及异常气味	若创面有渗血、渗液及异常气味,及时向医生汇报查看
（3）环境:环境宽敞明亮,有围帘,房间温湿度适宜	
2. 准备	
（1）护士:着装整齐,修剪指甲,洗手	
（2）产妇:排空大小便,先用温水清洗会阴部	
3. 实施	
（1）核对产妇身份,姓名、登记号	
（2）向产妇解释操作目的和注意事项,取得其配合,请家属暂时离开病房,拉上床旁围帘,保护隐私	
（3）按坐浴目的配制坐浴溶液,调节好温度	（1）注意保暖和隐私保护 （2）坐浴液浓度和温度要严格按配比要求配制,防止温度过高烧伤皮肤黏膜
（4）将坐浴盆置于坐浴架上,放置稳妥	
（5）嘱患者将臀部及外阴浸泡于坐浴溶液中,一般持续 20min,适当添加热坐浴溶液,维持合适的温度	（1）产后 7d 内,月经期,不规则阴道流血者,禁止坐浴 （2）坐浴过程中,注意观察患者情况,必要时停止坐浴

步骤	要点与说明
（6）坐浴完毕,用无菌纱布蘸干外阴	
（7）协助产妇上床,拉上床挡,拉开围帘	
（8）整理用物	
（9）洗手,做好记录	

4. 评价

　　（1）产妇:坐浴期间无不适,配合度高

　　（2）护士:操作方法正确、熟练,关爱产妇

（耿娟娟）

第十六章　新生儿护理技术

第一节　新生儿复苏

【目的】

保持气道通畅,建立呼吸,维持正常循环。

【用物】

1. **保暖设备及物资**　环境(25~28℃)、辐射台(32~34℃)、预热毛巾或毛毯、温度传感器、聚乙烯袋(保鲜袋或保鲜膜)、帽子。

2. **清理呼吸道物资**　吸球,10号或12号吸痰管连接壁式吸引器,压力80~100mmHg(1mmHg=0.133kPa)、胎粪吸引管。

3. **通气物资**　正压通气装置、足月儿和早产儿面罩等。

4. **氧气装置**　常压给氧的装置、脉搏血氧饱和度仪及传感器、目标氧饱和度值表格。

5. **气管插管装置**　喉镜、导管芯、气管导管、卷尺、气管插管插入深度表、防水胶布、5ml注射器、二氧化碳监测仪、插管固定装置、剪刀、喉罩气道(1号)。

6. **药物准备**　1∶10 000(0.1mg/ml)肾上腺素、生理盐水、脐静脉插管及给药所需物品。

7. **其他**　心电监护仪及电极片、血气分析仪、听诊器。

【操作步骤】

操作步骤见表16-1-1。

表16-1-1　新生儿复苏的操作步骤

步骤	要点与说明
1. 评估	
（1）护士:熟悉新生儿复苏,操作流程熟练	
（2）环境:环境宽敞明亮,环境温度25~28℃	
2. 准备	
（1）护士:着装整齐,修剪指甲,洗手	
（2）用物:准备齐全	

续表

步骤	要点与说明
3. 实施	
（1）畅通气道（快速评估及初步复苏）	（1）快速评估：足月吗？羊水清亮吗？有呼吸或哭声吗？肌张力好吗？ （2）初步复苏：保暖、鼻吸气体位、清理呼吸道（必要时）、快速擦干全身、触觉刺激2次（采用轻弹足底、摩擦背部或躯干）
（2）建立呼吸	（1）正压通气指征 1）新生儿呼吸暂停或喘息样呼吸、心率<100次/min 2）新生儿有呼吸且心率≥100次/min，但在持续气道正压通气或常压给氧后，新生儿氧饱和度不能维持在目标值，可以考虑尝试正压通气 （2）操作方法 1）双手放置面罩法（双手法）：用双手的拇指和示指握住面罩向面部用力，每只手的其余3指放在下颌骨角并向面罩的方向轻抬下颌。注意：面罩型号一定要正确，面罩过大可能损伤眼睛，过小则不能遮盖口鼻，不能形成密闭系统 2）给氧浓度：流量调节至10L/min，在脉搏血氧饱和度仪的监测指导下，用空氧混合仪调整给氧浓度，使氧饱和度达到目标值 3）正压给氧2min以上者需插胃管，避免气体过多进入胃内，引起腹胀
（3）维持循环（气管插管加胸外按压）	（1）气管插管指征：羊水胎粪污染且新生儿无活力、囊面罩正压通气无效或需要延时、胸外按压、经气管注入药物、特殊复苏情况（先天性膈疝或超低出生体重儿） （2）气管插管操作：调整床的高度使新生儿的头部与操作者的上腹部或下胸部在同一水平，如暴露不满意，可用拇指、示指轻压甲状软骨和环状软骨，有助于暴露声门 （3）气管插管注意事项 1）气管插管要求在30s内完成 2）要避免重复插管，当面罩正压通气无效、气管插管不成功时，可用喉罩气道 （4）胸外按压指征：在30s有效的正压通气（胸廓有起伏）后，心率<60次/min

步骤	要点与说明
	（5）胸外按压操作方法
	1）正压通气的给氧浓度增至100%,按压位置为两乳头连线中点,胸骨体下 1/3,避开剑突,按压深度为胸廓前后径的 1/3,速度为 90 次 /min,与正压通气的比例为 3∶1,每按压 3 次行人工呼吸 1 次（即 1min 内 90 次按压和 30 次人工呼吸,共 120 个动作）
	2）拇指法:用双手拇指压迫胸骨下 1/3,双手环绕新生儿胸廓,其余手指支撑新生儿背部
	3）双指法:用一手的中指和示指或中指与环指的指尖压迫胸骨,没有硬垫时用另一手支撑新生儿背部
（4）药物使用	（1）肾上腺素:1∶10 000
	指征:至少 30s 有效的正压通气(胸廓有起伏)和 60s 胸外按压配合 100% 浓度的氧正压通气后,新生儿心率 <60 次 /min,给肾上腺素。在没有建立有效通气(胸廓有起伏)以前,不应用肾上腺素
	（2）肾上腺素给药途径
	1）首选脐静脉或骨髓腔给药:0.1~0.3ml/kg,给药后用 1~2ml 生理盐水冲管
	2）气管内给药:0.5~1ml/kg,给药后要给几次正压通气迅速将药物送入肺内
	（3）肾上腺素评估:给药后继续做正压通气和胸外按压,1min 评估心率,3~5min 可重复应用
	（4）扩容剂:推荐生理盐水:10ml/kg
	指征:如新生儿对有效的正压通气、胸外按压及肾上腺素无反应,有持续心率减慢、急性失血病史及低血容量表现可考虑扩容
	（5）扩容剂给药途径:脐静脉或骨髓腔给药,不建议外周静脉。速度要慢,给药时间在 5~10min 以上
（5）复苏后处理	（1）密切监测和反复评估呼吸、氧饱和度、血压、血糖、电解质、排尿情况、神经状态和体温
	（2）窒息后多器官损害的临床表现、实验室检查和管理
	（3）复苏期间及复苏后要避免过热
	（4）如果需要,迅速开始亚低温治疗,要事先做好人员和器械的准备
（6）整理用物,仪器消毒	

续表

步骤	要点与说明
（7）洗手,做好记录	
4. 评价	
（1）新生儿:复苏成功,无其他并发症	
（2）护士:操作方法正确、熟练	

（耿娟娟）

第二节　新生儿沐浴

【目的】

1. 清洁皮肤,协助皮肤排泄及散热。

2. 促进新生儿的血液循环,加速新陈代谢。

3. 活动肢体,评估全身皮肤状况

【用物】

新生儿衣服、尿不湿、浴巾、纱布、婴儿浴液、消毒棉签、消毒液、护臀霜、新生儿体重秤、水温计、沐浴盆、一次性沐浴盆套、快速手消毒液

【操作步骤】

操作步骤见表 16-2-1。

表 16-2-1　新生儿沐浴的操作步骤

步骤	要点与说明
1. 评估	
（1）护士:熟悉新生儿沐浴流程,操作流程熟练	
（2）新生儿:新生儿精神状况,体重、排便、喂奶时间,四肢活动,皮肤情况	宜在新生儿喂奶前或喂奶后1h进行沐浴,查看皮肤是否红润、干燥,有无发绀、斑点、皮疹、脓疱、黄疸。脐部有无红肿、分泌物及渗血,四肢活动有无异常,发现异常情况及时处理并报告医生
（3）新生儿母亲:评估其母亲的一般情况及有无感染性疾病	
（4）环境:调节水温 38~42℃,室温至 26~28℃,宽敞明亮,安静舒适	保持室温、水温恒定

续表

步骤	要点与说明
2. 准备	
（1）护士：着装整齐，修剪指甲，洗手，必要时戴好手套	
（2）新生儿：喂奶前或喂奶后 1h，皮肤、四肢活动等无异常	
3. 实施	
（1）在床旁向产妇和家属解释操作目的，同产妇、家属一起检查新生儿的手圈、脚圈，核对产妇姓名、新生儿登记号等信息，同家属一起将新生儿推送到沐浴间	
（2）协助新生儿脱去衣服和尿布，称体重并记录	动作轻柔、迅速，注意保暖和安全，防止新生儿烫伤和坠地，操作者中途不得离开新生儿
（3）护士以左前臂托住新生儿背部，左手掌托住其头颈部，用小毛巾为新生儿擦洗面部，洗头时用左手拇指和中指将新生儿双耳郭向内盖住耳孔，防止水流入造成内耳感染	（1）注意清洗双眼时由内眦洗向外眦 （2）洗头时头部向下倾斜，勿使水进入耳、鼻、口、眼内
（4）将新生儿轻柔放入浴盆中，清洗躯干、四肢、会阴部和臀部，注意洗净皮肤皱褶处	在沐浴时对家属进行有效的健康教育、与新生儿进行适当的情感交流
（5）洗完后将新生儿抱至沐浴台，用大毛巾轻轻沾干全身水分，脐部用棉签擦拭消毒，臀部擦护臀霜，穿上衣服及尿不湿	
（6）查对手圈、脚圈的信息，同家属一起将新生儿推回床旁，与产妇家属再次查对手圈、脚圈相关信息	
（7）整理用物	
（8）洗手，做好记录	
4. 评价	
（1）新生儿：沐浴过程无异常哭闹	
（2）护士：操作方法正确、熟练，关爱新生儿	

（耿娟娟）

第三节　新生儿抚触

【目的】

1. 安抚新生儿情绪；促进正常睡眠节律的建立。

2. 促进母婴情感交流。

3. 促进新生儿神经系统的发育，增加新生儿应激能力；加快新生儿免疫系统的完善，提高免疫力；促进消化吸收及体重的增长；促进呼吸循环功能完善。

【用物】

执行单、快速手消毒液、尿不湿 1 片、浴巾、干净衣服、润肤用品等

【操作步骤】

操作步骤见表 16-3-1。

表 16-3-1　新生儿抚触的操作步骤

步骤	要点与说明
1. 评估 （1）护士：熟悉新生儿抚触流程，操作流程熟练 （2）新生儿：新生儿精神状况，体重、排便、喂奶时间，四肢活动，皮肤情况 （3）新生儿母亲：评估其母亲的一般情况及有无感染性疾病	宜在新生儿喂奶前或喂奶后 1h 进行抚触，查看皮肤是否红润、干燥，有无发绀、斑点、皮疹、脓疱，黄疸。脐部有无红肿、分泌物及渗血，四肢活动有无异常，发现异常情况及时处理并报告医生
（4）环境：调节室温至 26~28℃，宽敞明亮，安静舒适	保持室温恒定
2. 准备 （1）护士：着装整齐，修剪指甲，洗手，必要时戴手套 （2）新生儿：喂奶前或喂奶后 1h，皮肤、四肢活动等无异常	
3. 实施 （1）在床旁向产妇和家属解释操作目的，同产妇、家属一起检查新生儿的手圈、脚圈，核对产妇姓名、新生儿登记号等信息，同家属一起将新生儿推送到抚触操作台	

续表

步骤	要点与说明
（2）将新生儿放置在操作台上,协助脱去衣物,检查全身情况,双手涂抹少量润肤油,开始按摩。	
（3）头面部:①新生儿仰卧,操作者两拇指指腹自额部中央向两侧推至太阳穴处;②两拇指指腹从下颌部中央向上推至耳前划出微笑状;③双手手指腹自新生儿前额发际向后推至耳后	动作轻柔,注意保暖和安全,防止新生儿坠地,操作者中途不得离开新生儿
（4）胸部:两手分别从胸部的外下方（两侧肋下缘）向对侧上方交叉推进,至两侧肩部,在胸部划一个大的交叉	注意避开新生儿的乳头
（5）腹部:右手四指指腹自右上腹滑向右下腹;自右上腹经左上腹滑向左下腹;自右下腹经右上腹,左上腹滑向左下腹。抚触过程中对孩子说"I LOVE YOU",注意避开膀胱部,两手可交替进行	
（6）背部:新生儿俯卧,操作者用四指指腹从脊柱两侧由中央向两侧背部按摩,由上至下;用手掌从新生儿枕部至腰骶部抚触	
（7）臀部:两手掌按摩臀部	
（8）操作结束为新生儿穿好衣物和尿不湿,查对手圈、脚圈,与家属一起将新生儿推回床旁,与产妇家属再次查对手圈、脚圈相关信息	
（9）整理用物	
（10）洗手,做好记录	

4. 评价

（1）新生儿:抚触过程无异常哭闹

（2）护士:操作方法正确、熟练,关爱新生儿

（耿娟娟）

参考文献

［1］中华医学会妇产科学分会产科学组．围产期抑郁症筛查与诊治专家共识［J］．中华妇产科杂志，2021，56（8）：521-527．

［2］中华医学会围产医学分会．晚期产后出血诊治专家共识［J］．中国实用妇科与产科杂志，2019，28：封3．

［3］杨慧霞，胡娅莉，刘兴会，等．乙型肝炎病毒母婴传播预防临床指南（2020）［J］．临床肝胆病杂志，2020，36（7）：1474-1481．

［4］王卫平，孙锟，常立文．儿科学［M］．9版．北京：人民卫生出版社，2018．

［5］安力彬，陆虹．妇产科护理学［M］．7版．北京：人民卫生出版社，2022．

［6］苏绍玉，胡艳玲．新生儿临床护理精粹［M］．北京：人民卫生出版社，2017．

［7］谢幸，孔北华，段涛．妇产科学［M］．9版．北京：人民卫生出版社，2018．

［8］曹泽毅．中华妇产科学［M］．3版．北京：人民卫生出版社，2014．